临床用药不良反应

主　编

王启盛　张彦国

满清霞　石义英　刘乃清

中医古籍出版社

图书在版编目（CIP）数据

临床用药不良反应/王启盛等编．-北京：中医古籍出版社，2007.7

ISBN 978-7-80174-529-3

Ⅰ.临…　Ⅱ.王…　Ⅲ.药物副作用-基本知识　Ⅳ.R961

中国版本图书馆CIP数据核字（2007）第082390号

临床用药不良反应

主　　编：王启盛 等

责任编辑：徐小鹏
封面设计：陈　娟
出版发行：中医古籍出版社
社　　址：北京东直门内南小街16号（100700）
印　　刷：三河市三佳印刷装订有限公司
开　　本：850mm×1168mm　1/32
印　　张：10.125
字　　数：260千字
版　　次：2007年7月第一版　2007年7月第一次印刷
ISBN 978-7-80174-529-3
定　　价：16.00元

编委会名单

前 言

药物不良反应一般是指在正常用法、用量的情况下出现的对人体有害的或意外的反应。但由用药不当所引起的反应，如用错药物及剂量、滥用药物、自杀性过量服药等不包括在内。世界卫生组织对药物不良反应的广义定义为："为预防、诊断或治疗疾病，或为改善生理功能而服用适当剂量药物所引起的有害的、非预期的或治疗上不需要的反应"。

药物不良反应包括副作用、毒性反应、过敏反应、特异质反应和致畸作用。

1. 药物不良反应发生的原因：药物种类繁多，用药途径不同，体质又因人而异，因此，药物不良反应发生的原因也是复杂的。

（1）药物方面的原因：

1）药理作用：很多药物在应用一段时间后，由于其药理作用，可导致一些不良反应。例如，长期大量使用糖皮质激素能使毛细血管变性出血，以致皮肤、黏膜出现瘀点、瘀斑，同时出现类肾上腺皮质功能亢进症。

2）药物的杂质：药物生产中可能混入微量高分子杂质，亦常渗入赋形剂等，如胶囊的染料常会引起固定性皮疹。青霉素过敏反应是因制品中含微量青霉素烯酸、青霉素噻唑酸及青霉素聚合物等物质引起的。

3）药物的污染：由于生产或保管不当，使药物污染，常可引起严重反应。

4）药物的剂量：用药量过大，可发生中毒反应，甚至死亡。

5）剂型的影响：同一药物剂型不同。由于制造工艺和用药方法的不同，往往影响药物的吸收与血中药的浓度，亦即生物利用度有所不同，如不注意掌握，即会引起不良反应。

6）药物的质量问题：同一组成的药物，可因厂家不同，制剂技术差别、杂质的除去率不同，而影响其不良反应的发生率。如冠心平中的不纯物对氯苯酚则是发生皮炎的原因。氨苄青霉素中的蛋白质则是发生药疹的原因等。

（2）机体方面的原因：

1）种族差别：在人类白色与有色人种之间对药的感受也有相当的差别。甲基多巴所诱发的溶血性贫血在不同种族间的发生率是不同的。如进行直接抗球蛋白试验时，服用此药的高加索人则15%出现阳性，而服用此药的印第安人和非洲人以及中国人都未发生阳性。解热消炎剂异丁苯酸在英国则多出现损伤，而在日本则比较少见等。

2）性别：在药物性皮炎中，男性发病者多于女性，其比率约为3∶2。西咪替丁可引起男性乳房发育。保泰松和氯霉素导致的粒细胞缺乏症，妇女比男性高3倍，氯霉素引起的再生障碍性贫血则为2倍。据Hurtwity报告：不良反应男性发生率占7.3%（50/682），女性则为14.2%（68/478）。

3）年龄：老年人、少年、儿童对药物反应与成年人不同，例如青霉素，成年人的半衰期为0.55小时，而老年人则为1小时，老年人由于血浆蛋白浓度减少，与药物结合能力也降低，如苯妥英钠与血浆蛋白的结合率较45岁以下的人低26%，小儿对中枢抑制药、影响水盐代谢及酸碱平衡的药物均较敏感。一般地说，乳幼儿较成人易发生不良反应的原因有：药物代谢速度较成人慢，肾排泄较差，作用点上药物作用的感受性较高，且易进入人脑内等。据统计，不良反应发生率，60岁以下者为6.3%（42/667），而60岁以上者为5.4%（76/493），老年人使用洋地黄及利血平等尤应注意。

4）个体差异：不同个体对同一剂量的相同药物有不同反应，这是正常的“生物学差异”现象。例如，对水杨酸钠的不良反应就是个体差异。300 例男性病人用水杨酸钠治疗，约有2/3的病人在总量为6.5~13.0g时发生不良反应，但在总量仅为3.25g时，已有不少病人出现反应，也有个别病人在总量达30.0g左右时才出现反应，引起反应的剂量在不同个体中相差可达10倍。有时，个体差异也影响到药物作用的性质，例如巴比妥类药物在一般催眠剂量时，对大多数人可产生催眠作用，但对个别人不但不催眠甚至引起焦躁不安、不能入睡。吗啡也有类似情况，对个别人不表现抑制作用，而是兴奋作用。前述之过敏反应和特异质即是个体差异的表现。

5）病理状态：病理状态能影响机体各种功能，因而也能影响药物作用。例如腹泻时，口服药的吸收差，作用小。肝肾功能减退时，可以显著延长或加强许多药物的作用，甚至引起中毒。

6）血型：据报告，女性口服避孕药引起血栓症，A 型较 O 型者多。

7）营养状态：饮食的不平衡亦可影响药物的作用，如异烟肼引起的神经损伤，当处于维生素 B_6 缺乏状态时则较正常情况更严重。对缺乏烟酸饲养的动物，当用硫喷妥钠麻醉时，作用增强。

（3）给药方法的影响：

1）误用、滥用、医护药人员处方配伍不当，病人滥用药物等均可发生不良反应。

2）用药途径：给药途径不同，关系到药的吸收、分布，也影响药物发挥作用的快慢强弱及持续时间，例如静脉直接进入血液循环，立即发生效应，较易发生不良反应，口服刺激性药物可引起恶心、呕吐等。

（4）用药持续时间：长期用药易发生不良反应，甚至发生蓄积作用而中毒。

（5）药物相互作用：联合用药不当，由于药物的相互作用，不良反应的发生率亦随之增高，据报告5种药并用的不良反应发生率为4.2%，6~10种为7.4%，11~15种为24.2%，16~20种为40%，21种以上达45%。

（6）减药或停药：减药或停药也可引起不良反应，例如治疗严重皮疹，停用糖皮质激素或减药过速时，会产生反跳现象。

2. 药物不良反应的发生机理：药物不良反应的发生机理是比较复杂的，归纳可分为甲型和乙型两大类，前者是由于药物的药理作用增强所致，其特点是可以预测，一般与药物剂量有关，其在人群中的发生率虽高，但死亡率低。后者是与正常药理作用完全无关的一种异常反应，通常很难预测，常规毒理学筛选不能发现。虽然其发生率较低，但死亡率较高。现分述如下：

（1）甲型不良反应（量变型异常）的发生机理：

1）药代动力学方面原因：

①药物的吸收：大多数药物口服后，主要在小肠被吸收，药物分子通过巨大的小肠黏膜表面和血液循环，弥散和穿透小肠细胞的脂蛋白膜而进入血液。非脂溶性药物的吸收不完全，个体差异大，如胍乙啶在治疗高血压时的剂量范围，可为10~100 mg/d，因为它在小肠的吸收很不规则，可从3%~27%不等。虽说药物到达循环量与口服的剂量有关。但也受到许多因素的影响，如药物的制剂、药物的相互作用、胃肠道蠕动、胃肠道黏膜的吸收能力及首过消除（firstpasselimination）等。

②药物的分布：药物在循环中分布的量和范围取决于局部血液量和药物穿透细胞膜的难易。心排出量对药物分布和组织灌注速率也起决定作用。例如经肝代谢的利多卡因，主要受肝血流的影响，当心衰、出血或静脉滴注肾上腺素 target =_ blank >去甲

肾上腺素时，由于肝血流量减少，利多卡因的消除率也降低。

③药物血浆蛋白的结合：循环中药物与血浆蛋白结合的多少，对药效有重要影响。药物如与血浆蛋白结合减少，则可增加游离的药物浓度，使药效增强，以致产生甲型不良反应。

④药物与组织结合：药物与组织结合是引起甲型不良反应的原因之一，例如氯喹对黑色素有高度亲和力，因此药物可高浓度蓄积在含黑色素的眼组织中，引起视网膜变性。

⑤肾脏排泄：婴儿、老人、低血容量性休克及肾脏病患者，由于肾小球滤过减少，主要经肾排泄的药物则易产生甲型不良反应，其中尤以地高辛、氨基苷类抗生素和多粘菌素的毒性大，须特别注意。

⑥药物的生物转化：药物主要在肝内分两阶段进行代谢。第一阶段主要氧化、还原或水解；第二阶段则在第一阶段基础上进行葡萄糖醛酸化、乙酰化及甲基化等。氧化作用主要在肝细胞内质网中经肝细胞微粒体氧化酶进行。许多药物如口服抗凝剂、酚噻嗪等都是经过氧化作用而代谢的。药物的氧化速率主要取决于基因遗传，个体之间有很大差异。例如每天给予苯妥英钠300mg，药物血浓度范围可为4μg/ml～40μg/ml。当血浆浓度超过20 μg/ml时，即可产生甲型不良反应。有些药物如巴比妥类、苯妥英钠、保泰松、强力霉素等能诱导另一些药物的氧化作用，从而使药物代谢加速。例如巴比妥类与抗凝剂合用，可使抗凝作用减弱甚至消失。另一些药物可抑制肝微粒体酶的氧化作用，因而可导致某些经肝氧化代谢的药物产生甲型不良反应。乙醇和儿茶酚胺类（如去甲肾上腺素、酪胺和苯乙胺等）经肝微粒体氧化，而单胺氧化酶抑制剂（如苯乙肼、异丙烟肼和苯环丙胺等）可抑制微粒体酶合成，使上述药物的氧化作用减弱，从而使在肝内由单胺氧化酶进行首次消除代谢的药物（如酪胺）蓄积而出现严重甲型不良反应。乙酰化是许多药物在体内灭活的重要代谢

途径（如磺胺类、异烟肼和肼苯哒嗪等）。乙酰化可表现为快型和慢型两种。快型乙酰化属常染色体显性遗传，慢性乙酰化者，可能体内缺乏乙酰化酶，因此消除乙酰化药物的速度比一般人缓慢，容易引起甲型不良反应。

2）由于靶器官敏感性增强，许多甲型不良反应，系由于药代动力学机制所引起，但也有一些由于靶器官敏感性增强所致，少数则来自这两种原因的综合。神经递质、激素和某些维生素等，主要通过与特异受体结合而发挥其药理作用。个体间的受体不但在数量上不同，而且受体的敏感性也可受其他药物的影响，例如乙诺酮本身并不具有抗凝作用，但当与抗凝药华法林合用时，则可加强后者的抗凝作用而出现甲型不良反应，主要是乙诺酮能增加华法林对肝脏受体部位的亲和力所致。

（2）乙型药物不良反应的发生机理：

1）药物的因素：包括药物有效成份的分解产物、添加剂、增溶剂、稳定剂、着色剂、赋形剂、化学合成中产生的杂质等，均可引起药物不良反应。如四环素贮存过程中的降解产物，即可引起范可尼氏综合征。

2）病人的因素：由于病人本身原因而引起的乙型不良反应，主要与病人的特异性遗传素质有关。如红细胞葡萄糖－6－磷酸脱氢酶（G6PD）缺乏、遗传性高铁血红蛋白症、血卟啉症、氯霉素诱发的再生障碍性贫血、恶性高热、周期性麻痹以及口服避孕药引起的胆汁郁积性黄疸等。因病人因素而引起的乙型不良反应也涉及到免疫学、致癌及致畸等方面。

①免疫学方面：大多数药物过敏性反应可归类为乙型不良反应。包括Ⅰ型（过敏性休克型）、Ⅱ型（溶细胞型或细胞毒型）、Ⅲ型（局部炎症或坏死反应）以及Ⅳ型（迟缓型细胞反应）。

②致癌作用：不少药物能诱发癌症。

3）致畸作用：不少药物有致畸作用。反应停事件就是一起严重的不良反应。

4）致突变作用：如前述，有些化学物质可能为变异源。

药物相互作用

临床上联合用药，对病人可能有益，但也可能有害。因而应研究药物相互作用的机理及原则。药物相互作用主要分药物动力学相互作用和药效学相互作用。

1. 药物动力学的相互作用主要是指一种药物能使另一种药物的吸收、分布、代谢和排泄等环节发生变化，从而影响另一种药物的血浆浓度，进一步改变其作用强度。

（1）相互作用对药物吸收的影响：

1）胃肠道 pH 的改变，可影响药物的解离度和吸收率。例如，应用抗酸药后，提高了胃肠道的 pH，此时如果同服弱酸性的药物，由于弱酸性药物在碱性环境中解离部分增多，故吸收减少。

2）改变胃排空或肠蠕动速度的药物能影响其他口服药的吸收。例如吗丁啉加速胃的排空，从而可使某些药物的吸收减少。

3）有些药物同服时可互相结合而妨碍吸收。例如钙盐可与四环素类形成难吸收的络合物。

（2）相互作用对药物分布的影响：主要表现在药物与血浆蛋白结合的竞争。药物经吸收进入血循环后，大部分药物以不同程度与血浆蛋白特别是白蛋白可逆性结合。结合型的药物无药理活性，只有游离型的药物分子才呈现药理作用。当药物合用时，它们可在蛋白结合部位发生竞争性相互置换现象，结果是与蛋白结合部位结合力较高的药物可将另一种结合力较低的药物从血浆蛋白结合部位上置换出来，使后一种药物的游离型增多，因而药理活性也增强。例如保泰松、乙酰水杨酸、苯妥英钠等都是强力置换剂，合用时可将双香豆素从蛋白结合部位置换出来，由于游离型增加而可能引起出血。两个药物可逆地与血浆蛋白的同一结合点发生竞争性置换，是否能提高其中某药的游离型血药浓度而引起后果，取决于两个条件：①蛋白结合率大于90%；②被置换出的药物的分布容积小于0.15 l/kg。

2. 相互作用对药物代谢的影响：有些药物可诱导肝微粒体酶的活性增加（酶促作用），从而使许多其他药物或诱导剂本身的代谢大大加速，导致药效减弱。例如，苯巴比妥可导致双香豆素、皮质激素等药物作用减弱。反之，有些药物可抑制肝微粒体酶的活性（酶抑作用），从而使许多其他药物的代谢大大减慢，导致药效增强，并有可能引起中毒。例如：异烟肼、氯霉素、香豆素类均能抑制苯妥英钠的代谢，合并应用时，如不适当减小苯妥英钠的剂量，即可能引起中毒。

3. 相互作用对药物排泄的影响：在肾小球滤过上的相互作用无明显的临床意义。肾小管分泌是一主动转运过程，需要特殊的转动载体，即酸性药物载体和碱性药物载体。当两种酸性药物或碱性药物合用时，可相互竞争载体而出现竞争性抑制现象，从而使其中一药由肾小管分泌减少，影响从肾排泄。例如，双香豆素能降低氯磺丙脲的排泄，增高其血浓度而发生低血糖反应。表37-4所示是对肾小管分泌有相互作用的药物。

4. 药效学的相互作用：药物合用，一种药物改变了另一种药物的药理效应，但对血药浓度并无明显的影响，而主要是影响药物与受体作用的各种因素。具体可分为下述几种形式：

（1）与受体结合的竞争：例如阿托品拮抗M胆碱受体激动剂，普萘洛尔拮抗β-肾上腺素受体激动剂，酚妥拉明拮抗α-肾上腺素受体激动剂，钠络酮拮抗吗啡等。

（2）敏感化现象：一种药物可使组织或受体对另一种药物的敏感性增强，即为敏感化现象。例如排钾利尿药可使血钾减少，从而使心脏对强心苷敏感化，容易发生心律失常。应用利血平或胍乙啶后能导致肾上腺素受体发生类似去神经性超敏感现象，从而使具有直接作用的拟肾上腺素药如去甲肾上腺素或肾上腺素的升压作用增强。

（3）神经递质的影响：单胺氧化酶抑制剂（如优降宁等）与麻黄素、间羟胺等药物合用，可使去甲肾上腺素从贮存部位大量释放而引起血压升高，甚至高血压危象。单胺氧化酶抑制剂与三环类抗抑郁药、左旋多巴合用亦能引起高血压危象。

（4）药理效应的协同：药理效应相同的两药合用时，它们的效应可以协同，如不减量使用，有可能中毒。如阿托品与氯丙嗪合用时，可引起胆碱能神经功能过度低下的中毒症状；氨基苷类抗生素与硫酸镁合用，可加强硫酸镁引起的呼吸麻痹；氨基苷类抗生素互相配伍，抗菌作用相加，但耳、肾毒性亦增加。

目　录

第一章　抗微生物药物不良反应

研究表明，大多数抗生素的安全性良好，但仍有许多抗生素伴有多种不良反应，甚至是严重的致命性不良反应。因此，临床医师有必要更多地了解抗生素的不良反应，以便临床上能更安全地使用抗生素。

血液系统

1. 各类抗生素常可引发血液系统不良反应，而白细胞减少和血小板减少最为常见。β 内酰胺类抗生素和甲氧苄啶 - 磺胺甲噁唑（TMP - SMZ）中的磺胺甲噁唑是导致白细胞减少或血小板减少的两种最常见的独立危险因素。全血细胞减少和贫血很少见。

2. 贫血　文献报道，β 内酰胺类抗生素可引发自身免疫性溶血性贫血；而 TMP - SMZ 则可伴发叶酸缺乏，进而导致巨幼红细胞贫血。抗生素引发药物热期间可伴有嗜酸细胞增多，但磷霉素引起嗜酸细胞增多时并不出现药物热。氯霉素引发不可逆性再生障碍性贫血较为罕见，但再生障碍性贫血是对氯霉素的一种特应性反应，可发生于口服、直肠给药、局部用药或肌注等非静脉给药中且与剂量无关。连续进行血常规测定，对于监测与剂量相关的、可逆性骨髓抑制是有意义的，但对预测或预防氯霉素诱发的再生障碍性贫血无效。

3. 免疫性血小板功能不全　某些抗生素可减少血小板计数，而另一些抗生素则可干预血小板功能。血小板凝集功能受损最常见于抗假单胞菌属的青霉素，且呈剂量相关性，大剂量羧苄西林

（一日 30g）对血小板凝集的损害最大。而小剂量磺苄西林（一日 18g）和哌拉西林（一日 18g）对血小板凝集的影响极小。除羧苄西林外，抗假单胞菌抗生素很少引发有临床症状或临床意义的出血并发症。

4. 临床性出血　文献指出，许多抗生素尤其是 β 内酰胺类可通过干扰依赖维生素 K 的凝血因子的合成，增加凝血酶原时间（PT）。在喹诺酮类抗生素中，曲伐沙星（trovafloxacin）可延长 PT，而其他喹诺酮类药物则未见此不良反应。一项在重症监护病房内的研究显示，头孢西丁最常伴发临床性出血，但潜在的出血与疾病的严重性有关，而与抗生素的任何特殊结构成分无关。目前主张，对重症监护病房病人，为最大限度地减少出血并发症，可预防性地每周注射 1 次维生素 K。

过敏反应

1. 药物热　药物热是最常见的抗生素相关性过敏反应。美国住院病人中，药物热患者不明原因发热的占 10%～15%。药物热可发生于任何抗生素，但更常见于 β 内酰胺类和磺胺类；也可发生于抗病毒药和抗真菌药。临床上大多数药物热是由非抗生素所致，尤其常见于利尿剂、通便剂、抗癫痫药、抗心律失常药、镇静或镇痛及降压药等。如果临床上已排除了非抗生素类药物所致的药物热，则就应怀疑与抗生素有关的可能性。

药物热常伴有嗜酸细胞增多。一般体温大于或等于 39℃（39～41℃）。同时，可伴有短暂性血清转氨酶升高。若停用某种药物或抗生素后体温下降，则可确诊为药物热。一般情况下，停用可疑药物后 72 小时内，药物热病人的体温可降到接近正常。

2. 皮疹　引发药物热的任何药物都可诱发皮疹，但 β 内酰胺类和 TMP－SMZ 更常见。药源性皮疹是一种药物过敏反应的皮肤表现。在怀疑为抗生素药疹之前，应当排除非抗生素药物原因。药疹的表现可为斑丘疹或严重的 Stevens - Johnson 综合征（斯-约综合征，一类多形糜烂性红斑）。文献指出，万古霉素快速静滴时，可伴发红颈或红人综合征，但有这类症状的病人使用万古霉素是安全的。缓慢静滴万古霉素，可消除或大大地减少这种不良反应。

3. 变态反应　就抗生素类药物而言，β 内酰胺类药物最常伴发变态反应。TMP - SMZ 亦常可诱发变态反应。研究显示，对青霉素过敏的病人使用氨曲南（aztreonam）、亚胺培南（imipenem）以及美洛培南（meropenem）是安全的。

4. 血清病反应　血清病反应可发生于任何药物，抗生素类药物中则常见于 β 内酰胺类。病症常出现在用药后 2 周内，伴有非特异性全身表现，包括低热、关节痛和肌肉痛。因此，如果在使用抗生素后 2 周内出现低热、关节痛和肌肉痛，应怀疑有血清病的可能性。

5. 光过敏反应　光过敏反应常见于四环素、司帕沙星。光过敏罕见于多西环素和米诺环素以及其他喹诺酮类药物。

6. 药源性全身性红斑狼疮　许多药物可诱发全身性红斑狼疮样综合征。但抗生素诱发全身性红斑狼疮较为罕见。目前发现，异烟肼、米诺环素、呋喃妥因以及灰黄霉素可诱发全身性红斑狼疮。

神经系统

抗生素可引起各种神经系统不良反应。最常见的有脑炎、癫痫、神经肌肉阻滞以及肌肉痉挛等。

1. 脑病　研究发现，脑病是曲伐沙星常见的不良反应。已有报道，克拉霉素也可伴发脑病。与非抗生素类药物一样的是，抗生素诱发的脑病在停药后可很快恢复。

2. 癫痫　抗生素可诱发癫痫，其可能性取决于病人的癫痫阈和这种药物对中枢神经系统受体的刺激作用。这类癫痫在停药后可迅速缓解。

3. 神经肌肉阻滞　众所周知，氨基苷类抗生素可诱发神经肌肉阻滞。腹腔内使用克林霉素可诱发短暂性呼吸停止。对这类病人应当给予换气支持，直到神经肌肉传导恢复正常。

4. 周围神经病　周围神经病最常见于异烟肼中毒，也可发生于灰黄霉素和环孢素。因此，使用异烟肼的病人，应同时服用维生素 B_6，以预防异烟肼诱发周围神经病。伴有肾功能不全的病人，长期使用大剂量呋喃妥因同样可导致周围神经病。

5. 肌肉震颤和肌痛　肌肉震颤和肌痛传统上伴发于金刚胺类药物。金刚胺引起的帕金森病样症状最常见于老年人。但减少老年人的用药剂量可预防或消除这种不良反应。曲伐沙星可引发孤立性肌肉震颤或涉及全身的肌肉痉挛。

6. 耳中毒　耳中毒最常见于氨基苷类或非肠道用红霉素。耳聋是不可逆的耳中毒表现。静脉快速滴注红霉素可导致耳聋。米诺环素可诱发眩晕或前庭中毒，但眩晕可在停药后几天内消失。

7. 失明　抗生素很少导致病人失明。有报道，乙胺丁醇最常引发视力降低，可导致失明。乙胺丁醇的眼毒性可发生于用药剂量大于或等于 25mg/kg 的病人；如果用量不超过 15mg/kg，则不会发生眼毒性反应。

（一）青霉素类

1. 不良反应

（1）过敏反应：发生率约为用药人数的 0.7%~10%，而且过敏性休克的发生率也最高，这是青霉素的一大缺点。该反应大多发生在已往接受过该药治疗的患者，但也可在首次用药后发生，后者可能与“隐性接触”有关，如饮用注射青霉素奶牛的牛奶，使用污染青霉素的注射器，经常在有青霉素的环境中工作，或患有皮肤霉菌病（可产生类似青霉素的物质）造成机体致敏。过敏反应与用药剂量无关，敏感个体在接触微量的青霉素后即可发生，通常由青霉素本身及降解产物（青霉素噻唑酸、青霉烯酸）产生不同抗原决定簇引起，当其进入机体后，分子中的β-内酰胺环打开与血浆和组织蛋白结构中的氨基共价结合，形成青霉素噻唑蛋白，并且相互聚合形成青霉素噻唑聚合物，由半抗原形成全抗原。其中一种是主要决定簇（亦称大抗原决定簇），它诱导产生的抗体为igg、igm和少量ige，与形成Ⅰ、Ⅱ型变态反应中的溶血性贫血、血清病样反应有关。另一种为次要决定簇（亦称小抗原决定簇），其产生的抗体为ige，与形成型变态反应（包括过敏性休克）有关。其中青霉素烯酸还可与体内半胱氨酸之间的二硫键结合，生成青霉素烯基蛋白，是引起迟发过敏反应的主要原因。这些抗体可吸附于肥大细胞和嗜酸碱性细胞表面，当再次接触到青霉素抗原时，两者相互作用（一分子抗原上所含两个以上抗原决定簇与两分子抗体形成桥式结合），最终导致组织胺、慢反应物质、缓激肽和乙酰胆碱等活性物质的释放，从而产生各种不同过敏反应。青霉素及其降解产物还可通过接触，与表皮蛋白结合，产生皮肤过敏症状（如皮疹、皮炎），此型以细胞免疫为主，与抗体无关。

（2）心血管系统：青霉素偶可引起暂进性的心电图变化，出现t波平坦或倒置，甚至发生急性心肌梗塞。此外，青霉素G尚可发生动脉炎或小动脉炎而导致局部组织坏死。

（3）呼吸系统：青霉素可引起哮喘或促使哮喘发作、过敏性肺炎、急性肺水肿和一过性嗜酸细胞性浸润。

（4）神经系统：当脑脊液青霉素浓度超过8～10U/ml时，即可引起中枢神经的中毒反应。青霉素对神经组织有一定的刺激性和毒性。局部肌内注射可发生外围神经炎，由于肌注定位错误而引起坐骨神经损坏也并非罕见。青霉素G鞘内注入1万单位以上时，可引起头痛、恶心、呕吐等脑膜刺激症状、呼吸困难、紫绀、循环衰竭、肌肉颤搐、惊厥、弛缓性瘫痪、发热等反应，严重者甚至死亡，脑脊液中蛋白及细胞均有增加。全身大剂量应用，每天给予几千万单位青霉素时，可产生腱反射增强、幻觉、肌肉阵挛、癫痫样大发作、昏迷等。此种毒性反应多见于肾功能减退或老年的病人，血药浓度增高，尤其是脑脊液药浓度过高，是发生反应的重要原因。脑膜炎或脑血管疾病可使神经系统对青霉素敏感性增高。大剂量静滴（1000 万单位以上），特别是持续静脉滴注，也可发生此类反应。

（5）消化系统：青霉素制剂口服可使病人引发药物性结肠炎、发生腹泻、常伴有轻度恶心、少数的病人呕吐。如服药后立即出现胃肠症状，则常是由于直接的毒性作用。

（6）泌尿系统：曾有报告认为，甲氧苯青霉素、青霉素 G、氨苄青霉素、羧苄青霉素、乙氧萘胺青霉素、羟胺苄青霉素、苯甲异恶唑青霉素等均可引起过敏性肾病或间质性肾炎。主要症状为发热、血尿，此外，嗜酸细胞增多及尿中有嗜酸细胞，肾小管细胞受损害及间质水肿伴有白细胞浸润。

（7）造血系统：青霉素可引发单纯红细胞障碍，表现为嗜酸细胞增多而不伴有其他症状。类白血病反应也有所见，均出现过过敏性休克病人。以往用过青霉素 G 的病人，再度长期应用大量（每日达 1000 万单位）时偶可出现溶血性贫血，红细胞和血红蛋白下降和网织红细胞增多为其特点。溶血系血清中 igg 抗体吸附于红细胞，与抗原相互作用的结果（第Ⅱ型变态反应）。停用青霉素 G 后，贫血迅速得到纠正。可有粒细胞减少，血小板减少及血小板凝集功能异常。

（8）水、电解质：钾盐及钠盐青霉素 G 如给以很大量时，可致有明显的血液电解质变化。2000 万单位青霉素 G 钾盐，含钾离子约 30mmol，在肾衰病人，此种剂量肯定加重高钾血症，并可危及生命。青霉素钾盐不宜作静脉注射。大剂量钠将导致高钠血症伴有低血钾性碱中毒。

(9) 皮肤：青霉素过敏在皮肤可表现各种的皮肤症状与综合征，如周身性荨麻疹、血管神经性水肿及斑丘疹为最常见，较少见的有多形红斑样及结节性红斑样反应、紫癜、剥脱性皮炎及毒性表皮坏死溶解以及固定性药疹。

(10) 血清综合征：青霉素引起的血清性关节炎、皮肤脉管炎及巩膜外层炎，是死亡细菌引起的过敏所致。

(11) 致畸性：青霉素 G、氨苄青霉素及大多数其他青霉素制剂，用于孕妇及小儿比较安全。

2. 相互作用：丙磺舒可使青霉素自肾脏排出减少，血浆浓度较高。青霉素与其他某些药物同时口服，可阻碍青霉素吸收，如碳酸氢钠即能明显地影响青霉素的吸收。喹诺酮类药物与青霉素类有协同作用。青霉素类药物能干扰斑氏还原法测定糖尿，产生假阳性，也能升高糖尿病患者尿糖的读数。

(二) 头孢菌素类

头孢菌素类抗生素又称先锋霉素，是一类广谱半合成的β-内酰胺类抗生素。目前，已有四代产品，应用十分广泛。临床发现，头孢菌素类抗生素存在以下几种常见不良反应。

1. 过敏反应：头孢菌素类药物可致皮疹、荨麻疹、哮喘、药物热、血清病样反应、血管神经性水肿、过敏性休克等不良反应。头孢菌素的过敏性休克类似青霉素休克反应。两类药物间呈现不完全的交叉过敏反应。因此，对青霉素过敏及过敏体质者应慎用，有的产品在说明书中规定用前皮试，应参照执行。

2. 胃肠道反应和菌群失调：多数头孢菌素可致恶心、呕吐、食欲不振等反应。头孢菌素类药物对肠道菌群有较强的抑制作用，长期或大剂量使用头孢菌素类抗生素可致菌群失调，引起维生素 B 族和维生素 K 缺乏。另外，也可引起二重感染，如伪膜性肠炎、念珠菌感染等，尤以第二、三代头孢菌素为甚。

3. 肝毒性：多数头孢菌素大剂量应用可导致氨基转移酶、碱性磷酸酯酶、血胆红素等值的升高。

4. 造血系统毒性：头孢菌素偶可致红细胞或白细胞减少、血小板减少、嗜酸性细胞增多等。

5. 肾损害：绝大多数的头孢菌素由肾排泄，偶可致血液尿素氮、血肌酐值升高、少尿、蛋白尿等。其中头孢噻啶的肾损害作用最显著。头孢菌素与高效利尿药或氨基苷类抗生素合用，肾损害显著增强。

6. 凝血功能障碍：由于头孢菌素抗生素都能抑制肠道菌群产生维生素 K，使凝血机制发生障碍，因此具有潜在的致出血作用。凝血功能障碍的发生与头孢菌素抗生素药物的用量大小，疗程长短直接有关。

7. 与乙醇联用产生“双硫醒”样反应：双硫醒能抑制乙醛脱氢酶，使饮酒者体内乙醛蓄积产生难受反应而用于戒酒。含硫甲基四氮唑基团的头孢菌素有类双硫醒的功能。当与乙醇联合应用时（喝酒或者接触酒精等），也可引起体内乙醛蓄积而呈“醉酒状”。

（三）氨基糖甙类

药物学上将具有两个或两个以上的氨基糖分子并有配糖链相互连接的一类抗生素，统称为氨基糖甙类抗生素。这类药物是治疗革兰氏阴性细菌所引起的感染性疾病、败血症及其他类型的化脓性感染的常用药，特别是妥布霉素与丁胺卡那霉素是治疗耐药性绿脓杆菌所致严重感染的重要药物。由于它们在化学结构上颇为相似，都具有氨基糖甙结构，所以它们的药物作用、用途及不良反应等方面有多种共同之处。

目前，临床上常用的氨基糖甙类抗生素有：链霉素、庆大霉素、卡那霉素、丁胺卡那霉素、妥布霉素等。在临床药物配伍应用时，这类药物与某些药物合用会使氨基糖甙类抗生素的毒性及不良反应增加。因此，使用时应予以高度注意。

1. 强利尿药　氨基糖甙类抗生素与强利尿药（如呋喃苯酸、利尿酸等）联用能加强氨基糖甙类抗生素的耳毒性副作用，可致严重暂时性或永久性耳聋。

2. 红霉素　红霉素在长期大量及静脉快速滴注给药时也可发生耳毒性作用。因此，红霉素与氨基糖甙类抗生素联用时也可使氨基糖甙类抗生素的耳毒性副作用加强。合用需慎重。

3. 头孢菌素Ⅰ、头孢菌素Ⅱ、洁霉素、二性霉素B、右旋糖酐等　氨基糖甙类抗生素与上述药物联用可加强氨基糖甙类抗生素的肾毒性，引起肾损害甚至急性肾小管坏死。

4. 乙醚、安定、安宁、肌松剂　氨基糖甙类抗生素与这些药物合用时可致神经—肌肉阻滞作用加强，引起骨骼肌麻痹。所以，对进行手术麻醉或术后恢复期的病人以及正在服用安定、安宁药物的病人，应慎用氨基糖甙类抗生素。

5. 碱性药　氨基糖甙类抗生素与碱性药（如碳酸氢钠、氨茶碱等）联合应用，抗菌效能可增加，但同时毒性也相应增加，因此，合用时必须慎重。

6. 一种氨基糖甙类抗生素不宜与其他氨基糖甙类抗生素联合。两种氨基糖甙类抗生素联合抗菌谱不扩大，并因共同的毒性基础，反可增强对第八对脑神经和肾脏的毒性，特别是易引起永久性耳聋。

（四）四环素类

四环素类是由链霉菌产生或经半合成制取的一类碱性广谱抗生素。是快效抑菌剂，在高浓度时也具杀菌作用。抗菌谱极广，包括革兰氏阳性和阴性菌、立克次体、衣原体、支原体和螺旋体，故常称为广谱抗生素。其抗菌谱包括化脓性和草绿色链球菌、肺炎球菌、肠球菌、金葡菌、李司忒菌、梭状芽胞杆菌、炭疽杆菌、放线菌、大肠杆菌、产气杆菌、痢疾杆菌、沙门氏杆菌、流感嗜血杆菌、克雷伯杆菌、鼠疫杆菌、布氏杆菌、霍乱弧菌、脑膜炎球菌、淋球菌、螺旋体、支原体、衣原体、立克次体。

四环素类可分为天然品与半合成品两类。天然品有金霉素、土霉素、四环素和去甲金霉素等。金霉素已被淘汰，去甲金霉素我国不生产。四环素和土霉素较常用。半合成品有多西环素和米诺环素，前者在我国较为常用。

抗菌作用强弱依次为二甲胺四环素 > 脱氧土霉素 > 甲烯土霉素 > 四环素 > 土霉素。本类药物间存在密切的交叉耐药性。

细菌对本类药物的耐药状况较严重，一些常见的病原菌的耐药率很高，目前主要用于立克次体、衣原体、支原体及回归热螺旋体等非细菌性感染和布氏杆菌病，以及敏感菌引起的呼吸道、胆道、尿路及皮肤软组织等部位的感染。

不良反应：1. 消化道反应：除恶心、呕吐、腹痛、腹泻外，由于病人所服药片在食管中滞留或由于返流可发生食管溃疡。2. 肝损害：超剂量可见黄疸、转氨酶升高、呕血和便血等，重症可昏迷而死亡。3. 肾损害：正常应用无不良反应，肾功能不全者可加重肾损害，血尿素氮和肌酐值升高。4. 影响牙齿和骨发育：因可沉积于牙齿和骨中，造成牙黄染，影响婴幼儿骨骼正常发育。还可透过胎盘和进入乳汁，因此孕妇、哺乳妇、8 岁以下儿童均禁用。5. 局部刺激性严重：已不用肌注，即使静滴，用稀浓度（ $<0.1\%$ ），缓缓滴注。6. 过敏反应：主要是皮疹、药物热、光敏性皮炎、哮喘以及其他皮肤变化。7. 二重感染：常见的二重感染有：（1）真菌病，致病菌以白色念珠菌最多见。（2）葡萄球菌引起的假膜性肠炎，此时葡萄球菌产生强烈的外毒素，引起肠壁坏死，体液渗出、剧烈腹泻、导致失水或休克等症状，有死亡危险。此种情况必须停药并口服万古霉素。

许多金属离子如钙、镁、铁、铝、铋等，包括含此类离子的中药，能与本类药络合而成不易吸收的物质，牛奶也有类似作用，所以要避免配合使用。四环素类能抑制肠道菌群，使基体避孕药的肛肠循环受阻，妨碍避孕效果，应注意。

（五）酰胺醇类

酰胺醇类（Amphenicols）（氯霉素类）抗生素主要有氯霉素及甲砜霉素。目前有些国家正在研究其含氟的化合物，以期得到透膜性能强、毒性小、对微生物更有效的药物。

酰胺醇类药物的化学结构中含有对位硝基苯基团、丙二醇及二氯乙酰胺基，后者与抗菌活性有关。主要作用于细菌 70s 核糖体的 50s 亚基，抑制转肽酶，使肽链伸长受阻，从而抑制菌体蛋白的合成。氯霉素与甲砜霉素有完全交叉耐药性，与大环内酯类和林可霉素类合用时竞争结合位置而发生拮抗作用。

耐药性　以大肠杆菌、痢疾杆菌、变形杆菌等较为多见，伤寒杆菌及葡萄球菌较少见。细菌对氯霉素产生耐药性比较慢，可能是通过基因的逐步突变而产生的，但可自动消失。细菌也可以通过 R 因子的转移而获得耐药性，获得 R 因子的细菌能产生氯霉素乙酰转移酶使氯霉素灭活。

氯霉素

1. 氯霉素最严重的不良反应是对造血系统的毒性作用，可引起粒细胞缺乏症、再生障碍性贫血、血小板减少等。这些副作用早已引起了医药界的重视，而氯霉素对耳的毒害作用近年才开始引起人们的注意。作为滴耳液，已有引起听力下降的报告，实验也证实放置在蜗窗龛处的氯霉素液可使螺旋器基底周的听毛细胞、支持细胞和血管纹明显破坏。应用该药时应严格掌握适应症，慎重选用，对于无效或无显效的疾病不得轻易使用这类抗生素，尽量选用毒性小而有效的药物。

2. 全身使用该药时应严格掌握用药剂量，使血药浓度、脑脊液内浓度不致过高而毒害耳蜗神经。

3. 在局部应用氯霉素滴耳时，用药前最好作细胞药敏试验，对于不敏感或可用其他无毒性药物代替的病例尽可能不使用氯霉素，更不作预防性用药。用药时严格控制浓度，用药后应注意观察，如因剂量过大、浓度过高、疗程过长，而引起听力障碍，导致听力高频段损害，应及时减量或停药。

4. 严重肝功能减退时，肝内葡萄糖醛酸转移酶活性减低，可导致氯霉素血药浓度显著增高。新生儿的肝脏尚未发育成熟，该酶活性低，药物在体内的代谢和消除过程显著减慢；肝硬化患者氯霉素的半衰期可延长至3~12小时，故肝功能不良者禁用本品。

5. 本品不可用于感冒、咽炎或作预防用药。

6. 本品可透过胎盘影响胎儿，并可进入乳汁，故孕妇和哺乳期妇女不宜应用。

甲砜霉素 胃肠道反应、骨髓抑制：临床报道不一致，有认为本品对造血功能的毒性比氯霉素大30倍，有的报道则认为本品仅少数人应用后出现可逆性的轻度骨髓抑制。所以，在临床应用时，必须经常定期复查血象，如有白细胞计数下降的趋势，应立即停药等。

（六）大环内酯类

以红霉素为代表的大环内酯类抗生素，从1952年就开始使用，一直是这类药物的首选药。之后，类似的品种相继上市，其毒副作用也较低，短期使用很少由于毒性反应而需要停止服药的情况。不过，大环内酯类口服药，开始时大多数以游离碱的形式直接供口服使用，吸收率不高，易被胃酸破坏。现在部分品种通过酯化克服了以往的缺点，又产生了其他的不足，如琥乙红霉素、乙酰麦迪霉素、阿奇霉素等，虽然提高了吸收率，避免了被胃酸的破坏，但是对肝脏的毒害却明显增加，罗红霉素、阿奇霉素的毒副作用已被逐渐认识。此类抗生素的主要不良反应有：

1. 对肝脏的毒害：在正常剂量时，对肝脏的毒害较小，长期大量应用可引起胆汁郁积，肝酶升高等，一般停药后可恢复。但经酯化后的这类药（如罗红霉素、琥乙红霉素、阿奇霉素等）对肝脏的毒性更大，应短期减量使用，肝功能不全者慎用。

2. 对前庭系统的影响：静脉给药时可发生耳鸣、听觉障碍等，停药或减量后可恢复。

3. 过敏反应：主要表现为药热、药疹、荨麻疹等，反应严重时应停药。

4. 胃肠道反应：部分药物可引起腹痛、腹泻、恶心等，停药后可恢复。

5. 局部刺激：注射给药可引起局部刺激，故本类药物不宜用于肌肉注射。静脉滴注可引起静脉炎，故滴注液应稀释至0.1%以下，滴入速度不宜过快。

6. 本类药物可抑制茶碱的正常代谢，故不宜和氨茶碱类药联合用药，以防茶碱浓度异常升高而引起中毒，甚至死亡。必须使用时应到医院进行茶碱浓度监测，以防意外。

7. 部分药品易透过胎盘：如克拉霉素、阿奇霉素等。因此，孕妇和哺乳妇女均需慎用，必要时宜暂停哺乳。

（七）合成抗菌药物

1. 磺胺类　磺胺类药是30年代发现的能有效防治全身性细菌性感染的第一类化疗药物，在临床上，现已大部分被抗生素及喹诺酮类药所取代，但由于某些磺胺药（如SIZ、SMZ）等对尿路感染具有疗效良好、使用方便、性质稳定、价格低廉等优点，故在抗感染的药物中仍占一定地位。

磺胺类药是人工合成的氨苯磺胺衍生物，它是抑菌药，主要通过干扰细菌的叶酸代谢而抑制细菌的生长繁殖。它具有以下特点：（1）抗菌谱广，对金黄色葡萄球菌、溶血性链球菌、志贺菌属、大肠杆菌、伤寒杆菌、产气杆菌以及变形杆菌等有良好的抗菌活性。此外对少数真菌、衣原体也有效。(2) 细菌对多种磺胺药有交叉耐药性。(3) 磺胺药中有可供局部应用和肠道不易吸收而口服易吸收者，后者吸收完全，血药浓度高，组织分布广。

由于磺胺类药主要经肝代谢灭活，形成乙酰化物的溶解度降低，因此，易引起血尿、结晶尿及肾损害，其不良反应还有恶心、呕吐、皮疹、发热、溶血性贫血、粒细胞减少、肝脏损害等，故肝肾功能差的尿路感染患者应慎用。

2. 喹啉酮类　喹啉酮类是人工合成的含4－喹啉酮基本结构的药物，它与细菌DNA螺旋酶的DNA双链中非配对碱基结合，抑制DNA螺旋酶亚A单位，使DNA超螺旋酶结构不能封口，从而使DNA单链暴露，进而导致mRNA与蛋白质合成失败，最终细菌死亡。

喹诺酮类的不良反应　总的说来，本类药物的不良反应在所有几大类抗生素中是比较轻微的。虽然不良反应发生率低，但仍不应麻痹大意。本类药品的不良反应：

消化道系统发生率很低。表现为恶心呕吐、食欲不振、腹痛腹泻等，停药后即消失；长期应用可致细菌性腹泻。

中枢神经反应发生率仅为1%。其对中枢神经有抑制作用，表现为头痛、眩晕、失眠、幻觉、记忆减退，极个别表现为手足麻木、手指颤抖等，有精神病和癫痫史者忌用。

本类药易浓缩、沉积于骨髓中，直接毒害软骨细胞的发育，影响儿童和胎儿的骨骼发育。故孕妇和12岁以下的小儿应禁用。乳母服药期间，应停止哺乳。

变态反应（过敏反应）发生在个别特异体质者。主要表现为皮疹、荨麻疹、皮炎和剥脱性皮炎等，以环丙沙星和诺氟沙星为多。此类反应大都较重，一般发生在服药后几天至数周后，可见哮喘、呼吸困难、喉头水肿、血管性水肿、过敏性脉管炎和过敏性休克等严重过敏反应。故服药期间应避免紫外线和日光的照射。

少数喹诺酮类药物（如洛美沙星）有一显著特点，即光敏反应。服药后即使无阳光直接照射也可发生，在阳光下更为严重。故药师应提醒用药的患者，服药后应避免日晒，也不要接受人工紫外线的照射。

本类药大都以原形从尿中排泄，其尿液浓度高于血浓度5～6倍，对肾脏可造成不同程度的损害，主要有血尿、结晶尿等。结晶尿是药物在尿中形成结晶所致，并无肾实质损害，但肾功能不全者慎用。

服用喹喏酮类药物后，有的患者可出现结晶尿、血尿和高尿酸血症，甚至可出现过敏性间质性肾炎或少尿性肾衰。

大剂量或长期应用该类药物易致肝损害。使谷草转氨酶、谷丙转氨酶和乳酸脱氢酶等升高，表现为药物性黄疸，巩膜（眼白）、皮肤和黏膜黄染。

合并用药及药物的相互作用　（1）不宜与茶碱类药物合用。（2）碱性药物、抗胆碱药、H_2受体阻滞剂（西咪替丁、雷尼替丁等）均可降低胃液酸度，从而减少本类药物的吸收，故应避免同服。（3）不宜与碱化剂同时服用。（4）含钙、镁、铝的抗酸剂可降低本类药的吸收利用，使血峰浓度降低，峰时延续，AUC（曲线下面积）减少，故应避免合用。（5）本类药物与GABA合用时相互作用，产生多种精神症状，易诱发癫痫。也不宜与抗惊厥药合用，与非甾体抗炎药（如布洛芬、芬布芬、舒林酸等）合用，可引起中枢性痉挛发作。（6）本类药物抑制茶碱代谢，使茶碱血浓度升高，导致茶碱中毒，老人尤易发生。

3. 硝基呋喃类　硝基呋喃类（Nitrofurans）是一类合成的抗菌药物，具有广谱抗菌作用。本类药物口服后，大部分在体内迅速破坏，部分以原形自尿中排出，故在血中浓度较低，一般不易达到有效浓度，故本类药物不适用于全身性感染的治疗，临床上一般用于治疗尿路感染、肠道感染及用作消毒剂。

本类药物的不良反应有：恶心、呕吐、头痛等，偶可发生皮疹，此时应立即停药；继续使用可产生严重皮炎。应用较大剂量时可抑制精子的发生并引起低血压。在患有先天性红细胞葡萄糖-6-磷酸脱氢酶（G6PD）缺乏的病人可引起溶血性贫血，减量或停药后即消失，临床应用较广者有呋喃妥因、呋喃唑酮和呋喃西林，后者只供局部应用。

4. 硝基咪唑类

替硝唑片 不良反应少见而轻微，主要为恶心、呕吐、上腹痛、食欲下降及口腔金属味，可有头痛、眩晕、皮肤瘙痒、皮疹、便秘及全身不适。此外还可有中性粒细胞减少、双硫仑样反应及黑尿。高剂量时也可引起癫痫发作和周围神经病变。

苯酰甲硝唑混悬液 （1）本品最严重不良反应为高剂量时可引起癫痫发作和周围神经病变，后者主要表现为肢端麻木和感觉异常。某些病例长期用药时可产生持续周围神经病变。（2）其他常见的不良反应有：①胃肠道反应，如恶心、食欲减退、呕吐、腹泻、腹部不适、味觉改变、口干、口腔金属味等；②可逆性粒细胞减少；③过敏反应，皮疹、荨麻疹、瘙痒等；④中枢神经系统症状，如头痛、眩晕、晕厥、感觉异常、肢体麻木、共济失调和精神错乱等；⑤其他有发热、阴道念珠菌感染、膀胱炎、排尿困难、尿液颜色发黑等，均属可逆性，停药后自行恢复。

（八）抗结核药物不良反应及其处理

1. 过敏性休克的处理：过敏性休克多为突发，常在用药后5~30分钟内发生，少数病人在继续用药过程中发生。表现如一般药物过敏性休克，胸闷、气急、心悸或不安，血压下降；可有抽搐、昏迷、大小便失禁等。立即以1∶1000的肾上腺素

0.5～1mg皮下注射，静脉注射地塞米松5～10mg，氢化考的松200～400mg＋5%GS1000ml静滴。可推注10%葡萄糖酸钙10～20ml。吸氧，有喉头阻塞征象者立即气管插管或切开；皮下注射新斯的明0.5～1.0mg。静滴升压药如多巴胺、阿拉明、去甲肾上腺素等维持血压。

2. 药物性皮疹的处理：常用抗结核药物几乎都有引起皮疹的不良反应，尤以INH、PAS、TB1、SM、RFP、1314Th、1321Th较为多见。皮疹表现形式多种多样，常皮肤瘙痒，可有药物热、严重者可致剥脱性皮炎，危及生命。

轻度：可用抗过敏药，如扑尔敏、息斯敏、葡萄糖酸钙等，外用止痒药。一般无须停药，严密观察下应用原抗结核药物，往往皮疹可逐渐消退。

中度：可有明显水肿、出血点，皮疹广泛密集、融合成片，伴发热，应立即停用所有可疑抗结核药物；除服用抗过敏药物外，可加用皮质激素，酌情采用口服或静脉给药。

重度：出现剥脱性皮炎、出血性皮疹立即抢救处理。抗过敏的同时应用大剂量维生素C，补液、静脉输注足量皮质激素，严重者可输血浆或全血。激素应在症状完全控制、皮疹消退、体温正常后方可逐渐减量，剂量减至最小时再维持5～10天，切忌快速减量或停用，以免症状反跳。此时由于机体处于高度过敏状态，很易诱发同时对多种药物过敏，因此应尽量减少用药种类。

3. 对肝脏损害的处理：常用抗结核药物对肝脏的损害有毒性反应与过敏反应两类，前者与药物剂量有关，可以预测；后者为特异反应，难以预测，很少与剂量有关。

常用抗结核药物如：INH、RFP、TB1、PZA、1314（1321）Th、PAS等都可对肝脏发生损害。

HBsAg阳性者在抗结核治疗过程中肝损害发生率高，约为50%，而阴性者仅为2.4%，故此类病人用药要特别谨慎，用药前、用药中均应常规检查肝功能。肝功能损害明显、伴有黄疸之急性肝炎或慢性活动性肝炎应暂缓抗结核治疗，或选用无肝毒性的药物组建化疗方案。

治疗过程中，发现SGPT轻度升高，改良赖氏法<100U，又无症状者，可在保肝治疗下，继用原治疗药物，严密观察。虽然SGPT<100U，但症状明显，或复查后SGPT持续升高，或SGPT>100U，均应停药，给以保肝治疗，待SGPT恢复正常后再考虑是否继续用药。联苯双脂25~50mg，每日3次。齐墩果酸30~40mg，每日3次。肝泰乐0.2，每日3次。强力宁80~100ml+5%GS300ml静滴。甘利欣150mg+5%GS500ml静滴。肌酐0.4+ATP40mg+乙酰辅酶A100U+VitC3.0+$VitB_6$ 0.3+10%GS500ml静滴。

治疗过程中出现黄疸。则应立即停药。常用保肝治疗药物有肌酐（0.4~0.8每日3次，静脉注射或滴注每次0.2~0.6g，每日1~2次）；联苯双脂25~50mg，每日3次。

4. 减轻或避免不良反应的发生

（1）减少用药量：为了减少SM对第8对颅神经的损害，将SM的用量由1.0/d减至0.75/d；为了减轻RFP对老年人的不良反应，将RFP用量减半，INH每日用量由300mg减至200mg。

（2）改变用药途径：PAS口服引起胃肠反应可改用静脉滴注，可以减轻胃肠反应。肌注因药物局部的刺激引起疼痛，可将KM改为静脉滴注。

（3）改变用药时间：将对胃肠道有刺激反应的药物如PAS、TB1、1314（1321）Th，改为睡前口服可减轻不良反应。

（4）使用对抗不良反应的药物：PAS有胃肠反应可以服用小苏打；PZA引起关节疼痛可加服丙磺舒或阿司匹林。为了减轻SM、KM的不良反应，可以在注射此类药物的同时每日肌注维生素B_1 100mg，口服维生素AD丸，每日3丸有保护听力、减少前庭神经功能损害的作用。

(5) 改变用药方法：饭前服药改饭后1h以减轻胃肠反应；SM、KM每日肌注可改为隔日或每周两天用药。

(九) 抗真菌药

抗真菌药物的研究和应用，从上个世纪的发展情况来看，大致可以分为以下几个阶段：第一个发现并被用于临床的，为上个世纪30年代末从微生物发酵代谢产物中分离得到的灰黄霉素；1944年报道了唑类化合物的抗真菌作用；1949年从微生物代谢产物中分离得到了制霉菌素；1956年报道了两性霉素B的抗真菌活性；1958年灰黄霉素被用于临床；同年，上市了第一个唑类抗真菌药物；1960年两性霉素B被用于临床；1962年报道了氟胞嘧啶的抗真菌活性；1969年咪康唑和克霉唑（局部）被用于临床；1974年依康唑被用于临床；1978年描述了阿莫罗芬；1979年咪康唑制剂在英国上市；1981年酮康唑口服制剂在美国通过；同年第一个烯丙胺类药物萘替芬进入临床试验；1987年开始研究开发多烯类药物的脂质体制剂；1988年开始试验第一个刺白菌素类药物；1990~1992年氟康唑和依曲康唑开始在美国使用；1993~1995年报道了第二代三唑类抗真菌药物；1995~1996年通过了第二个烯丙胺类药物特比萘芬，以及通过了两性霉素B脂质体制剂；1997年通过了依曲康唑口服溶液制剂；2001年上市了第一个刺白菌素类药物caspofungin。相对于抗细菌药物的开发，新品抗真菌药物的开发速度似乎比较缓慢。

在20世纪80年代中叶前的近30年，尽管两性霉素B的神经毒性比较大，但由于没有更好的治疗药物而一直将其作为控制临床真菌感染的主要药物。直到20世纪80年代后期和90年代研究开发了咪唑类和三唑类抗真菌药物后，才使得在临床上能够有效地控制局部和系统性真菌感染疾病。但随着这类药物的使用，不断发现有出现耐药性真菌的报道。

抗真菌药物的作用机制与真菌耐药性　目前应用于临床的抗真菌药物，就其作用机制分类，大致可以分为三种：一是作用于真菌细胞膜中甾醇合成的抗真菌药物，包括酮康唑等唑类药物、多烯类抗生素两性霉素等，以及烯丙胺类药物特比萘芬等；二是作用于真菌细胞壁合成的抗真菌药物，如刺白菌素类药物 caspofungin（其抑制真菌细胞壁主要成分 1，3－β－D－葡聚糖的合成），以及抑制几丁质合成的日光霉素和多氧霉素等；三是作用于核酸合成的抗真菌药物，如 5－氟胞嘧啶等。作用于真菌细胞膜中甾醇合成的抗真菌药物及其耐药性：麦角甾醇作为构成真菌细胞膜的重要成分，对于维持细胞膜的流动性、生物调节以及立体结构等起着重要的作用，而构成细胞膜的甾醇应该是 C－4 位去甲基的。唑类药物的主要作用机制是抑制 14α－去甲基酶的活性，而在对这类药物产生耐药性的菌株中，该酶或是过量表达，或是低水平表达甚至不表达；同时，也有可能降低了药物与该酶的亲和力，以及存在有药物主动外排的机制。

像两性霉素 B 这样具有较大分子的多烯类药物，其对真菌细胞膜的磷脂双分子层上的甾醇物质发生交互作用，导致细胞膜上产生水溶性的孔道，即具有打孔作用，使细胞膜的通透性发生改变，最终导致重要的细胞内含物流失而造成菌体死亡。尽管像两性霉素 B 和制霉菌素这样的多烯类抗真菌药物已经在临床上使用了 30 多年，但耐药菌的出现频率还是非常低的。最近的研究表明，真菌对这类药物产生耐药性的主要机制是：其细胞膜中的麦角甾醇结构发生了改变，而没有麦角甾醇的合成，致使细胞膜的流动性发生了变化，以及降低了药物对细胞膜的亲和力。

烯丙胺类药物的作用机制是作用于麦角甾醇生物合成较早的步骤，其作用靶位为鲨烯环氧化酶，该酶催化鲨烯的环氧化反应。真菌细胞的死亡主要是由于细胞膜中鲨烯的累积，而不是麦角甾醇的不足。因为高浓度的鲨烯有可能增加细胞膜的渗透性，从而导致正常细胞膜结构的破坏。真菌对这类药物产生耐药性的研究报道目前还比较少。

作用于真菌细胞壁合成的抗真菌药物及其耐药性　真菌细胞壁中含有特殊的甘露聚糖、几丁质、α－和β－葡聚糖成分，这就为寻找具有毒性差异的抗真菌药物提供了基本思路和方法。

由美国默克公司研究开发的半合成刺白菌素B衍生物caspofungin（MK－0991），为第一个作为β－葡聚糖合成酶抑制剂而用于抗曲霉感染的药物。这类化合物作为该酶的非竞争性抑制剂，在抑制其生物活性的同时，不影响核酸和甘露聚糖的生物合成。但这类药物有另外一种次级效应，如降低麦角甾醇和羊毛甾醇组分的合成以及增加几丁质的合成。由于具有这类结构的化合物对于很多对唑类药物产生耐药性的真菌具有良好的抗菌活性，且仅对低等真核生物细胞壁β－葡聚糖合成酶产生抑制作用，对高等生物影响不大，而具有低毒高效的临床效果。因此，这类药物成为抗真菌药物开发的热点。目前有不少具有临床应用价值的刺白菌素类药物正在进行临床研究或临床前的研究工作。由于作为1，3－β－D－葡聚糖合成酶抑制剂的抗真菌药物刚刚在临床上使用，所以目前很难从临床分离得到这类药物的耐药菌。因此，对这类耐药菌的耐药机制的研究，都是以从实验室处理得到的突变株作为材料进行分析的。

正在研究中的其他一些作用于1，3－β－D－葡聚糖合成酶的抗真菌药物有：刺孢曲菌素类、牟伦多菌素类、WF11899. Aureoba 鄄sidins 和萜类化合物等，它们大多来自于微生物的代谢产物。

许多能作为抗病原真菌的抗生素或杀虫的抗生素，多半具有抑制几丁质生物合成的作用。多氧霉素和日光霉素都能抑制真菌细胞壁的合成，其中多氧霉素D是真菌细胞壁几丁质合成酶最有效的抑制剂，它的化学结构与合成几丁质的二磷酸尿嘧啶核苷－N－乙酰葡萄糖胺相类似，是一个极强的竞争性抑制剂。日光霉素的结构类似于多氧霉素，它通过二肽渗透酶进入靶细胞，能抑制真菌几丁质的合成，是一个很有前途的杀虫、杀菌农用抗生素。近期研究表明，其有可能作为抗真菌药用于临床。对这类药物的耐药性机制研究报道较少。

正在研究中的作用于真菌细胞表面结构的其他抗真菌药物有：①Iturins 类：包括 bacillomycinF、L 和 iturinA 等。其作用机制为影响细胞膜表面张力，形成膜表面小孔，从而导致胞内钾离子和其他有用离子的泄露。②Syringomycins 类：包括 syringomycinE（SE）、syringostantinA 和 syringotoxinB 等。其作用机制为增加钾、氢和钙等离子的转膜流出，以及增加植物和酵母质膜的膜电位。SE 可形成电位敏感的离子通道，改变蛋白磷酸化和 H^+ - ATP 酶的活性。

很多细菌和真菌能够产生许多具有抗真菌活性的肽类化合物，其主要作用机制是干扰真菌细胞的表面结构。另外，最近几年的研究发现，在一些哺乳类和昆虫的细胞中存在有被称为“抗菌肽”的一类物质，其具有很强的抗细菌和抗真菌活性，有些已经能够通过基因工程技术在微生物系统中制备。这些抗菌肽对真菌的主要作用机制是溶解细胞壁，从而达到抗菌作用。由于这类物质的作用机制比较特殊，因而也不易产生耐药性，是今后看好的一类抗真菌药物。

作用于核酸合成的抗真菌药物及其耐药性　5 - 氟胞嘧啶（5 - FC）是目前临床比较常用的作用于核酸合成的抗真菌药物。其在渗透酶的帮助下进入真菌细胞，一旦进入胞内，则通过胞嘧啶脱氨酶转化成为 5 - 氟尿嘧啶（5 - FU）。随之，通过鸟苷酸（UM P）- 焦磷酸酶转化为 5 - 氟鸟苷酸（FUMP），其进一步被磷酸化后掺入到 RNA 中，最终破坏蛋白质的合成。5 - FU 也能够被转化为 5 - 氟脱氧鸟嘧啶单磷酸，其能够抑制参与 DNA 合成和细胞核分裂的胸苷酸合成酶。因此，5 - FU 的抗菌作用机制涉及到干扰嘧啶的代谢、RNA 和 DNA 的合成以及蛋白质的合成等。临床上很少单独使用 5 - FC，而往往将其与其他抗真菌药物，如氟康唑和两性霉素 B 等合并使用。真菌对 5 - FC 产生耐药性的主要作用机制是由于降低了药物的吸收（即失去了渗透酶的活性）；或是当真菌由于缺少胞嘧啶脱氨酶或鸟苷磷酸核糖基转移酶时，使 5 - FC 不能转化为 FUMP。

灰黄霉素能够有效地抑制表皮癣菌、小孢子菌和毛发癣菌等的生长。其作用机制可能是具有鸟嘌呤相似结构的灰黄霉素以竞争性抑制作用干扰真菌细胞的 DNA 合成，从而抑制其生长。它作用于敏感真菌后可致菌丝肿胀成球形，细胞壁丧失完整性，胞浆膜则近乎消失，仅遗留少量皱缩的残余物和巨大的脂类贮存颗粒。它对生长期的真菌菌丝作用更强。口服灰黄霉素后沉积于皮肤角质层，并与皮肤毛囊及甲、爪的蛋白质相结合，防止癣菌的继续侵入，最后病原体随皮肤和毛发的自然或人工脱落而离开人体。临床中还未见有耐药菌出现。

真菌耐药性发展的预防和控制　对于如何预防和控制真菌耐药性发展还没有建立有效的方法，但可以参照预防和控制细菌耐药性发展的策略，即谨慎地使用各种抗真菌药物；使用合适的剂量进行治疗，避免长期使用低剂量治疗；尽可能结合多种已有的药物进行治疗；对病因学比较清楚的疾病，要选择某种合适的药物治疗；建立真菌耐药性检测系统，了解和掌握真菌耐药性的发展趋势和频率。由于对真菌疾病的用药规律以及感染真菌的快速诊断方法都还没有确立，因此，从某种程度上来讲，还没有有效的预防和控制措施。

随着各种抗真菌药物的普遍使用，与细菌耐药性发展的过程相同，将会产生非常严重的后果。尽管对真菌耐药性的作用机制的了解，还没有像细菌耐药性那样已经有了比较系统和深入的研究，但随着真菌耐药性问题的出现和不断的发展，人们已经开始重视这一领域的研究。可以肯定，一些结构新颖、能够克服真菌耐药性的药物将随着对耐药机制的了解而出现。

（十）抗麻风药

结核病和麻风病同属分枝杆菌引起的疾病。由于分枝杆菌生长速度缓慢，可长时间处于相对静止状态，所以这两种疾病的病程发展往往是缓慢的。化学治疗时间需要长期用药是它们的特点。因此病人的合作情况、药物的毒性和细菌抗药性就成为治疗过程中的共同问题。对这两种疾病的治疗药物实际上有一部分是相同的。

氨苯砜（苯丙砜 Dapsone，DDS，Phenprofone）

（1）不良反应：

1）血液系统：较常见的不良反应是溶血和发绀。每日用氨苯砜 100mg，有 25% 的病人可产生贫血，G6PD 缺乏的患者尤易发生。

2）消化系统：有时出现恶心、呕吐、食欲不振等胃肠道症状。

3）其他：皮疹、药热、头痛、失眠、中毒性精神病等，停药后可恢复，剂量过大还可引起肝损害和剥脱性皮炎。在治疗早期增量过急，患者可发生麻风症状加剧的反应（麻风反应），一般认为是机体对菌体裂解产生的磷脂类颗粒的过敏反应，可能是预后良好的表现。

（2）致畸性：有致畸性，孕妇忌用。

（十一）抗病毒类药物不良反应

Manfredi 等人报告了 4 例 HIV 感染病人，在应用核苷类抗病毒药期间出现了男性乳房女性化。

4 例 HIV 感染男性患者，在服用两种核苷类抗病毒药（其中 3 例患者服用司他夫定及拉米夫定，1 例患者服用司他夫定和去羟肌苷）和蛋白酶抑制剂（其中 3 例患者分别服用茚地那韦、奈非那韦、利托那韦加沙奎那韦）时，发生了乳房女性化。所有患者以前均用过核苷类抗病毒药（1 个或多个联合应用）≥21 个月。3 例患者用三联药物治疗 3~7 个月后出现乳房女性化，1 例患者在用 2 个核苷类抗病毒药 17 个月后出现乳房女性化。

4 例患者肝、肾及甲状腺功能正常，常规内分泌检查显示，只有 1 例患者促卵泡素和促黄体生成素轻度异常。药物或疾病诱发的乳房女性化其他原因被排除。所有患者均有血脂和（或）血糖浓度异常，但只有 3 例患者（包括只接受核苷类似物治疗的患者）有脂肪异常分布综合征。在以后 7~16 个月随访期内，甚至在改变了抗逆转录病毒治疗后，乳房女性化亦无改变。(Ann Pharmacother 2001，35：438)

最近发现，男性乳房女性化与抗逆转录病毒治疗有关。除 1 例外，所有报道的患者均在蛋白酶抑制剂为主的药物治疗开始后 2~17 个月出现乳房女性化。Manfredi 等发现，不用蛋白酶抑制剂的病人亦有可能出现男性乳房女性化。尽管改变了抗逆转录病毒治疗，乳房女性化仍持续存在（因此与脂肪代谢障碍综合征的某些症状类似），并且它与长期应用核苷类抗病毒药物（特别是司他夫定）之间有恒定关系。研究者建议，虽然男性乳房女性化的发病机制有待进一步研究，但应该将其列入抗逆转录病毒药物的不良反应之中。

几种常用的抗肝炎病毒药的不良反应

目前常用的几种治疗乙肝、丙肝的药物没有单纯的抗肝炎病毒的药物，都是广谱的抗病毒药，随着肝病患者的增多，对抗病毒药物的使用不当而产生不良反应现象也时有所闻，有些甚至已经引起严重的不良后果，为了引起肝病患者对抗病毒药物不良反应的重视，这里就常用的抗肝炎病毒药物的不良反应作一介绍，以供参考。

利巴韦林（病毒唑、三氮唑核苷） 该药物能抑制病毒核酸的合成，具有广谱抗病毒性能，对 RNA 和 DNA 病毒均有抑制作用，常用于治疗甲、乙型流感病毒，腺病毒肺炎、甲型肝炎、疱疹、麻疹等。由于利巴韦林的作用比较广，不良反应相对比较少，因此临床上使用非常广泛。然而，利巴韦林也能产生头痛、乏力、失眠、胃肠道出血、血清胆红素增加等不良反应；假如长期大量使用，还可导致血管外溶血、心脏损害及骨髓抑制；新近发现利巴韦林还能导致腹绞痛、白细胞减少等较为严重的不良反应。

α－干扰素　α－干扰素用于治疗慢性乙型肝炎虽然已有多年历史，但至今仍不失为一种比较理想的治疗药物。这种药物能诱导细胞产生广谱的抗病毒作用，对 DNA 或 RNA 的各种病毒都有抑制作用，并且具有抗肝纤维化、调节病人的免疫功能等作用。但是，这种药物的不良反应也比较大，病人在注射第一至三针时，大多会有发热、周身疼痛、关节疼痛等流感样症状，不过多数人能够耐受，必要时服用 1 片扑热息痛这些症状便可缓解，一般在注射第 3～4 针后，便不会出现上述症状。远期副作用主要有白细胞减少、脱发等，但停药后大都会渐渐恢复。新近有 α－干扰素诱发重症肝炎的报道，因此，肝损害明显、肝硬化失代偿期和重症肝炎患者不宜使用。

拉米夫定（贺普丁）　这是一种核苷类似物的药物，其优点比较多，首先是抗乙肝病毒的效力比较强大，其次是具有抗肝纤维化作用，且使用方便，副作用比较少，用药安全性能较好，适应症比较宽，病人的依从性好。该药物的最大缺点是可以导致乙肝病毒变异，因此，应用该药物的关键是病人不能随意停药，而必须按照医生的嘱咐用药，否则容易引起不良后果，甚至可以导致病情恶化。

阿昔洛韦（无环鸟苷）　一种核苷类抗 DNA 病毒药，适用于单纯疱疹病毒所引起的各种感染、带状疱疹、EB 病毒以及爱滋病并发水痘带状疱疹等；局部滴眼可以治疗单纯性疱疹性角膜炎；霜剂外用亦可治疗带状疱疹。本品常见的不良反应有出汗、血尿、低血压、恶心、头痛、皮疹、荨麻疹，静脉给药容易引起静脉炎等。

博尔泰力注射液（氧化苦参碱针）　它是从中药苦参、苦豆子中提炼出的高纯度制剂，具有明确而较强的抗乙肝病毒作用，能有效抑制乙肝病毒，同时还有抑制肝细胞炎症活动、修复肝细胞、抗纤维化、阻断肝细胞凋亡、调节病人免疫功能等重要作用。该药物除了肌肉注射部位会感到疼痛外，目前尚未发现其他副作用。

胸腺肽　这类制剂比较多，它们除了具有非常明显的免疫调节作用外，同时还具有确切的抗乙肝病毒作用。重症肝炎和肝硬化患者都可以使用，且无明显不良反应，这类制剂的最大缺点是价格比较昂贵。目前，国产的代用制剂如迪美仙、胸腺五肽、胸腺因子 D 等，作用与进口胸腺肽接近，但价格要便宜得多。胸腺肽一般多为联合应用，不宜单独使用。

目前的抗丙肝乙肝病毒药，远远不能满足临床的需要，有人说 20 世纪是抗细菌的时代，21 世纪是抗病毒的时代，西方发达国家已经有人开始打开植物药抗病毒的大门，中国早在汉代用中药治疗急性外感热病（病毒性病）就非常成功，张仲景的《伤寒论》是中医治疗病毒性疾病的划时代伟大著作，可惜由于文字的久远，文义的艰涩中国人都很难理解，外国人就更难理解，我们运用张氏的学术思想，从肝的生理特点出发，研制了愈肝丹，这无疑给久病的丙肝患者带来了新的希望，患者服后 HCV－RNA 转阴率达 70% 以上，因此患者在应用抗病毒药的时候，要了解西药抗病毒药的副作用，要有针对性的选择，严格按照要求合理使用。我们的医疗经验是治疗丙肝首选愈肝丹，取得了意想不到的效果。

（王启盛　王光辉）

第二章　抗肿瘤药物不良反应

一、局部刺激

局部刺激反应主要是由药物化学成份决定的。这些药物刺激性强，禁忌作皮下及肌内注射，静注严防外漏，此类药物有：ADM、VCR、DDP、HN2、VDS等。使用抗肿瘤药物时应充分注意其说明上的使用方法。

二、即发毒性反应

1. 恶心呕吐　注药后即可开始，可持续一周左右。依据其程度可分为严重、中度、轻度三种情况。比较易引起这种反应的药物有：DDP、DTIC、CTX、BCNU、EDR、5－FU等。纠正呕吐可使用灭吐灵，辅助以地塞米松、安定等，但效果不够理想。近年来出现的枢复宁等强镇吐剂效果较好。

2. 过敏反应　虽在抗肿瘤药物中过敏反应少见，但仍有少数药物可出现，BLM、VP－16、ACT－D等。需要重视的是严重的过敏性休克，偶有致死者，后果十分严重。

三、迟发毒性反应

1. 骨髓抑制　绝大多数的抗癌药物均可引起骨髓抑制，主要是引起白细胞和血小板减少，按其程度不同可分为三种情况：（1）有严重骨髓抑制的药物：HN2、CTX、IFD、BCNU、5－FU、MMC、MTX、TSPA、ADM、CCNUU等。（2）有中度骨髓抑制的药物：DDP、DTIC、HMM、STZ等。（3）几乎没有骨髓抑制的药物：BLM、ASP、VCR及激素类药物等。发生骨髓抑制必须十分警惕由其造成的感染及损伤出血，这是十分危险的。必要时可补充新鲜血，尤其是白细胞和血小板。并可应用抗生素来预防感染，且选择可靠的升白药物。

2. 肝脏毒性　MTX、亚硝脲类、巯嘌呤类均可从不同方面造成肝脏的损害。使用时必须十分谨慎。

3. 心脏毒性　心脏毒性最严重的药物是蒽环类抗肿瘤药物，这类药物的代表是 ADM。早期可致心律失常，积累后所致的心肌损害可致充血性心力衰竭死亡率高，所以使用时必须控制总积累量不超过 $300mg/m^2$。此外，迟发毒性反应还常见于泌尿系统、肺脏、神经系统等，为此使用时必须十分重视，尽量减轻不必要的损害。

四、远期不良后果

不育、畸胎、继发肿瘤等这些远期不良后果，均取决于肿瘤患者的治疗效果及生存年限。但是，我们也应清醒认识这些问题。

白消安片　可产生骨髓抑制。常见为粒细胞减少，血小板减少。严重者需及时停药。长期服用或用药过大可致肺纤维化。可有皮肤色素沉着、高尿酸血症及性功能减退，男性乳房女性化，睾丸萎缩，女性月经不调等。白内障、多型红斑皮疹、结节性多动脉炎为罕见不良反应。曾有个别报道使用高剂量后出现癫痫发作；心内膜纤维化，并由此出现相应症状；以及少见的肝静脉闭锁。

注意事项　慢粒白血病病人治疗时有大量细胞破坏，血及尿中尿酸水平可明显升高，严重时可产生尿酸肾病；对有骨髓抑制，感染，有使用细胞毒药物或放疗史的病人也应慎用；治疗前及治疗中应严密观察血象及肝肾功能的变化，及时调整剂量，特别注意检查血尿素氮、内生肌酐清除率、胆红素、丙氨酸转移酶 ALT（SGPT）及血清尿酸。服药应根据患者对药物的反应、骨髓抑制程度、个体差异而调整剂量。嘱病人多摄入液体并碱化尿液或服用别嘌呤醇以防止高尿酸血症及尿酸性肾病的产生。发现粒细胞或血小板迅速大幅度下降时应立即停药或减量以防止出现严重骨髓抑制。

苯丁酸氮芥纸型片 骨髓抑制：属中等程度，主要表现为白细胞减少，对血小板影响较轻，但大剂量连续用药时可出现全血象下降。胃肠道反应：较轻，多为食欲减退、恶心，偶见呕吐。生殖系统反应：长期应用本品可致精子缺乏或持久不育，月经紊乱或停经。其他少见的不良反应尚包括中枢神经系统毒性、皮疹、脱发、肝损害及发热等，长期或高剂量应用可导致间质性肺炎。

氮甲片 胃肠道反应：食欲不振，恶心，少数病人出现呕吐和腹泻。骨髓抑制：白细胞减少较明显，其次为血小板减少，对血红蛋白影响不大，一般在停药后 2~3 周血象即可恢复。有少数病人出现乏力和头晕等。

二溴甘露醇胶囊 主要为骨髓抑制，白细胞和血小板降低，胃肠道反应较轻，有时出现轻度脱发及皮肤色素沉着，有较强的蓄积作用。

氟尿嘧啶栓 1. 接触性皮炎、皮肤红肿、糜烂、炎症后色素沉着、刺激、疼痛、光敏、瘙痒、疤痕、皮疹、溃疡、甲床变黑（可恢复）。2. 白细胞减少是最经常发生的血液学不良反应。

甘磷酰芥片 胃肠道反应：有食欲不振、恶心及呕吐，但程度较轻。口服用药主要为骨髓抑制：表现为白细胞和血小板减少，且多在用药后期发生，对血红蛋白影响较小。间歇用药和连续用药的血红蛋白下降率分别为 4.2% 和 7.7%，白细胞减少分别为 22.2% 和 46.2%，血小板减少分别为 25.4% 和 23.1%。其他反应尚包括轻度的头晕、乏力等。

环磷酰胺片 骨髓抑制：白细胞减少最常见，最低值在用药后 1~2 周，多在 2~3 周后恢复。对血小板影响较小。可影响肝功。胃肠道反应：包括食欲减退、恶心及呕吐，一般停药 1~3

天即可消失。泌尿道反应：可致出血性膀胱炎，表现为膀胱刺激症状、少尿、血尿及蛋白尿，系其代谢产物丙烯醛刺激膀胱所致，但环磷酰胺常规剂量应用时，其发生率较低。其他反应尚包括脱发、口腔炎、中毒性肝炎、皮肤色素沉着、月经紊乱、无精子或精子减少及肺纤维化等。

注意事项　本品的代谢产物对尿路有刺激性，应用时应鼓励患者多饮水，大剂量应用时应水化、利尿，同时给予尿路保护剂美司钠。近年研究显示，提高药物剂量强度，能明显增加疗效，当大剂量用药时，除应密切观察骨髓功能外，尤其要注意非血液学毒性如心肌炎、中毒性肝炎及肺纤维化等。当肝肾功能损害、骨髓转移或既往曾接受多程化放疗时，环磷酰胺的剂量应减少至治疗量的 1/2 ~ 1/3。由于本品需在肝内活化，因此腔内给药无直接作用。

卡莫司汀注射液　一次静脉注射后，骨髓抑制经常发生在用药后 4 ~ 6 周，白细胞最低值见于 5 ~ 6 周，在 6 ~ 7 周逐渐恢复。但多次用药，可延迟至 10 ~ 12 周恢复。一次静脉注射后，血小板最低值见于 4 ~ 5 周，在 6 ~ 7 周内恢复，血小板下降常比白细胞严重。静脉注射部位可产生血栓性静脉炎。大剂量可产生脑脊髓病。长期治疗可产生肺间质或肺纤维化。有时甚至 1 ~ 2 疗程后即出现肺并发症，部分患者不能恢复。此外可产生恶心、呕吐等消化道反应，用药后 2 小时即可出现，常持续 4 ~ 6 小时。对肝肾均有影响，肝脏损害常可恢复，肾脏毒性可见氮质血症，功能减退，肾脏缩小。本品有继发白血病的报道。亦有致畸胎的可能性。本品可抑制睾丸或卵子功能，引起闭经或精子缺乏。

注意事项　1. 老年人易有肾功能减退，可影响排泄，应慎用。2. 对诊断的干扰：本品可引起肝肾功能异常。3. 下列情况慎用：骨髓抑制、感染、肝肾功能异常、接受过放射治疗或抗癌药治疗的患者。4. 用药期间应注意检查血常规、血小板、肝肾功能、肺功能。5. 本品可抑制身体免疫机制，使疫苗接种不能激发身体抗体产生。化疗结束后三个月内不宜接种活疫苗。6. 预防感染，注意口腔卫生。

六甲蜜胺胶囊 1. 严重恶心呕吐为剂量限制性毒性，骨髓抑制轻至中度，以白细胞降低为著，多发生于治疗一周后，3~4周达最低点；2. 中枢或周围神经毒出现于长期服用后，为剂量限制性毒性，停药4~5月可减轻或消失；3. 偶有脱发、膀胱炎、皮疹、瘙痒、体重减轻等。

洛莫司汀胶囊 口服后6小时内可发生恶心、呕吐，可持续2~3天，预先用镇静药或甲氧氯普胺并空腹服药可减轻；少数患者发生胃肠道出血及肝功能损害。骨髓抑制，服药后3~5周可见血小板减少，白细胞降低可在服药后第1及第4周先后出现两次，第6~8周才恢复；但骨髓抑制有累积性。偶见全身性皮疹，有致畸胎的可能，亦可能抑制睾丸或卵巢功能，引起闭经或精子缺乏。

注意事项 1. 因可引起突变和畸变，孕妇及哺乳期妇女应禁用。2. 对诊断的干扰：本品可引起肝功能一时性异常。3. 下列情况慎用：骨髓抑制、感染、肾功能不全、经过放射治疗或抗癌药治疗的患者或有白细胞低下史者。4. 用药期间应注意随访检查血常规及血小板、血尿素氮、血尿酸、肌酐清除率、血胆红素、丙氨酸氨基转移酶等。5. 病人宜睡前与止吐药、安眠药共服，用药当天不能饮酒。6. 治疗前和治疗中应检查肺功能。

塞替派注射液 骨髓抑制是最常见的剂量限制性毒性，多在用药后1~6周发生，停药后大多数可恢复。有些病例在疗程结束时开始下降，少数病例抑制时间较长。可有食欲减退、恶心及呕吐等胃肠反应。个别报道用此药后再接受手术麻醉时，用琥珀酰胆碱后出现呼吸暂停。少见过敏，个别有发热及皮疹。有少量报告有出血性膀胱炎，注射部位疼痛，头痛、头晕，闭经、影响精子形成。

注意事项 1. 妊娠初期的3个月应避免使用此药，因其有致突变或致畸胎作用，可增加胎儿死亡及先天性畸形。2. 下列情况应慎用或减量使用：骨髓抑制、肝功能损害、感染、肾功能损害、肿瘤细胞浸润骨髓、有泌尿系结石史和痛风病史。3. 用药期间每周都要定期检查外周血象，白细胞与血小板及肝、肾功能。停药后3周内应继续进行相应检查，以防止出现持续的严重骨髓抑制。4. 肝肾功能较差时，本品应用较低的剂量。5. 在白血病、淋巴瘤病人中为防止尿酸性肾病或高尿酸血症，可给予大量补液（或）给予别嘌呤醇。6. 尽量减少与其他烷化剂联合使用，或同时接受放疗。

药物相互作用 1. 塞替派可增加血尿酸水平，为了控制高尿酸血症可给予别嘌呤醇。2. 与放疗同时应用时，应适当调整剂量。3. 与琥珀胆碱同时应用可使呼吸暂停延长，在接受塞替派治疗的病人，应用琥珀胆碱前必须测定血中假胆碱酯酶水平。4. 与尿激酶同时应用可增加塞替派治疗膀胱癌的疗效，尿激酶为纤维蛋白溶酶原的活化剂，可增加药物在肿瘤组织中的浓度。

药物过量 药物过量后没有解毒药物。以往出现骨髓毒性后建议输注全血或白细胞、血小板悬液。目前，白细胞下降可使用粒细胞集落刺激因子。

司莫司汀胶囊 骨髓抑制，呈延迟性反应，有累积毒性。白细胞或血小板减少最低点出现在4~6周，一般持续5~10天，个别可持续数周，一般6~8周可恢复；服药后可有胃肠道反应；肝肾因与较高浓度药物接触，可影响器官功能；乏力，轻度脱发；偶见全身皮疹，可抑制睾丸与卵巢功能，引起闭经及精子缺乏。

注意事项 骨髓抑制、感染、肝肾功能不全者慎用；用药期间应密切注意血象、血尿素氮、尿酸、肌酐清除率、血胆红素、转氨酶的变化、肺功能。老年人易有肾功能减退，可影响排泄，应慎用。本品可抑制身体免疫机制，使疫苗接种不能激发身体抗体产生。用药结束后三个月内不宜接种活疫苗。预防感染，注意口腔卫生。

盐酸氮芥注射液 骨髓抑制：主要表现为白细胞和血小板减少，严重时可导致全血细胞减少。白细胞下降最低值在注射本品后第7~10天，停药1~2周后多可恢复。胃肠道反应：恶心、呕吐常出现于注射后3~6小时，可持续24小时。生殖功能影响：包括睾丸萎缩、精子减少、精子活动能力降低和不育，妇女可致月经紊乱、闭经。其他反应还包括脱发、乏力、头晕、注射于血管外时可引起溃疡。局部涂抹可产生迟发性皮肤过敏反应。常规剂量氮芥对肝肾功能无明显影响。

注意事项 本品剂量限制性毒性为骨髓抑制，故应密切观察血象变化，每周查血象1~2次。氮芥对局部组织刺激性强，若漏出血管外，可导致局部组织坏死，故严禁口服、皮下及肌肉注射，药物一旦溢出，应立即用硫代硫酸钠注射液或1%普鲁卡因注射液局部注射，用冰袋冷敷局部6~12小时。氮芥水溶液极易分解，故药物开封后应在10分钟内注入体内。

注射用环磷酰胺 骨髓抑制：白细胞减少较血小板减少为常见，最低值在用药后1~2周，多在2~3周后恢复。对肝功有影响。胃肠道反应：包括食欲减退、恶心及呕吐，一般停药1~3天即可消失。泌尿道反应：当大剂量环磷酰胺静滴，而缺乏有效预防措施时，可致出血性膀胱炎，表现为膀胱刺激症状、少尿、血尿及蛋白尿，系其代谢产物丙烯醛刺激膀胱所致，但环磷酰胺常规剂量应用时，其发生率较低。其他反应尚包括脱发、口腔炎、中毒性肝炎、皮肤色素沉着、月经紊乱、无精子或精子减少及肺纤维化等。

禁忌症 抗癌药物，必须在有经验的专科医生指导下用药。

凡有骨髓抑制、感染、肝肾功能损害者禁用或慎用。对本品过敏者禁用。妊娠及哺乳期妇女禁用。

注意事项 本品的代谢产物对尿路有刺激性，应用时应鼓励患者多饮水，大剂量应用时应水化、利尿，同时给予尿路保护剂美司钠。近年研究显示，提高药物剂量强度，能明显增加疗效，当大剂量用药时，除应密切观察骨髓功能外，尤其要注意非血液学毒性如心肌炎、中毒性肝炎及肺纤维化等。当肝肾功能损害、骨髓转移或既往曾接受多程化放疗时，环磷酰胺的剂量应减少至治疗量的 1/2～1/3。由于本品需在肝内活化，因此腔内给药无直接作用。环磷酰胺水溶液仅能稳定 2～3 小时，最好现配现用。

孕妇及哺乳期妇女用药 有致突变、致畸胎作用，可造成胎儿死亡或先天畸形，妊娠妇女禁用。本品可在乳汁中排出，在开始用药时必须中止哺乳。

药物相互作用 环磷酰胺可使血清中假胆碱酯酶减少，使血清尿酸水平增高，因此，与抗痛风药如别嘌呤醇、秋水仙碱、丙磺舒等同用时，应调整抗痛风药物的剂量。此外也加强了琥珀胆碱的神经肌肉阻滞作用，可使呼吸暂停延长。环磷酰胺可抑制胆碱酯酶活性，因而延长可卡因的作用并增加毒性。大剂量巴比妥类、皮质激素类药物可影响环磷酰胺的代谢，同时应用可增加环磷酰胺的急性毒性。

注射用硫酸培洛霉素 1. 肺：本品长期使用可致间质性肺炎、肺纤维化，患者可因肺功能不全而死亡。2. 多见胃肠道反应，主要表现为食欲不振、吞咽困难、恶心、呕吐、腹泻等，大量使用可引起黏膜损伤、口腔溃疡等。3. 常见发热反应：给药后 4～5 小时或更长时间，常可见剂量依赖性发热。4. 可见轻微骨髓抑制。5. 过敏反应：主要表现为皮疹、荨麻疹、发烧性红皮症等；偶见因过敏性休克（前期症状主要为血压降低、发冷、发热、意识紊乱、喘鸣、呕吐等）而死亡。6. 皮肤、黏膜：给药量达100mg左右时，可发生皮肤硬化、肥厚、色素沉着、指甲变色脱落、脱发、口内炎、口角炎等，停药后多可自然恢复。7. 肝：偶可发生肝功能障碍。8. 血液系统：偶见红细胞与白细胞减少、贫血等。9. 泌尿系统：偶见尿频、膀胱炎等。10. 精神、神经系统：偶见倦怠感、头痛、头重感等。11. 偶可出现肌内注射部位的硬结、疼痛等。

禁忌症　下列患者禁用：1. 对本品或博来霉素过敏者。2. 患有较严重的肺功能不全、胸部X光片上呈现弥漫性纤维化病变及明显病变的患者。3. 正在接受肺部放射线治疗者。4. 患有较严重的肾功能不全的患者。5. 患有较严重的心脏疾病的患者。6. 发热患者。7. 白细胞低于2500/mm^3者。

注意事项　1. 有肺部疾病或肺部疾病史、肝肾功能不全、心脏病、曾接受过或正在接受胸部放射线治疗及水痘患者慎用。2. 使用本品后发生不良反应的个体差异很大，部分患者在剂量比较小时亦可能发生不良反应，故应充分留意。3. 对于曾使用过博来霉素的患者，原则上应以已使用的博来霉素剂量和本品剂量之和作为总用药量。4. 对于曾使用过博来霉素的患者，在使用本品时，应考虑到两者毒性的相加性，需慎重用药。5. 需充分注意感染的发生或恶化。6. 注射本品前后给予抗过敏药或解热药可减轻发热反应。7. 须充分注意：对于肺部有基础疾患或高龄患者，总用药量即使在100mg以下，发生间质性肺炎或肺纤维化的可能性也较大。8. 本品重复给药时，会导致用药量的增加；使用本品3周后仍未见效者，宜停用本品。9. 用药期间应注意随访检查：肺部有无罗音、胸部X线检查、肺功能检查、血常规、血小板、血胆红素、丙氨酸氨基转移酶、血尿素氮、血尿酸、肌酐清除率。10. 肺泡动脉氧压差（$A-aDO_2$）、动脉血氧分压（PaO_2）、肺一氧化碳弥散功能（DLCO）等肺功能检查应尽可能每周1次，并持续至给药后2个月；如A－aDO_2、PaO_2分别连续2周增大或下降时，应立即停药。对于给药前肺功能检查值明显偏低而必须使用本品的患者，在给药期间须注意观察，若检查值进一步下降，应立即停药。11. 剂量超过100mg、60岁以上老人、肺癌患者或使用本品前接受过放化疗的患者容易引起本品在体内的蓄积。12. 淋巴瘤患者使用本品易引起高热、过敏、休克，用药前须作好充分准备。13. 对诊断的干扰：本品可引起肺炎样症状、肺纤维化、肺功能损害，应与肺部感染相区别。14. 应用本品后出现过敏反应，应中止给药；出现过敏性休克的前期症状时应立即中止给药，进行急救处理。

孕妇及哺乳期妇女用药　1. 由于所有抗癌药物均可影响细胞动力学，并引起诱变和畸形形成，且本品的同类物博来霉素在动物实验中有致癌作用，故孕妇（特别是妊娠初期的3个月）和准备怀孕的妇女禁用本品；哺乳期妇女慎用或使用本品时暂停哺乳。

药物相互作用　1. 本品系抗肿瘤药物，胃肠道的不良反应明显，故与经胃肠道吸收的药物合用会影响后者的吸收。2. 本品与顺铂合用，可增加肾毒性。因为顺铂引起的肾脏损害会导致本品在体内的蓄积。3. 本品与其他抗恶性肿瘤药合用，可能加剧肺部不良反应等。4. 本品与放射疗法并用，可加剧肺部不良反应；特别应避免对胸部及周边部位进行放射线治疗时使用本品。5. 对头颈部恶性肿瘤进行放射治疗时使用本品，可能加剧口内炎症。

注射用盐酸阿柔比星　主要不良反应为消化道反应和骨髓抑制，少数患者出现轻度脱发，个别患者出现发热、静脉炎、心脏毒性及肝肾功能异常。

注射用异环磷酰胺　1. 骨髓抑制：白细胞减少较血小板减少为常见，最低值在用药后1～2周，多在2～3周后恢复。对肝功有影响。胃肠道反应：包括食欲减退、恶心及呕吐，一般停药1～3天即可消失。2. 泌尿道反应：可致出血性膀胱炎，表现为排尿困难、尿频和尿痛、可在给药后几小时或几周内出现，通常在停药后几天内消失。3. 中枢神经系统毒性：与剂量有关，通常表现为焦虑不安、神情慌乱、幻觉等。少见晕厥、癫痫样发作甚至昏迷。4. 少见的有一过性无症状肝肾功能异常；若高剂量用药可因肾毒性产生代谢性酸中毒。罕见心脏和肺毒性。5. 其他反应尚包括脱发、恶心和呕吐等。注射部位可产生静脉炎。6. 长期用药可产生免疫抑制、垂体功能低下、不育症和继发性肿瘤。

注意事项　1. 本品的代谢产物对尿路有刺激性，应用时应鼓励患者多饮水，大剂量应用时应水化、利尿，同时给予尿路保护剂美司钠。2. 低白蛋白血症、肝肾功能不全、骨髓抑制及育龄期妇女慎用。3. 本品水溶液不稳定，须现配现用。4. 用药期间应定期检查白细胞，血小板和肝肾功能测定。

氟尿嘧啶凝胶　1. 局部的不良反应有：接触性皮炎、皮肤红肿、糜烂、炎症后色素沉着、刺激、疼痛、光敏、瘙痒、疤痕、皮疹、溃疡、甲床变黑（可恢复）。2. 白细胞减少是最经常发生的血液学不良反应。

药物相互作用　本品与甲酰四氢叶酸或顺铂合用，其抗肿瘤疗效明显提高。本品与甲氨蝶呤亦存在相互作用。氟尿嘧啶用药在先，甲氨蝶呤用药在后则产生抵抗；反之，先用甲氨蝶呤，4小时~6小时后再用氟尿嘧啶则产生抗肿瘤协同作用。

氟尿嘧啶片　1. 恶心、食欲减退或呕吐，一般剂量多不严重，偶见口腔黏膜炎或溃疡，腹部不适或腹泻。周围血白细胞减少常见（大多在疗程开始后2～3周内达最低点，约在3～4周后恢复正常），血小板减少罕见。极少见咳嗽、气急或小脑共济失调等；2. 长期应用可导致神经系统毒性；3. 偶见用药后心肌缺血，可出现心绞痛和心电图的变化。如发生经证实的心血管反应（心律失常，心绞痛，ST 段改变）则氟尿嘧啶不能再用，因有猝死危险。

禁忌症 人类有极少数由于在妊娠初期三个月内应用本品而致先天性畸形者，并可能对胎儿产生远期影响。故在妇女妊娠初期三个月内禁用本药。由于本品潜在的致突变、致畸及致癌性和可能在婴儿中出现的毒副反应，因此在应用本品期间不允许哺乳。当伴发水痘或带状疱疹时禁用本品。氟尿嘧啶禁忌用于衰弱病人。

注意事项 1. 本品在动物实验中有致畸和致癌性，但在人类，其致突变、致畸和致癌性均明显低于氮芥类或其他细胞毒性药物，长期应用本品导致第二个原发恶性肿瘤的危险性比氮芥等烷化剂为小。2. 除单用本品较小剂量作放射增敏剂外，一般不宜和放射治疗同用。3. 当伴发水痘或带状疱疹时禁用本品。其他有下列情况者慎用本品：（1）肝功能明显异常；（2）周围血白细胞计数低于 $3500/mm^3$，血小板低于 5 万$/mm^3$ 者；（3）感染、出血（包括皮下和胃肠道）或发热超过 38℃者；（4）明显胃肠道梗阻；（5）失水或（和）酸碱、电解质平衡失调者。4. 开始治疗前及疗程中应定期检查周围血象。5. 老年患者慎用氟尿嘧啶，年龄在 70 岁以上及女性患者，曾报告对氟尿嘧啶为基础的化疗有个别的严重毒性危险因素。密切监测和保护脏器功能是必要的。

药物相互作用 曾报告多种药物可在生物化学上影响氟尿嘧啶的抗癌作用或毒性，常见的药物包括甲氨蝶呤、甲硝唑及四氢叶酸。与甲氨蝶呤合用，应先给甲氨蝶呤 4～6 小时后再给予氟尿嘧啶，否则会减效。先给予四氢叶酸，再用氟尿嘧啶可增加其疗效。本品能生成神经毒性代谢产物——氟代柠檬酸而致脑瘫，故不能作鞘内注射。别嘌呤醇可以减低氟尿嘧啶所引起的骨髓抑制。

给药说明　口服虽能吸收，但血药浓度达峰值时间较长，而体液分布和浓度不恒定，其生物利用度不如静脉给药。用本品时不宜饮酒或同用阿司匹林类药物，以减少消化道出血的可能。

甲氨蝶呤片　1. 胃肠道反应，包括口腔炎、口唇溃疡、咽喉炎、恶心、呕吐、腹痛、腹泻、消化道出血。食欲减退常见，偶见伪膜性或出血性肠炎等；2. 肝功能损害，包括黄疸、丙氨酸氨基转移酶、碱性磷酸酶，γ－谷氨酰转肽酶等增高，长期口服可导致肝细胞坏死、脂肪肝、肝纤维化甚至肝硬变；3. 大剂量应用时，由于本品和其代谢产物沉积在肾小管而致高尿酸血症肾病，此时可出现血尿、蛋白尿、尿少、氮质血症甚或尿毒症；4. 长期用药可引起咳嗽、气短、肺炎或肺纤维化；5. 骨髓抑制：主要为白细胞和血小板减少，长期口服小剂量可导致明显骨髓抑制，贫血和血小板下降而伴皮肤或内脏出血；6. 脱发、皮肤发红、瘙痒或皮疹；7. 白细胞低下时可并发感染。

注意事项　1. 本品的致突变性：致畸性和致癌性较烷化剂为轻，但长期服用后，有潜在的导致继发性肿瘤的危险；2. 对生殖功能的影响，虽也较烷化剂类抗癌药为小，但亦可导致闭经和精子减少或缺乏，尤其是在长期应用较大剂量后，但一般多不严重，有时呈不可逆性；3. 全身极度衰竭、恶液质或并发感染及心、肺、肝、肾功能不全时，禁用本品。周围血象如白细胞低于 $3500/mm^3$ 或血小板低于 $50000/mm^3$ 时不宜用。

药物相互作用　1. 乙醇和其他对肝脏有损害药物，如与本品同用，可增加肝脏的毒性；2. 由于用本品后可引起血液中尿酸的水平增多，对于痛风或高尿酸血症患者应相应增加别嘌呤醇等药剂量；3. 本品可增加抗血凝作用，甚至引起肝脏凝血因子的缺少或（和）血小板减少症，同此与其他抗凝药慎同用；4. 与保泰松和磺胺类药物同用后，因与蛋白质结合的竞争作用，可能会引起本品血清浓度的增高而导致毒性反应的出现；5. 口服卡那霉素可增加口服本品的吸收，而口服新霉素钠可减少其吸收；6. 与弱有机酸和水杨酸盐等同用，可抑制本品的肾排泄而导致血清药浓度增高，继而毒性增加，应酌情减少用量；7. 氨苯喋啶、乙胺嘧啶等药物均有抗叶酸作用，如与本品同用可增加其毒副作用；8. 先用或同用时，与氟尿嘧啶有拮抗作用，如先用本品，4~6小时后再用氟尿嘧啶则可产生协同作用。本品与左旋门冬酰胺酶合用也可导致减效，如用后者10日后用本品，或于本品用药后24小时内给左旋门冬酰胺酶，则可增效而减少对胃肠道和骨髓的毒副作用。有报道如在用本品前24小时或10分钟后用阿糖胞苷，可增加本品的抗癌活性。本品与放疗或其他骨髓抑制药同用时宜谨慎。

硫鸟嘌呤片 1. 常见的毒性反应为骨髓抑制，可有白细胞和血小板减少；2. 消化系统反应：恶心、呕吐、食欲减退等胃肠道反应及肝功能损害，可伴有黄疸；3. 开始治疗的白血病及淋巴瘤患者可出现高尿酸血症，严重者可发生尿酸性肾病；4. 本品有抑制睾丸或卵巢功能的可能，引起闭经或精子缺乏，与药物的剂量和疗程有关，反应可能是不可逆的。

注意事项 1. 骨髓已有显著的抑制（血象表现有白细胞减少或血小板显著降低）。并出现相应严重的感染或明显的出血现象者，有肝、肾功能损害，胆道疾患者，有痛风病史，尿酸盐结石病史者，4~6周内已接受过细胞毒药物或放射治疗者均应慎用；2. 用药期间应注意定期（每周）检查周围血象，检查肝功能，包括总胆红素、直接胆红素等，其他包括血尿素氮、血尿酸、肌酐清除率等；3. 服用本品时，应适当增加水的摄入量，并使尿液保持碱性，或同时服用别嘌呤醇以防止患者血清尿酸含量的增高及尿酸性肾病的形成；4. 本品可有迟缓的作用，因此在疗程中首次出现血细胞减少症，特别是粒细胞减少症、血小板减少症、黄疸、出血或出血倾向时，即应迅速停药，当各实验值恢复后，可以小剂量开始服用。

药物相互作用　本品有增加血尿酸含量的作用，因而和抗痛风药物同时使用时，须调节抗痛风药的剂量，以控制高尿酸症及痛风疾病；本品与其他对骨髓有抑制的抗肿瘤药或与放射治疗合并使用时，会增强本品的效应，因而须考虑调节本品的剂量与疗程。

羟基脲片　1. 骨髓抑制为剂量限制性毒性，可致白细胞和血小板减少，停药后 1～2 周可恢复；2. 有时出现胃肠道反应，尚有致睾丸萎缩和致畸胎的报道；3. 偶有中枢神经系统症状和脱发，亦有本药引起药物性发热的报道，重复给药时可再出现。

注意事项　服用本品可使患者免疫机能受到抑制，故用药期间避免接种死或活病毒疫苗，一般停药 3 个月至 1 年才可考虑接种疫苗。服用本品时应适当增加液体的摄入量，以增加尿量及尿酸的排泄。定期监测白细胞、血小板、血中尿素氮、尿酸及肌苷浓度。

药物相互作用　可能减少 5 – FU 转变为活性代谢物（Fd – UMP），二者并用应慎重；本品对中枢神经系统有抑制作用，故用本品时慎用巴比妥类、安定类、麻醉药等；本品有可能提高患者血中尿酸的浓度，故与别嘌呤醇、秋水仙碱、丙磺舒等合用治疗痛风时，须调整上述药物剂量。本品与别嘌呤醇合用能预防并逆转其所致的高尿酸血症，与烷化剂无交叉耐药。

巯嘌呤片　1. 较常见的为骨髓抑制：可有白细胞及血小板减少；2. 肝脏损害：可致胆汁郁积出现黄疸；3. 消化系统：恶心、呕吐、食欲减退、口腔炎、腹泻，但较少发生，可见于服药量过大的患者。4. 高尿酸血症：多见于白血病治疗初期，严重的可发生尿酸性肾病；5. 间质性肺炎及肺纤维化少见。

注意事项　1. 对诊断的干扰：白血病时有大量白血病细胞破坏，在服本品时则破坏更多，致使血液及尿中尿酸浓度明显增高，严重者可产生尿酸盐肾结石；2. 下列情况应慎用：骨髓已有显著的抑制现象，（白细胞减少或血小板显著降低）或出现相应的严重感染或明显的出血倾向；肝功能损害、胆道疾患者、有痛风病史、尿酸盐肾结石病史者；4~6 周内已接受过细胞毒药物或放射治疗者；3. 用药期间应注意定期检查外周血象及肝、肾功能，每周应随访白细胞计数及分类、血小板计数、血红蛋白 1~2 次，对血细胞在短期内急骤下降者，应每日观察血象。

药物相互作用　1. 与别嘌呤醇同时服用时，由于后者抑制了巯嘌呤的代谢，明显地增加巯嘌呤的效能与毒性；2. 本品与对肝细胞有毒性的药物同时服用时，有增加对肝细胞毒性的危险；3. 本品与其他对骨髓有抑制的抗肿瘤药物或与放射治疗合并应用时，会增强巯嘌呤效应，因而必须考虑调节本品的剂量与疗程。

去氧氟尿苷胶囊　1. 骨髓抑制主要为白细胞及血小板减少，偶见全血细胞减少；2. 消化系统：恶心、呕吐、食欲不振，时有腹痛、腹胀、便秘、口腔炎等，偶见胃溃疡、舌炎等；3. 精神神经系统：定向或听觉障碍，偶有行路或感觉障碍，锥体外系征候以及麻痹、尿失禁等，偶见嗅觉异常；4. 心电图异常、脱发、色素沉着、荨麻疹等。

注意事项　特别注意感染症状、出血倾向的发生。可能会引起严重的肠炎（出血性肠炎、缺血性肠炎、坏死性肠炎）与脱水。密切注意病人情况，当发生严重的腹部疼痛、腹泻及其他症状时，立即停药并对症治疗。

药物相互作用　抗病毒药索立夫定（Sorivudine）与本品或氟尿嘧啶并用时，可阻碍后者代谢，导致血液中浓度升高，对骨髓抑制显著，出现严重血液毒性可导致死亡，故严禁并用。

替加氟片　轻度骨髓抑制表现为白细胞和血小板减少。轻度胃肠道反应以食欲减退、恶心为主，个别病人可出现呕吐、腹泻和腹痛，停药后可消失。其他反应有乏力、寒颤、发热、头痛、眩晕、运动失调、皮肤瘙痒、色素沉着、黏膜炎及注射部位血管疼痛等。

注意事项 1. 用药期间定期检查白细胞、血小板计数，若出现骨髓抑制，轻者对症处理，重者需减量，必要时停药。一般停药2~3周即可恢复。2. 轻度胃肠道反应可不必停药，给予对症处理，严重者需减量或停药，餐后服用可以减轻胃肠道反应。3. 有肝肾功能障碍的病人使用时应慎重，酌情减量。

注射用磺巯嘌呤钠 1. 胃肠道反应可见恶心、呕吐、口腔黏膜炎症；2. 骨髓抑制表现为血小板和白细胞减少，但较巯嘌呤缓和；3. 有肝功能损伤者可出现黄疸；4. 敏感病人可有血尿酸过高、尿酸结晶及肾功能障碍。

注射用甲氨蝶呤 1. 胃肠道反应，包括口腔炎、口唇溃疡、咽喉炎、恶心、呕吐、腹痛、腹泻、消化道出血。食欲减退常见，偶见伪膜性或出血性肠炎等；2. 肝功能损害，包括黄疸、丙氨酸氨基转移酶、碱性磷酸酶、γ-谷氨酰转肽酶等增高；3. 大剂量应用时，由于本品和其他代谢产物沉积在肾小管而致高尿酸血症肾病，此时可出现血尿、蛋白尿、尿少、氮质血症甚至尿毒症；4. 长期用药可引起咳嗽、气短、肺炎或肺纤维化；5. 骨髓抑制：主要引起白细胞和血小板减少，尤以应用大剂量或长期口服小剂量后，引起明显骨髓抑制，贫血和血小板下降而致皮肤或内脏出血；6. 脱发、皮肤发红、瘙痒或皮疹，后者有时为对本品的过敏反应；7. 在白细胞低下时可并发感染；8. 鞘内注射后可能出现视力模糊、眩晕、头痛、意识障碍，甚至嗜睡或抽搐等。

注意事项 1. 本品的致突变性、致畸性和致癌性较烷化剂为轻，但长期服用后，有潜在的导致继发性肿瘤的危险；2. 对生殖功能的影响，虽也较烷化剂类抗癌药为小，但确可导致闭经和精子减少或缺乏，尤其是长期应用较大剂量后。但一般多不严重，有时呈不可逆性；3. 全身极度衰竭、恶液质或并发感染及心肺肝肾功能不全时，禁用本品，周围血象如白细胞低于 3500/mm^3 或血小板低于 50000/mm^3 时不宜用；4. 有肾病史或发现肾功能异常时，禁用大剂量甲氨蝶呤疗法，未准备好解救药四氢叶酸钙（CF），未充分进行液体补充或碱化尿液时，也不能用大剂量甲氨蝶呤疗法；5. 大剂量甲氨蝶呤疗法易致严重副反应，须经住院并可能随时监测其血药浓度时才能谨慎使用。滴注时不宜超过 6 小时，太慢易增加肾脏毒性。大剂量注射本品 2～6 小时后，可肌肉注射甲酰四氢叶酸钙 3～6mg，每 6 小时 1 次，注射 1～4 次，可减轻或预防副作用。

药物相互作用　1. 乙醇和其他对肝脏有损害的药物，如与本品同用，可增加肝脏的毒性。2. 由于用本品后可引起血液中尿酸的水平增高，在痛风或高尿酸血症患者应相应增加别嘌呤醇等药剂量；3. 本品可增加抗血凝作用，甚至引起肝脏凝血因子的缺少或（和）血小板减少症。同此，与其他抗凝药同用时宜谨慎；4. 与保泰松和磺胺类药物同用后，因与蛋白质结合的竞争作用，可能会引起本品血清浓度的增高而导致毒性反应的出现；5. 口服卡那霉素可增加口服本品的吸收，而口服新霉素钠可减少其吸收；6. 与弱有机酸和水杨酸盐等同用，可抑制本品的肾排泄而导致血清药浓度增多，因此应酌情减少用量；7. 氨苯喋啶、乙胺嘧啶等药物均有抗叶酸作用，如与本品同用可增加其毒副作用；8. 与氟尿嘧啶同用，或先用氟尿嘧啶后用本品，均可产生拮抗作用。但如先用本品，4～6 小时后再用氟尿嘧啶则可产生协同作用，同样本品如与左旋门冬酰胺酶合用也可导致减效，如用后者 10 日后用本品或于本品用药后 24 小时内给左旋门冬酰胺酶，则可增效而减少对胃肠道和骨髓的毒副作用。有报道如在用本品前 24 小时或 10 分钟后用阿糖胞苷，可增加本品的抗癌活性。本品与放疗或其他骨髓抑制药同用时宜谨慎。

注射用盐酸阿糖胞苷 1. 造血系统：主要是骨髓抑制，白细胞及血小板减少，严重者可发生再生障碍性贫血或巨幼红细胞性贫血；2. 白血病、淋巴瘤患者治疗初期可发生高尿酸血症，严重者可发生尿酸性肾病；3. 较少见的有口腔炎、食管炎、肝功能异常、发热反应及血栓性静脉炎。阿糖胞苷综合征多出现于用药后6～12小时，有骨痛或肌痛、咽痛、发热、全身不适、皮疹、眼睛发红等表现。

注意事项 1. 使用本品时可引起血清丙氨酸氨基转移酶ALT（SGPT）、血及尿中尿酸量的增高；2. 下列情况应慎用：骨髓抑制、白细胞及血小板显著减低者、肝肾功能不全、有胆道疾患者、有痛风病史、尿酸盐肾结石病史、近期接受过细胞毒药物或放射治疗。3. 用药期间应定期检查：周围血象、血细胞和血小板计数、骨髓涂片以及肝肾功能。

药物相互作用 四氢尿苷可抑制脱氨酶，延长阿糖胞苷血浆半衰期，提高血中浓度，起增效作用。本品可使细胞部分同步化，继续应用柔红霉素、阿霉素、环磷酰胺及亚硝脲类药物可以增效。本品不应与5－FU并用。

药物过量 采用中剂量或大剂量的阿糖胞苷治疗时，部分患者可能发生严重的胃肠道及神经系统不良反应，如胃肠道溃疡、胃肠囊样积气、坏死性结肠炎、周围神经病变、大脑或小脑功能障碍如性格改变、肌张力减退、癫痫、嗜睡、昏迷、定向力障碍、眼球震颤、语音失调、步态不稳；其他尚可发生出血性结膜炎、皮疹、脱发、脱皮、严重心肌病、肺脓疡、毒血症等。如出现上述各项严重的不良反应，应立即停用阿糖胞苷，并立即采用各种有效措施治疗，给患者肾上腺皮质激素可能减轻中剂量或大剂量阿糖胞苷的不良反应。

注射用放线菌素D 1. 骨髓抑制为剂量限制性毒性，血小板及粒细胞减少，最低值见于给药后 10～21 天，尤以血小板下降为著。2. 胃肠道反应多见于每次剂量超过 500μg 时，表现为恶心、呕吐、腹泻，少数有口腔溃疡，始于用药数小时后，有时严重，为急性剂量限制性毒性；3. 脱发始于给药后 7～10 天，可逆。4. 少数出现胃炎、肠炎或皮肤红斑、脱屑、色素沉着、肝肾功能损害等，均可逆。5. 漏出血管外对软组织损害显著。

禁忌症　有出血倾向者慎用或不用本品，有患水痘病史者忌用。本品有致突变、致畸和免疫抑制作用，孕妇禁用。

注意事项　1. 当本品漏出血管外时，应即用 1% 普鲁卡因局部封闭，或用 50～100mg 氢化可的松局部注射及冷湿敷；骨髓功能低下、有痛风病史、肝功能损害、感染、有尿酸盐性肾结石病史、近期接受过放疗或抗癌药物者慎用本品。

药物相互作用　维生素 K 可降低其效价，故用本品时慎用维生素 K 类药物；有放疗增敏作用，但有可能在放疗部位出现新的炎症，而产生“放疗再现”的皮肤改变，应予注意。

注射用丝裂霉素　1. 骨髓抑制是最严重的毒性，可致白细胞及血小板减少。白细胞减少常发生于用药后 28～42 日，一般在 42～56 日恢复。2. 恶心、呕吐发生于给药后 1～2 小时，呕吐在 3～4 小时内停止，而恶心可持续 2～3 日。3. 对局部组织有较强的刺激性，若药液漏出血管外，可引起局部疼痛、坏死和溃疡。4. 少见的副作用有间质性肺炎、不可逆的肾功能衰竭等。5. 心脏：本品与阿霉素同时应用可增加心脏毒性，建议阿霉素总量限制在按体表面积 450mg/m^2 以下。

禁忌症　1. 水痘或带状疱疹患者禁用。2. 用药期间禁用活病毒疫苗接种和避免口服脊髓灰质炎疫苗。3. 孕妇及哺乳期妇女禁用。

注意事项　丝裂霉素应在有经验的肿瘤化疗医师指导下使用。1. 用药期间应密切随访血常规及血小板、血尿素氮、肌酐。

2. 在应用丝裂霉素后数月仍应随访血常规及肾功能，特别是接受本品总量大于60mg的患者，易发生溶血性贫血。3. 长期应用抑制卵巢及睾丸功能，造成闭经和精子缺乏。4. 本品局部刺激严重，若药液漏出血管外，可致局部红肿疼痛，以致坏死溃疡。5. 丝裂霉素一般经静脉给药，也可经动脉注射或腔内注射给药，但不可作肌肉或皮下注射。6. 应避免注射于静脉外，如静脉注射时有烧灼感或刺痛，应立即停止注射。7. 由于丝裂霉素有延迟性及累积性骨髓抑制，一般较大剂量应用时两疗程之间间隔应超过6周。8. 静注时药液漏至血管外应立即停止注射，以1%普鲁卡因注射液局部封闭。

注射用盐酸吡柔比星 1. 骨髓抑制为剂量限制性毒性，主要为粒细胞减少，平均最低值在14天，第21天恢复，贫血及血小板减少少见；2. 心脏毒性低于ADM，急性心脏毒性主要为可逆性心电图变化，如心律失常或非特异性ST－T异常，慢性心脏毒性呈剂量累积性；3. 胃肠道反应：恶心、呕吐、食欲不振、口腔黏膜炎，有时出现腹泻；4. 其他：肝肾功能异常、脱发、皮肤色素沉着等，偶有皮疹。膀胱内注入可出现尿频、排尿痛、血尿等膀胱刺激症状，甚至膀胱萎缩。

禁忌症 严重器质性心脏病或心功能异常者及对本品过敏者禁用；妊娠期、哺乳及育龄期妇女禁用。

注意事项 严格避免注射时渗漏至血管外，密切监测心脏、血象、肝肾功能及继发感染等情况。原则上每周均要进行心电图检查，对合并感染、水痘等症状的患者应慎用本药，高龄者适当减量。溶解本品只能用5%葡萄糖注射液或注射用水，以免pH的原因影响效价或产生浑浊。溶解后药液即时用完，室温下放置不得超过6小时。

注射用盐酸表阿霉素 1. 与阿霉素相似，但程度较低，尤其是心脏毒性和骨髓抑制毒性；2. 其他不良反应有：脱发，

60%~90%的病例可发生，一般可逆，男性有胡须生长受抑；黏膜炎，用药的第5~10天出现，通常发生在舌侧及舌下黏膜；胃肠功能紊乱，如恶心、呕吐、腹泻；曾有报道偶有发热、寒颤、荨麻疹、色素沉着、关节疼痛。

禁忌症　1. 禁用于因用化疗或放疗而造成明显骨髓抑制的病人；2. 已用过大剂量蒽环类药物（如阿霉素或柔红霉素）的病人；3. 近期或既往有心脏受损病史的病人。

注意事项　1. 关于心脏毒性：（1）可导致心肌损伤，心力衰竭。动物实验和短期人体实验表明，表阿霉素的心脏毒性比它的同分异构体阿霉素小。比较性研究表明，表阿霉素和阿霉素引起相同程度心功能减退的蓄积剂量之比为2:1。在表阿霉素治疗期间仍应严密监测心功能，以减少发生心力衰竭的危险（这种心力衰竭甚至可以在终止治疗几周后发生，并可能对相应的药物治疗无效）；（2）对目前或既往接受纵隔、心包区合并放疗的病人，表阿霉素心脏毒性的潜在危险可能增加；（3）在确定表阿霉素最大蓄积剂量时，与任何具有潜在心脏毒性药物联合用药时应慎重；（4）在每个疗程前后都应进行心电图检查。蒽环类，尤其是阿霉素所引起的心肌病，在心电图上表现为QRS波群持续性低电压、收缩间期的延长超过正常范围（PEP/LVET），以及射血分数减低。对接受表阿霉素治疗的病人，心电监护是非常重要的，可以通过无创伤性的技术如心电图、超声心动图来评估心脏功能。如有必要，可通过放射性核素血管造影术测量射血分数。2. 关于肝肾功能影响：（1）由于表阿霉素经肝脏系统排泄，故肝功能不全者应减量，以免蓄积中毒。中度肝功能受损者（胆红素1.4~3mg/100ml或BSP滞留量9%~15%），药量应减少50%。重度肝功能受损者（胆红素大于3mg/100ml或BSP滞留量大于15%）药量应减少75%；（2）中度肾功能受损患者无需减少剂量，因为仅少量的药物经肾脏排出。表阿霉素和其他细胞毒药物一样，因肿瘤细胞的迅速崩解而引起高尿酸血症。应检查血尿酸水平，通过药物控制此现象的发生；另外，在用药1～2天内可出现尿液红染；3. 关于骨髓抑制可引起白细胞及血小板减少，应定期进行血液学监测。4. 关于给药说明：（1）静脉给药，用灭菌注射用水稀释，使其终浓度不超过2mg/ml；（2）建议先注入生理盐水检查输液管通畅性及注射针头确实在静脉之后，再经此通畅的输液管给药。以此减少药物外溢的危险，并确保给药后静脉用盐水冲洗；（3）表阿霉素注射时溢出静脉会造成组织的严重损伤甚至坏死。小静脉注射或反复注射同一血管会造成静脉硬化。建议以中心静脉输注较好；（4）不可肌肉注射和鞘内注射。

孕妇及哺乳期妇女用药　无定论性资料说明表阿霉素对人的生育力是否有不利影响，以及对胎儿是否有致畸作用或其他有害影响。但有实验资料提示表阿霉素与大多数抗肿瘤药物和免疫抑制剂类似，在特定试验条件下，在动物身上表现出致突变性和致癌性。可以降低胎儿的成活率。因此在妊娠期间不主张使用本品，哺乳期妇女禁用。

药物相互作用　1. 表阿霉素可与其他抗肿瘤药物合用，但表阿霉素用量应减低。联合用药时，不得在同一注射器内使用。2. 表阿霉素不可与肝素混合注射，因为二者化学性质不配伍，在一定浓度时会发生沉淀反应。

注射用盐酸多柔比星（速溶）　1. 骨髓抑制和口腔溃疡。存在骨髓抑制和口腔溃疡时不可重复使用本品，后者可能存在口腔烧灼感的先兆症状，出现症状时应不再使用。多柔比星使用后10天左右可出现明显的骨髓抑制，故不管是血液疾病或非血液疾病患者都应常规监测血象。2. 心脏毒性。心脏毒性可表现为心动过缓，包括室上性心动过缓和心电图改变，建议常规监测心电图，对已有心功能损害的患者需格外小心，累积剂量超过

450～500mg/m^2 时须特别小心，超过该剂量水平时，发生不可逆性充血性心力衰竭的危险性大大增加。当考虑多柔比星的用药总量时，应对患者以往或同时使用其他有明显心脏毒性药物，如高剂量静脉给药的环磷酰胺，纵隔放疗或相关的蒽环类化合物如柔红霉素的使用情况进行综合评定。已证实每周给予多柔比星比每三周给予多柔比星的心脏毒性要低，这样可允许患者得到较高的累积剂量的治疗。必须注意心力衰竭可在用药后几周出现，且可能对治疗无反应。建议检测基础心电图，并在用药期间和用药后即刻做心电图随访。一过性心电图改变，如T波低平，S-T段下降和心律失常，并不认为是停止使用药物的指征。现在认为QRS波降低是心脏毒性较为特异的表现。如果出现这个变化，须慎重权衡继续用药治疗的益处及发生不可逆性心脏损害的危险两者间的关系。严重的心力衰竭可突然发生，而预先无心电图改变。3. 速溶型注射用盐酸多柔比星可使尿液呈红色，尤其是在注射后第一次排的尿，应告知患者无须惊慌。4. 胃肠道反应：呕吐、恶心和腹泻也可发生。5. 其他：肝肾功能异常，脱发也是常见现象，包括干扰胡子的生长，不过停药后所有的毛发可恢复正常生长。

禁忌症　严重器质性心脏病和心功能异常及对本品及蒽环类过敏者禁用。1. 静脉给药治疗的禁忌症：由于既往细胞毒药物治疗，持续的骨髓抑制或严重的口腔溃疡、全身性感染明显的肝功能损害、严重心律失常、心肌功能不足、既往心肌梗塞、既往蒽环类治疗已用到药物最大累积剂量。2. 膀胱内灌注治疗的禁忌症：侵袭性肿瘤已穿透膀胱壁、泌尿道感染、膀胱炎症、导管插入困难（如由于巨大的膀胱内肿瘤）。

注意事项　1. 用药期间应严格检查血象、肝功能及心电图。2. 操作时的注意事项：瓶内药物处于负压状态下，从而在溶液配制时减少气雾形成，当针头插入后应特别小心。在配制药液时必须避免吸入任何气雾。由于该药的毒性特征，推荐以下的保护方法：操作人员必须受过药物配制及操作的良好技术训练。怀孕的工作人员应避免接触本品。速溶型阿霉素操作者应穿戴防护服装：护目镜、工作袍及一次性手套和面罩。药物配制应在指定区域进行（在层流系统下更佳）。工作台表面应铺有一次性塑料垫和吸纸。所有用于药物配制、使用、或清洗的材料包括手套等，用后应置于标有“高度危险”的废弃袋内供高温焚烧。配制后的溶液于室温正常人工光照下可保持稳定48小时，但根据药物操作规范，通常建议溶液避光保存在2~8°C，并在24小时内使用。配制后的溶液在室温强烈光照的条件下化学性质可至少保持24小时的稳定。配制后的溶液含有0.02%的羟基苯甲酸酯，这不作为含防腐剂溶液。弃去任何多余未用的量。如不慎与皮肤或眼睛接触，应立即用大量水，或肥皂水，或碳酸氢钠溶液冲洗，并采用适当的医疗措施。药液渗出或漏出，应用1%次氯酸钠溶液处理，浸泡过夜最佳，然后用水冲洗，所有的清洗材料均应按上法处理。

药物相互作用　1. 多柔比星通常与其他细胞毒药物联合治疗，所以可能出现毒性作用特别是骨髓、血液学和胃肠道毒性作用的叠加。另外，如多柔比星与其他已报道有潜在心脏毒性作用的抗肿瘤药物伴随使用（如5－FU，环磷酰胺，顺铂等）或与其他具有心脏活性作用的药物伴随使用（如钙通道拮抗剂），需在整个治疗期间密切监测心脏功能。2. 多柔比星主要在肝脏代谢，其他的伴随治疗所引起的肝功能改变可影响多柔比星的代谢、药代动力学、疗效和/或毒性。3. 本品应避免与碱性溶液长期接触。4. 因会产生沉淀，速溶型阿霉素不可与肝素混用，亦不建议速溶型阿霉素与其他药物混合。

药物过量　单次250mg和500mg的多柔比星剂量已证实是致命的。这些剂量可导致24小时内急性心肌衰竭和严重的骨髓抑制，且用药后10~15天效应最大，在此期间应加强支持疗法，并采取输血、无菌隔离护理等措施。延迟性心力衰竭可于过量用药半年后出现，病人应密切观察，一旦出现心力衰竭征象时应予以常规治疗。

注射用盐酸平阳霉素 平阳霉素的不良反应主要有发热、胃肠道反应（恶心、呕吐、食欲不振等）、皮肤反应（色素沉着、角化增厚、皮炎、皮疹等）、脱发，肢端麻木和口腔炎症等，肺部症状（肺炎样病变或肺纤维化）出现率低于博来霉素。

禁忌症 1. 对博来霉素类抗生素有过敏史的患者禁用。2. 对有肺、肝、肾功能障碍的患者慎用。

注意事项 1. 发热、给药后如患者出现发热现象，可给予退热药。对出现高热的病人，在以后的治疗中应减少剂量，缩短给药时间，并在给药前后给予解热药或抗过敏剂。2. 病人出现皮疹等过敏症状时应停止给药，停药后症状可自然消失。3. 病人如出现咳嗽、咳痰、呼吸困难等肺炎样症状，同时胸部X光片出现异常，应停止给药，并给予甾体激素和适当的抗生素。4. 偶尔出现休克样症状（血压低下、发冷发热、喘鸣、意识模糊等），应立即停止给药，对症处理。5. 局部用药的用法用量供临床医师参考。6. 需按医师处方、指示用药。

高三尖杉酯碱注射液 1. 骨髓抑制：本品对骨髓各系的造血细胞均有抑制作用。对粒细胞系的抑制较重，红细胞系次之，对巨核细胞系的抑制较轻。2. 心脏毒性：较常见的心脏毒性有窦性心动过速、房性或室性期外收缩、及心电图出现S-T段变化及T波平坦等心肌缺血表现，极少数患者可出现奔马律、程度不一的房室传导阻滞及束支传导阻滞、心房颤动等。3. 低血压：文献报告当高三尖杉酯碱每次剂量 $>3.0mg/m^2$ 时，部分患者于给药后4小时左右会出现血压降低的现象。4. 消化系统：常见的症状为厌食、恶心、呕吐，少数患者可产生肝功能损害。

5. 个别病人可产生脱发、皮疹。偶见一例疑为严重过敏性休克的个案报道。

注意事项 1. 白血病时有大量白血病细胞破坏，采用本品时破坏会增多，血液及尿中尿酸浓度可能增高。2. 心血管疾病：原有心律失常及各类器质性心血管疾病患者应慎用或不用本品。对严重或频发的心律失常及器质性心血管疾病患者则不宜选用本品。3. 下列情况也应慎用：骨髓功能显著抑制或血象呈严重粒细胞减少或血小板减少，肝功能或肾功能损害，有痛风或尿酸盐肾结石病史患者。4. 用药期间应密切观察下列各项：（1）周围血象，每周应检查白细胞计数及分类、血小板、血红蛋白量1~2次，如血细胞在短期内有急骤下降现象者，则应每日观察血象；（2）肝肾功能；（3）心脏体征及心电图检查。

药物相互作用 1. 本品与其他可能抑制骨髓功能的抗癌药物或放射疗法合并应用时应调节本品的剂量与疗程。2. 蒽环类抗生素有心肌毒性作用，老年患者及已反复采用阿霉素或柔红霉素等蒽环类抗生素治疗的患者使用高三尖杉酯碱应慎用或不用，以免增加心脏毒性。

替尼泊甙注射液 1. 骨髓毒性为剂量限制性毒性，用药7~14日后常见白细胞和血小板降低。2. 胃肠道反应：恶心呕吐是最常见的消化道不良反应，但通常是轻度和中度的。3. 脱发也较常见。4. 低血压：快速输注时会发生一过性的低血压。5. 过敏反应：可发生急性过敏反应，如寒颤、发热、心动过速、支气管痉挛、呼吸困难、低血压、潮红、出汗、水肿、高血压和荨麻疹。6. 其他：口腔炎，头痛和精神障碍罕见。

注意事项 肝肾功能异常或肿瘤侵犯骨髓者慎用。应定期检查血象，如白细胞低于 $3.5\times10^9/L$ 或血小板低于 $75\times10^9/L$，应推迟使用，直到骨髓功能恢复正常。应注意保证输注本品进入静脉，以免输注于静脉外造成组织坏死和血栓性静脉炎。本品应缓慢静滴，最初30~60分钟，应仔细监测生命体征，以免发生低血压情况。

药物相互作用　苯巴比妥和苯妥英钠可增加替尼泊甙的清除，合并用药时可能应增加替尼泊甙的剂量。甲苯磺丁脲，水杨酸钠和磺胺甲噻二唑降低替尼泊甙与蛋白的结合率，导致游离药物增加，增加药物作用和毒性反应。

药物过量　目前没有替尼泊甙的解毒药物。可预见的药物过量出现合并症通常继发于骨髓抑制。治疗包括输注血制品和抗生素治疗的支持治疗。

注射用硫酸长春地辛　1. 骨髓抑制：最常见的为白细胞降低，其次为血小板降低，对血红蛋白有一定影响。2. 胃肠道反应：轻度食欲减低，恶心和呕吐。3. 神经毒性：可逆性的末梢神经炎较长春新碱轻，可有腹胀、便秘。4. 有生殖毒性和致畸作用：孕妇不宜使用。5. 有局部组织刺激反应：可引起静脉炎，应避免漏出血管外和溅入眼内。

注意事项　白细胞降到$3\times10^9/L$及血小板降到$50\times10^9/L$应停药。长春新碱或鬼臼素类药物可能增加神经毒性。肝肾功能不全的病人应慎用，孕妇一般不宜使用。静脉滴注时应小心，防止外漏，以免漏出血管外造成疼痛、皮肤坏死、溃疡，一旦出现应立刻冷敷，并用0.5%普鲁卡因封闭。药物溶解后应在6小时内使用。

注射用硫酸长春新碱　1. 剂量限制性毒性是神经系统毒性，主要引起外周神经症状，如手指、神经毒性等，与累积量有关。足趾麻木、腱反射迟钝或消失、外周神经炎。腹痛、便秘，麻痹性肠梗阻偶见。运动神经、感觉神经和脑神经也可受到破坏，并产生相应症状。神经毒性常发生于40岁以上者，儿童的耐受性好于成人，恶性淋巴瘤病人出现神经毒性的倾向高于其他肿瘤病人。2. 骨髓抑制和消化道反应较轻。3. 有局部组织刺激作用，药液不能外漏，否则可引起局部坏死。4. 可见脱发，偶见血压的改变。

紫杉醇注射液 1. 过敏反应：发生率为39%，其中严重过敏反应发生率为2%。多数为Ⅰ型变态反应，表现为支气管痉挛性呼吸困难，荨麻疹和低血压。几乎所有的反应都发生在用药后最初的10分钟。2. 骨髓抑制：主要为剂量限制性毒性，表现为中性粒细胞减少，血小板降低少见，一般发生在用药后8~10日。严重中性粒细胞减少发生率为47%，严重的血小板降低发生率为5%。贫血较常见。3. 神经毒性：周围神经病变发生率为62%，最常见的表现为轻度麻木和感觉异常，严重的神经毒性发生率为6%。4. 心血管毒性：可有低血压和无症状的短时间心动过缓。肌肉关节疼痛：发生率为55%，发生于四肢关节，发生率和严重程度呈剂量依赖性。5. 胃肠道反应：恶心，呕吐，腹泻和黏膜炎发生率分别为59%，43%和39%，一般为轻和中度。6. 肝脏毒性：为ALT，AST和AKP升高。7. 脱发：发生率为80%。8. 局部反应：输注药物的静脉和药物外渗局部的炎症。

氨鲁米特片 可出现嗜睡、困倦、乏力、头晕等中枢神经抑制作用，一般4周左右逐渐消失。皮疹常发生在用药后10~15天，多可自行消退。少数病人有食欲不振、恶心、呕吐和腹泻。偶可出现白细胞减少、血小板减少和甲状腺功能减退。

醋酸甲地孕酮分散片 与其他孕酮类药物相似，但一般较轻。体重增加为本品常见不良反应，是由于体内脂肪和体细胞体积增加所致，而不一定伴有液体潴留。对于晚期癌症恶病质及体重下降患者，这种副作用常常是有益的。血栓栓塞现象罕见报道，包括血栓性静脉炎及肺动脉栓塞。其他反应可引起乳房疼、溢乳、阴道流血、月经失调、脸潮红。也有肾上腺皮质醇作用，满月脸、高血压、高血糖。子宫出血发生率为1%~2%。偶见恶心及呕吐，罕见呼吸困难、心衰、皮疹等反应。

氟他胺胶囊 男性乳房女性化，乳房触痛，有时伴有溢乳，如减少剂量或停药则可消失。少数患者可有腹泻、恶心、呕吐、食欲增加、失眠和疲劳。罕见性欲减低、一过性肝功能异常及精子计数减少。本品对心血管的潜在性影响比已烯雌酚小。

注意事项 需长期服用本品时应定期检查肝功能和精子计数，如发生异常应减量或停药，一般可恢复正常。本品可增加睾丸酮和雌二醇的血浆浓度，可能发生体液潴留。本品可单独应用，也可与 LH－RH 激动剂、化疗药物联合应用。对良性前列腺增生也有一定的疗效。

枸橼酸他莫昔芬片 治疗初期骨和肿瘤疼痛可一过性加重，继续治疗可逐渐减轻。少数病人有不良反应。其中胃肠道反应：食欲不振，恶心，呕吐，腹泻；生殖系统：月经失调，闭经，阴道出血，外阴瘙痒，子宫内膜增生，内膜息肉和内膜癌；皮肤：颜面潮红，皮疹，脱发。骨髓：偶见白细胞和血小板减少；肝功：偶见异常；眼睛：长时间（17 个月以上）大量（每天 240～320mg）使用可出现视网膜病或角膜浑浊。罕见的需引起注意的不良反应：精神错乱，肺栓塞（表现为气短），血栓形成，无力，嗜睡。

药物相互作用 雌激素可影响本品治疗效果；抗酸药、西米替丁、雷尼替丁等在胃内改变 pH 值，使本品肠衣提前分解，对胃有刺激作用。

注射用醋酸亮丙瑞林 内分泌系统：发热，颜面潮红，发汗，性欲减退，阳痿，男子女性化乳房，睾丸萎缩，会阴不适等现象。肌肉骨骼系统：可见骨疼痛，肩腰四肢疼痛。泌尿系统：可见排尿障碍，血尿等。循环系统：可见心电图异常，心胸比例增大等。消化系统：恶心，呕吐、食欲不振等。过敏反应：可见皮疹瘙痒等。注射局部疼痛、硬结、发红。其他：可见浮肿，胸部压迫感，发冷，疲倦，体重增加，知觉异常，听力衰退，耳鸣，头部多毛，尿酸，BUN，LDH，GOT，GPT 上升等。由于雌激素降低作用而出现的更年期综合征样的精神抑郁状态。

禁忌症　对本制剂成分、合成的 LH－RH 或 LH－RH 衍生物有过敏史者。孕妇或有可能怀孕的妇女，或哺乳期妇女；有性质不明的、异常的阴道出血者（有可能为恶性疾病）。

注意事项　首次用药初期，由于高活性 LH－RH 衍生物对垂体－性腺系统的刺激作用，使血清睾丸素浓度上升，可见骨性疼痛暂时加重，尿潴留或脊髓压迫症状，应对症处理。已存在由脊髓压迫或尿潴留引起的肾功能障碍者或者是有重新发作可能性的患者及高龄者慎用。治疗时一定要确认患者未妊娠，且于月经周期的 1～5 天开始给药，在治疗期内应采用非激素性方法避孕。给药时应留心与类似疾患（恶性肿瘤等）鉴别，如给药过程中肿瘤增大、临床症状末见改善时应中止给药。由于雌激素降低可引起骨质的损失，故需长期给药或再次给药时，应尽可能检查骨密度，慎重用药。对含有明胶的药物或含有明胶的食物有过敏史者，例如休克、过敏性症状（荨麻疹、呼吸困难、口唇浮肿、喉头水肿等）应慎重用药；已有因使用本品引起血栓形成及肺栓塞的报告。

孕妇及哺乳期妇女用药　孕妇以及可能怀孕的妇女或哺乳妇女不应给予醋酸亮丙瑞林。（已有 LH－RH 衍生物导致流产的报告。在本品的动物研究中，观察到胎鼠和胎兔死亡率增加和体重减轻，而且胎兔骨骼形成异常有增加的趋势。在大鼠中还观察到醋酸亮丙瑞林可进入母鼠乳转运。）

安吖啶注射液　1. 主要是骨髓抑制，为剂量限制性毒性。当给药量达到 90～120mg/m^2，即可出现血小板和白细胞减少；2. 常见胃肠道反应，与剂量有关。常出现低～中度恶心、呕吐。当总剂量达到 750mg/m^2 或更高时，容易发生黏膜炎；3. 心、肝、神经毒性较轻，个别患者可出现室性心率不齐。较少出现过敏反应和癫痫发作，常伴有脱发。

注意事项 1. 对骨髓抑制及心、肝、神经系统疾病的患者应慎用或适当减少剂量；2. 为避免静脉炎，应将每次剂量稀释到150ml以上的溶液中，缓慢静滴。

盐酸丙卡巴肼肠溶片 1. 骨髓抑制为剂量限制性毒性，可致白细胞及血小板减少，出现较迟，一般发生于用药后4~6周，2~3周后可恢复；2. 恶心、呕吐、食欲不振常见，偶有口腔炎、口干、腹泻、便秘、眩晕、嗜睡、精神错乱、脑电图异常等，肝损害、皮炎、皮肤色素沉着、脱发、外周神经炎等偶见。

盐酸米托蒽醌注射液 1. 骨髓抑制，引起白细胞和血小板减少，为剂量限制性毒性；2. 少数患者可能有心悸、早搏及心电图异常；3. 可有恶心、呕吐、食欲减退、腹泻等消化道反应；4. 偶见乏力、脱发、皮疹、口腔炎等。

禁忌症 1. 对本品过敏者禁用；2. 有骨髓抑制或肝功能不全者禁用；3. 一般情况差，有并发病及心、肺功能不全的病人应慎用。

注意事项 1. 用药期间应严格检查血象；2. 有心脏疾病，用过蒽环类药物或胸部照射的患者，应密切注意心脏毒性的发生；3. 用药时应注意避免药液外溢，如发现外溢应立即停止，再从另一静脉重新进行；4. 本品不宜与其他药物混合注射；5. 本品遇低温可能析出晶体，可将安瓿置热水中加温，晶体溶解后使用。

（张彦国 周 侠）

第三章 免疫调节剂不良反应

多数免疫抑制剂对机体免疫系统的作用缺乏特异性和选择性，既可抑制免疫病理反应，又干扰正常应答反应，既抑制体液免疫，又抑制细胞免疫。

各种免疫抑制剂在免疫反应过程中各作用于一定环节，但其具体的作用点还没有完全搞清楚。现仅知道烷化剂主要抑制抗原敏感细胞的活动，阻断免疫母细胞的出现，促进小淋巴细胞的分解，使其数目减少，嘌呤类抗代谢药主要阻断抗原敏感细胞转化为免疫母细胞，并干扰嘌呤的代谢，影响核酸的生物合成，从而抑制抗体的形成；甲氨蝶呤主要使免疫母细胞不能产生小淋巴细胞和浆细胞；肾上腺皮质激素主要抑制巨噬细胞对抗原的摄取和处理，抑制淋巴组织的 DNA 合成和有丝分裂，并破坏淋巴细胞；甘草中所含的甘草苦质据报道有抑制抗体产生的作用，其另一成分（lx 物质）则可阻止巨噬细胞对抗原的处理。

免疫抑制剂现已广泛用于防止器官移植的排异反应，效果比较肯定。对自体免疫性疾病（包括自体免疫性溶血性贫血、特发性血小板减少性紫癜、类风湿性关节炎、全身性红斑狼疮、肾病综合征、慢性肾小球性肾炎等）的疗效，尤其是长期疗效，尚难肯定，一般可暂时缓解症状，延缓病变的进展，但不能根治。

免疫抑制剂各具有特殊的毒副作用，应用时须严格掌握适应症，现仅用于器官移植和某些经用其他药物治疗无效而又病情恶化迅速的自体免疫性疾病。此外还须注意：①长期应用，易诱发严重感染，且有可能致癌；环磷酰胺可能引起不育；孕妇应用环磷酰胺、巯嘌呤、甲氨蝶呤或泼尼松可能导致胎儿畸形。②宜采用多种药物小剂量合用，以增强疗效，减低毒性。③在一般情况下，首先宜选用皮质激素，如果疗效不好或不能耐受时，则考虑合用或改用其他免疫抑制剂。

甘露聚糖肽口服液 数患者有一过性发热，偶见皮疹。

环孢素胶囊 1. 较常见的有厌食、恶心、呕吐等胃肠道反应，牙龈增生伴出血、疼痛、约1/3用药者有肾毒性，可出现血清肌酐、尿素氮增高、肾小球滤过率减低等肾功能损害、高血压等。牙龈增生一般可在停药6个月后消失。慢性、进行性肾中毒多于治疗后约12个月发生。2. 不常见的有惊厥，其原因可能为本品对肾脏毒性及低镁血症有关。此外本品尚可引起氨基转移酶升高、胆汁郁积、高胆红素血症、高血糖、多毛症、手震颤、高尿酸血症伴血小板减少、微血管病性溶血性贫血、四肢感觉异常、下肢痛性痉挛等。此外，有报告本品可促进ADP诱发血小板聚集，增加血栓烷A2的释放和凝血活酶的生成，增强因子Ⅶ的活性，减少前列环素产生，诱发血栓形成。3. 罕见的有过敏反应、胰腺炎、白细胞减少、雷诺综合征、糖尿病、血尿等。(过敏反应一般只发生在经静脉途径给药的患者，表现为面、颈部发红，气喘、呼吸短促等。) 严重的各种不良反应大多与使用剂量过大有关，防止严重不良反应的方法是经常监测本品的血药浓度，调节本品的全血浓度，使之维持在临床能起免疫抑制作用而不致有严重不良反应的范围内。有报道认为如在下次服药前测得的本品全血谷浓度约为100~200ng/ml，则可达上述效应。如发生不良反应，应立即给相应的治疗，并减少本品的用量或停用。

注意事项 1. 本品经动物实验证明有增加致癌的危险性。在人类虽也有并发淋巴瘤、皮肤恶性肿瘤的报告，但尚无导致诱变性的证据。2. 本品可以通过胎盘。应用2~5倍于人类的剂量对鼠、兔胚胎及胎儿可产生毒性，但按人类常规剂量用药，未见到该类动物的胚胎有致死或致畸的发生。3. 下列情况慎用：肝功能不全、高钾血症、感染、肠道吸收不良、肾功能不全、对服本品不耐受等。4. 对诊断的干扰：（1）用本品最初几日，血尿素氮及肌酐可升高，这并不一定表明是肾脏移植的排斥反应；（2）血清丙氨酸氨基转移酶［ALT（SGPT）］、门冬氨酸氨基转移酶［AST（SGOT）］、淀粉酶、碱性磷酸酶、血胆红素可因本品对肝脏的毒性而升高；（3）血清镁浓度可减低，此与本品的肾毒性有关；（4）血清钾、血尿酸可能升高。5. 若本品已引起肾功能不全或有持续负氮平衡，应立即减量或至停用。6. 若发生感染，应立即用抗生素治疗，本品亦应减量或停用。7. 若移植发生排斥，本品剂量应加大。8. 在预防治疗器官或组织移植排斥反应及治疗自身免疫性疾病方面，本品的剂量常因治疗的疾病、个体差异、用本品后的血药浓度不相同而并不完全统一，小儿对本品的清除率较快，故用药剂量可适当加大。

药物相互作用　1. 本品与雌激素、雄激素、西咪替丁、地尔硫䓬、红霉素、酮康唑等合用，可增加本品的血浆浓度。因而可能使本品的肝、肾毒性增加。故与上述各药合用时须慎重，应监测患者的肝、肾功能及本品的血药浓度。2. 与吲哚美辛等非甾体消炎镇痛药合用时，可使发生肾功能衰竭的危险性增加。3. 用本品时如输注贮存超过 10 日的库存血或本品与保钾利尿剂、含高钾的药物等合用，可使血钾增高。4. 与肝酶诱导剂合用：由于会诱导肝微粒体的酶而增加本品的代谢，故须调节本品的剂量。5. 与肾上腺皮质激素、硫唑嘌呤、苯丁酸氮芥、环磷酰胺等免疫抑制剂合用。可能会增加引起感染和淋巴增生性疾病的危险性，故应谨慎。6. 与洛伐他汀（降血脂药）合用于心脏移植患者，有可能增加横纹肌溶解和急性肾功能衰竭的危险性。7. 与能引起肾毒性的药合用，可增加对肾脏的毒性。如发生肾功能不全，应减低药品的剂量或停药。

硫唑嘌呤片　与巯嘌呤相似但毒性稍轻，可致骨髓抑制，肝功能损害，畸胎，亦可发生皮疹，偶见肌萎缩。

乌苯美司胶囊　剂量超过200mg/日，可使T细胞减少。偶有皮疹、瘙痒、头痛、面部浮肿和一些消化道反应，如恶心、呕吐、腹泻。个别可出现一过性轻度AST升高。一般在口服过程中或停药后消失。

胸腺肽肠溶胶囊　1. 耐受性良好，个别可见恶心、发热、头晕、胸闷、无力等不良反应，少数患者偶有嗜睡感。2. 慢性乙型肝炎患者使用时可能ALT水平短暂上升，如无肝衰竭预兆出现，仍可继续使用本品。

注意事项　1. 本品通过增强患者的免疫功能而发挥治疗作用的，故对正在接受免疫抑制治疗的患者（如器官移植受者）不应使用本品，除非治疗带来的裨益明显大于危险性时。2. 治疗期间应定期检查肝功能。3. 18岁以下患者慎用。

孕妇及哺乳期妇女用药　动物生育研究显示，在对照组及本药治疗组，对胚胎影响无任何差异。目前尚不知本药是否对胚胎有伤害，或是否影响生育能力。故本药只能在十分必要时才给予孕妇使用。尽管本品未证实经人乳排出，但用于哺乳期妇女仍应特别慎重。

药物相互作用　1. 本品与许多常用药物合并使用，其中包括干扰素、消炎药、抗菌素、激素、镇痛药、降压药、利尿药、治疗心血管疾病的药物、中枢神经系统药物、避孕药，没有任何干扰现象出现。2. 本品与干扰素合用，对于改善免疫机能有协同作用。

（满清霞　王晓兰）

第四章 抗寄生虫药不良反应

抗寄生虫药是指用以驱除或杀灭畜禽体内外寄生虫的药物。抗寄生虫药对机体有一定的毒性，使用时应严格掌握剂量和用药方法。有些虫体在反复小剂量使用药物的情况下易产生耐药性，有时对同一类药物可产生交叉耐药性，为了避免产生耐药性，可交替使用合适的抗寄生虫药。理想的抗寄生虫药应具备广谱、高效、低毒、便于给药、价格便宜、无残毒和不易产生耐药性等条件。选用抗寄生虫药要做到安全有效，要了解药物的驱虫和杀虫作用、范围及效果，掌握药物在宿主体内的有效量、毒性与中毒量，熟悉药物的性状、合理给药途径及剂型。抗寄生虫药一般可分为抗蠕虫药、抗原虫药和杀虫药三大类。

一、驱线虫药：左旋咪唑、甲苯咪唑、敌百虫。

二、驱绦虫药：吡喹酮、氯硝柳胺、槟榔。

三、驱虫药：硝氯酚、硫双二氯酚（别丁）。

四、抗球虫药：氨丙林、氯苯胍、尼卡巴嗪、莫能霉素。

五、抗血孢子虫药：三氮脒（贝尼尔）、黄色素（锥黄素）、台盼蓝（锥蓝素）。

六、抗锥虫药：萘磺苯酰脲（拜耳205）、新胂凡纳明（九一四）、喹嘧胺（安锥赛）。

七、杀虫药：敌敌畏、蝇毒磷、螨净、双甲脒、阿维菌素。

据国家药品不良反应监测中心日前发布的第6期《药品不良反应信息通报》，左旋咪唑、甲苯咪唑、阿苯达唑等三种咪唑类驱虫药可引起脑炎综合症，而盐酸芬氟拉明可导致心血管系统不良反应。

三种咪唑类驱虫药引起的脑炎综合征多为迟发反应，在服药后10至40天逐渐出现精神神经方面症状和体征，表现为缄默少动、情感淡薄、思维抑制、记忆力障碍和计算力锐减等精神呆滞症状。监测中心建议这三种药在医生指导下服用（包括群防群治），有药物过敏史者尤其要注意。

苯芴醇胶丸 临床观察217例，未见明显不良反应，少数病人可出现心电图Q－T间期一过性轻度延长。

注意事项 1. 心脏病和肾脏病患者慎用。2. 恶性疟患者，在症状控制后，即可用磷酸伯喹杀灭配子体。

二盐酸奎宁注射液 1. 本品每日用量超过1g或连用较久，常致金鸡纳反应，此与水杨酸反应大致相似，有耳鸣、头痛、恶心、呕吐，视力听力减退等症状，严重者产生暂时性耳聋，停药后常可恢复；2. 24小时内剂量大于4g时，可直接损害神经组织并收缩视网膜血管，出现视野缩小、复视、弱视等；3. 大剂量中毒时，除上述反应加重外，还可抑制心肌、扩张外周血管而致血压骤降、呼吸变慢变浅、发热、烦燥、谵妄等，多死于呼吸麻痹；4. 少数病人对奎宁高度敏感，小量即可引起严重金鸡纳反应；5. 少数恶性疟患者使用小量奎宁可发生急性溶血（黑尿热）致死；6. 奎宁还可以引起皮疹、瘙痒、哮喘等。7. 静脉滴注应密切观察血压变化。

注意事项 1. 对于哮喘、心房纤颤及其他严重心脏疾患、葡萄糖－6－磷酸脱氢酶缺乏患者和妇女月经期均应慎用。2. 对诊断的干扰：奎宁可干扰17－羟类固醇的测定。3. 静脉推注易致休克，所以严禁静脉推注。

药物相互作用 1. 制酸药及含铝制剂能延缓或减少奎宁的吸收；2. 抗凝药与奎宁合用后，抗凝作用可增强；3. 肌肉松弛药如琥珀胆碱、筒箭毒碱等与奎宁合同，可能会引起呼吸抑制；4. 奎尼丁与奎宁合用，金鸡纳反应可增加；5. 尿液碱化剂如碳酸氢钠等，可增加肾小管对奎宁的重吸收，导致奎宁血药浓度与毒性的增加；6. 与维生素 K 合用可增加奎宁的吸收；7. 与布克利嗪、赛克利嗪、美克利嗪、吩噻嗪类、噻吨类、曲美苄胺（trimethobenzamide）、氨基糖甙类抗生素合用可导致耳鸣、眩晕；8. 与硝苯地平（硝苯啶）合用，游离的奎宁浓度增加。

蒿甲醚胶囊 本药的不良反应轻微，个别患者有血清门冬氨酸氨基转移酶、丙氨酸氨基转移酶活性轻度升高，网织红细胞数可有一过性减少。

蒿甲醚胶丸 本品反应轻微，个别患者有门冬氨酸氨基转移酶、丙氨酸氨基转移酶轻度升高，网织红细胞可能有一过性减少。

蒿甲醚片 临床使用剂量不良反应轻微，个别患者可见网织红细胞一过性减少，天门冬氨酸氨基转移酶和丙氨酸氨基转移酶轻度升高。极个别患者可能有心律失常（如室性期前收缩等）。

磺胺多辛片 1. 过敏反应较为常见，可表现为药疹，严重者可发生渗出性多形红斑、剥脱性皮炎和大疱表皮松解萎缩性皮炎等；也有表现为光敏反应、药物热、关节及肌肉疼痛、发热等血清病样反应。2. 中性粒细胞减少或缺乏症、血小板减少症及再生障碍性贫血。患者可表现为咽痛、发热、苍白和出血倾向。3. 溶血性贫血及血红蛋白尿。缺乏葡萄糖 -6- 磷酸脱氢酶患者应用磺胺药后易发生，在新生儿和小儿中较成人为多见。4. 高胆红素血症和新生儿核黄疸。由于磺胺药与胆红素竞争蛋白结合部位，可致游离胆红素增高。新生儿肝功能不完善，故较易发生高胆红素血症和新生儿黄疸，偶可发生核黄疸。5. 肝脏损害。可发生黄疸、肝功能减退，严重者可发生急性肝坏死。6. 肾脏损害。可发生结晶尿、血尿和管型尿。偶有患者发生间质性肾炎或肾小管坏死的严重不良反应。7. 恶心、呕吐、胃纳减退、腹泻、头痛、乏力等，一般症状轻微，不影响继续用药。偶有患者发生艰难梭菌肠炎，此时需停药。8. 甲状腺肿大及功能减退偶有发生。9. 中枢神经系统毒性反应偶可发生，表现为精神错乱、定向力障碍、幻觉、欣快感或抑郁感。一旦出现症状均需立即停药。磺胺药所致的严重不良反应虽少见，但可致命，如渗出性多形红斑、剥脱性皮炎、大疱表皮松解萎缩性皮炎、暴发性肝坏死、粒细胞缺乏症、再生障碍性贫血等血液系统异常。治疗时应严密观察，当皮疹或其他反应早期征兆出现时应立即停药。

禁忌症　1. 对磺胺类药物过敏者禁用。2. 孕妇、哺乳期妇女禁用。3. 小于2个月婴儿禁用。4. 巨幼红细胞性贫血患者禁用。5. 重度肝肾功能损害者禁用。

注意事项　1. 下列情况应慎用：缺乏葡萄糖－6－磷酸脱氢酶、肝功能不全、肾功能不全、血卟啉症、失水、艾滋病、休克和老年患者。2. 交叉过敏反应。对一种磺胺药呈现过敏的患者对其他磺胺药可能过敏。3. 对呋塞米、砜类、噻嗪类利尿药、磺脲类、碳酸酐酶抑制药呈现过敏的患者，对磺胺药亦可过敏。4. 每次服用本品时应饮用足量水分（约240ml），餐前1小时或餐后2小时服用。服用期间也应保持充足进水量，使成人每日尿量至少维持在1200～1500ml。如应用本品疗程长、剂量大时除多饮水外宜同服碳酸氢钠。5. 治疗中须注意检查：(1) 全血象检查，对接受较长疗程的患者尤为重要。(2) 治疗中定期尿液检查（每2～3日查尿常规一次）以发现长疗程或高剂量治疗时可能发生的结晶尿。(3) 肝、肾功能检查。6. 严重感染者应测定血药浓度。对大多数感染性疾患，游离磺胺浓度达50～150μg/ml（严重感染120～150μg/ml）可有效。总磺胺血浓度不应超过200μg/ml，如超过此浓度，不良反应发生率增高。7. 新生儿患者和2个月以内婴儿除治疗先天性弓形虫病时可作为乙胺嘧啶联合用药外，全身应用属禁忌。8. 不可任意加大剂量、增加用药次数或延长疗程，以防蓄积中毒。9. 由于本品能抑制大肠杆菌的生长，妨碍 B 族维生素在肠内的合成，故使用本品超过一周以上者，应同时给予维生素 B 以预防其缺乏。

孕妇及哺乳期妇女用药 1. 本品可穿过血胎盘屏障至胎儿体内，动物实验发现有致畸作用。人类研究缺乏充足资料，孕妇宜避免应用。2. 本品可自乳汁中分泌，乳汁中浓度约可达母体血药浓度的 50%～100%，药物可能对乳儿产生影响。本品在葡萄糖－6－磷酸脱氢酶缺乏的新生儿中的应用有导致溶血性贫血发生的可能。鉴于上述原因，哺乳期妇女不宜应用本品。

儿童用药 由于磺胺药可与胆红素竞争在血浆蛋白上的结合部位，而新生儿的乙酰转移酶系统未发育完善，磺胺游离血浓度增高，以致增加了核黄疸发生的危险性，因此该类药物在新生儿及 2 个月以下婴儿的应用属禁忌。

老年患者用药 老年患者应用磺胺药发生严重不良反应的机会增加。如严重皮疹、骨髓抑制和血小板减少等是老年人严重不良反应中常见者。因此老年患者宜避免应用，确有指征时需权衡利弊后决定。

药物相互作用 1. 合用尿碱化药可增加本品在碱性尿中的溶解度，使排泄增多。2. 不能与对氨基苯甲酸同用，对氨基苯甲酸可代替本品被细菌摄取，两者相互拮抗。也不宜与含对氨苯甲酰基的局麻药如普鲁卡因、苯佐卡因、丁卡因等合用。3. 与口服抗凝药、口服降血糖药、甲氨蝶呤、苯妥英钠和硫喷妥钠同用时，上述药物需调整剂量，因本品可取代这些药物的蛋白结合部位，或抑制其代谢，以致药物作用时间延长或毒性发生。4. 与骨髓抑制药同用时可能增强此类药物对造血系统的不良反应。如有指征需两类药物同用时，应严密观察可能发生的毒性反应。

5. 与避孕药（雌激素类）长时间合用可导致避孕的可靠性减小，并增加经期外出血的机会。6. 与溶栓药合用时可能增大其潜在的毒性作用。7. 与肝毒性药物合用时可能引起肝毒性发生率的增高。对此类患者尤其是用药时间较长及以往有肝病史者应监测肝功能。8. 与光敏感药物合用时可能发生光敏感的相加作用。9. 接受本品治疗者对维生素 K 的需要量增加。10. 不宜与乌洛托品合用，因乌洛托品在酸性尿中可分解产生甲醛，后者可与本品形成不溶性沉淀物，使发生结晶尿的危险性增加。11. 本品可取代保泰松的血浆蛋白结合部位，两者合用时可增加保泰松的作用。12. 磺吡酮与本品合用时可减少本品自肾小管的分泌，导致血药浓度升高而持久或产生毒性，因此在应用磺吡酮期间或应用其治疗后可能需要调整本品的剂量。

药物过量　磺胺血浓度不应超过 200ug/ml，如超过此浓度，不良反应发生率增高，毒性增强。

磷酸伯氨喹片　1. 本品毒性反应较其他抗疟药为高。当每日用量超过 30mg（基质）时，易发生疲倦、头晕、恶心、呕吐、腹痛等不良反应；少数人可出现药物热、粒细胞缺乏等，停药后即可恢复。2. 葡萄糖 - 6 - 磷酸脱氢酶缺乏者服用本品可发生急性溶血型贫血，这种溶血反映仅限于衰老的红细胞，并能自行停止发展，一般不严重。一旦发生应停药，作适当的对症治疗。当葡萄糖 - 6 - 磷酸脱氢酶缺乏时，会引起高铁血红蛋白过多症，出现紫绀、胸闷等症状，应用亚甲蓝 1 ~ 2mg/kg 作静脉注射，能迅速改善症状。

双羟萘酸噻嘧啶宝塔糖　口服本品仅于大剂量时才表现出毒性，治疗剂量时毒性很低，发生率约 17%，可有恶心、呕吐、食欲不振、腹痛和腹泻等消化道症状。少数病人发生头痛、眩晕、嗜睡、胸闷、皮疹等，一般为时短暂，可以忍受，不需处理。偶有门冬氨酸氨基转移酶升高者。

禁忌症　孕妇及1岁以下小儿禁用；该药可导致一过性的门冬氨酸氨基转移酶增高，肝功能不全者禁用。

注意事项　1. 冠心病、严重溃疡病、肾脏病患者慎用；2. 营养不良、贫血的患者应先给予支持疗法，然后应用本品；3. 服用本品无需空腹，也不需导泻。

阿苯达唑胶囊　1. 少数病例有口干、乏力、思睡、头晕、头痛以及恶心、上腹不适等消化道症状。但均较轻微，不需处理可自行缓解。2. 治疗囊虫病特别是脑囊虫病时，主要与囊虫死亡释出异性蛋白有关，多于服药后2~7天发生，出现头痛、发热、皮疹、肌肉酸痛、视力障碍、癫痫发作等，须采取相应措施（应用肾上腺皮质激素、降颅压、抗癫痫等治疗）。3. 治疗囊虫病和包虫病，因用药剂量较大，疗程较长，可出现谷丙转氨酶升高，多于停药后逐渐恢复正常。

复方甲苯咪唑片　因吸收少、排泄快，故不良反应少。极少数病人有胃肠刺激症状，如恶心、腹部不适、腹痛、腹泻，尚可出现乏力、皮疹。偶见剥脱性皮炎、全身性脱毛症。均可自行恢复正常。

注意事项　1. 对本品有过敏史者禁用。肝、肾功能不全者慎用。2. 对诊断的干扰：本品可使丙氨酸氨基转移酶、门冬氨酸氨基转移酶及血尿素氮增高。3. 腹泻者因虫体与药物接触少，故治愈率低，应在腹泻停止后服药。

吡喹酮片　1. 常见的副作用有头昏、头痛、恶心、腹痛、腹泻、乏力、四肢酸痛等，一般程度较轻，持续时间较短，不影响治疗，不需处理。2. 少数病例出现心悸、胸闷等症状，心电图显示T波改变和期外收缩，偶见室上性心动过速、心房纤颤。3. 少数病例可出现一过性转氨酶升高。4. 偶可诱发精神失常或出现消化道出血。

注意事项　1. 治疗寄生于组织内的寄生虫如血吸虫、肺吸虫、囊虫等，由于虫体被杀死后释放出大量的抗原物质，可引起发热、嗜酸粒细胞增多、皮疹等，偶可引起过敏性休克，必须注意观察。2. 脑囊虫病患者需住院治疗，并辅以防治脑水肿和降低高颅压（应用地塞米松和脱水剂）或防治癫痫持续状态的治疗措施，以防发生意外。3. 合并眼囊虫病时，须先手术摘除虫体，而后进行药物治疗。4. 严重心、肝、肾患者及有精神病史者慎用。5. 有明显头昏、嗜睡等神经系统反应者，治疗期间与停药后24小时内勿进行驾驶、机械操作等工作。6. 在囊虫病驱除带绦虫时，应将隐性脑囊虫病除外，以免发生意外。

呋喃丙胺片　在治疗量内对心、肝无明显损害，不良反应主要有食欲不振、恶心、呕吐等胃肠道症状。偶有便血及腓肠肌痉挛等反应，少数患者可出现精神障碍，表现为记忆力减退、情绪失常、行为异常等，停药后即恢复正常。

溴噻乙啶片　服药后可引起神经系统和消化道反应，成人较儿童多见，其症状以头昏、恶心为主，次为呕吐、头痛、流涎等，其程度较轻，仅个别较重。反应出现在服药后1～4小时，持续约5小时，不经特殊处理可自行消失。个别有肝炎病史者用药后ALT升高。

盐酸左旋咪唑片　一般轻微。有恶心、呕吐、腹痛等，少数可出现味觉障碍、疲惫、头晕、头痛、关节酸痛、神志混乱、失眠、发热、流感样症群、血压降低、脉管炎、皮疹、光敏性皮炎等，偶见蛋白尿，个别可见粒细胞减少、血小板减少，少数甚至发生粒细胞缺乏症（常为可逆性），常发生于风湿病或肿瘤患者。另尚可引起即发型和Arthus氏过敏反应，可能系通过刺激T细胞而引起的特应性反应。个别病例可出现共济失调，感觉异常或视力模糊。

注意事项　1. 类风湿性关节炎患者服用本品后易诱发粒细胞缺乏症；2. 干燥综合征患者慎用；3. 类风湿性关节炎和干燥综合征患者接受本品治疗，第一周每日 50mg、第二周每日 100mg、第三周每日 150mg 后，多数发生副作用，如红斑丘疹、关节痛加重伴肿胀、肌痛、流感样症群、失眠、神志混乱等，再予以攻击量后，上述症状又可重现。

药物相互作用　1. 与噻嘧啶合用可治疗严重的钩虫感染，并可提高驱除美洲钩虫的效果。2. 与噻苯达唑合用可治疗肠道线虫混合感染。3. 与枸橼酸乙胺嗪先后顺序应用可治疗丝虫感染。4. 不宜与四氯乙烯合用，以免增加其毒性。

甲硝唑片　15%～30%病例出现不良反应，以消化道反应最为常见，包括恶心、呕吐、食欲不振、腹部绞痛，一般不影响治疗；神经系统症状有头痛、眩晕，偶有感觉异常、肢体麻木、共济失调、多发性神经炎等，大剂量可致抽搐。少数病例发生荨麻疹、潮红、瘙痒、膀胱炎、排尿困难、口中金属味及白细胞减少等，均属可逆性，停药后自行恢复。

注意事项　1. 对诊断的干扰：本品的代谢产物可使尿液呈深红色。2. 原有肝脏疾患者剂量应减少。出现运动失调或其他中枢神经系统症状时应停药。重复一个疗程之前，应做白细胞计数。厌氧菌感染合并肾功能衰竭者，给药间隔时间应由 8 小时延长至 12 小时。3. 本品可抑制酒精代谢，用药期间应戒酒，饮酒后可能出现腹痛、呕吐、头痛等症状。

盐酸依米丁注射液说明书　1. 局部反应：注射的部位可有疼痛，有时出现坏死及蜂窝组织炎，甚至脓肿。2. 胃肠道反应：恶心、呕吐、腹泻等。3. 神经肌肉反应：常见的有肌肉疼痛和无力，特别是四肢和颈部；有时可因全身无力而出现呼吸困难。

4. 心脏反应：低血压、心前区疼痛、心动过速和心律不齐，常是心脏受损的征象。心电图改变尤其是T波低平或倒置、QT间期延长，这些变化提示心肌早期中毒的征象。

注意事项　1. 患者在用药期间应尽量卧床休息，在注射本药前后2小时必须卧床休息，注射前测血压和脉搏，血压过低或心率超过110次/分时暂停注射。在治疗过程中如出现以上心电图改变或传导阻滞、异位节律时要立刻停药，否则可引发心肌炎而危及生命。2. 重症及过度衰弱患者剂量宜减半。3. 应用本药治疗后仍需服用杀灭肠腔内虫体的药物如双碘喹啉等，以求根治。

枸橼酸乙胺嗪片　乙胺嗪本身的毒性甚低，偶可引起食欲减退、恶心、呕吐、头晕、头痛、乏力、失眠等。治疗期间的反应多由于大量微丝蚴和成虫杀灭后释放异性蛋白所致，可有畏寒、发热、头痛、肌肉关节酸痛、皮疹、瘙痒等。偶见过敏性喉头水肿、支气管痉挛、暂时性蛋白尿、血尿、肝肿大和压痛等。成虫死亡后尚可引起局部反应如淋巴管炎、淋巴结炎、精索炎、附睾炎等，并出现结节。马来丝虫病患者出现的反应常较班氏丝虫病者为重，血中微丝蚴数多者反应也较重。盘尾丝虫病患者反应亦较严重。

注意事项　1. 用以治疗盘尾丝虫和罗阿丝虫感染时，应从小剂量开始，以减少因虫体破坏而引起的副作用。重度感染的盘尾丝虫病患者，在接受单剂乙胺嗪后，可出现急性炎症反应综合征（Mazzotti反应），表现为发热、心动过速、低血压、淋巴结炎和眼部炎症反应，多由微丝蚴死亡引起。2. 在重度罗阿丝虫感染者采用乙胺嗪治疗后可发生脑病和视网膜出血等。预先给肾上腺皮质激素可减少副作用。3. 对有活动性肺结核、严重心脏病、肝脏病、肾脏病、急性传染病应暂缓治疗。对儿童有蛔虫感染者应先驱蛔虫。

葡萄糖酸锑钠注射液 与三价锑相仿，但不良反应较少而轻，一般病人多能耐受。有时出现恶心、呕吐、咳嗽、腹痛、腹泻现象，偶见白细胞减少。特殊反应包括肌注局部痛、肌痛和关节僵直。后期出现心电图改变（如T波低平或倒置、Q－T时间延长等），为可逆性，但可能为严重心律失常的前奏。肝、肾功能异常者应加强监测。罕见休克和突然死亡。

注意事项 1. 肝功能不全者慎用。2. 治疗过程中有出血倾向、体温突然上升或粒细胞减少、呼吸加速、剧烈咳嗽、浮肿、腹水时，应暂停注射。3. 过期药物有变成三价锑的可能，不宜使用。

（石义英 李尚玲）

第五章　中枢神经类药物的不良反应与相互作用

（一）中枢兴奋药

咖啡因不良反应

1. 心血管系统：大量服用咖啡因者可能与急性心肌梗死发病有关。另外可引起快速性心律失常和早搏。

2. 神经系统：大剂量咖啡因可引起不安、失眠、神经过敏及震颤；也可产生类似焦虑性神经官能症的症状。

3. 消化系统：大剂量咖啡因可致恶心及呕吐，咖啡因是胃酸分泌的强刺激剂，并可使十二指肠溃疡加重。

4. 内分泌、代谢：饮咖啡或等量的咖啡因肌注，使血中游离脂肪酸增多。这可能是由于咖啡因所致的应激作用。

5. 对下一代的影响：大量服用咖啡因，自发流产、死胎及早产的发生率高，胎儿先天畸形发生率增大。

胞磷胆碱钠注射液　本品对人及动物均无明显的毒性作用，对呼吸、脉搏、血压无影响，偶有一过性血压下降、失眠、兴奋及给药后发热等，停药后即可消失。

注意事项　脑出血急性期不宜大剂量应用。肌注一般不采用，若用时应经常更换注射部位。

甲磺酸培高利特片　可出现恶心、呕吐、头晕、乏力、鼻塞、皮肤瘙痒、便秘等不良反应，若不良反应严重时须停药。据国外文献报道，个别患者口服本品后，曾发生精神症状，体位性低血压；个别患者出现窦性心动过速伴房性早博。

注意事项　服用本品必须在医生严格指导下，从小剂量开始，逐步增加至最佳剂量。严重心脏病及既往有神经病史的患者，使用高剂量时宜慎重。

尼可刹米注射液 常见面部刺激症、烦躁不安、抽搐、恶心呕吐等。大剂量时可出现血压升高、心悸、出汗、面部潮红、呕吐、震颤、心律失常、惊厥、甚至昏迷。

药物过量 中毒症状：兴奋不安、精神错乱、恶心、呕吐、头痛、出汗、抽搐、呼吸急促，同时可出现血压升高、心悸、心律失常、呼吸麻痹而死亡。处理：1. 出现惊厥时，可注射苯二氮䓬类或小剂量硫喷妥钠或苯巴比妥钠等控制。2. 静脉滴注10%葡萄糖注射液，促进排泄。3. 给予对症治疗和支持疗法。

石杉碱甲胶囊 不良反应一般不明显，剂量过大时可引起头晕、恶心、出汗、胃肠道不适、视力模糊、乏力等反应，一般可自行消失，反应明显时减量、停药后缓解、消失。

禁忌症 癫痫、肾功能不全、机械性肠梗阻、心绞痛等患者禁用。

注意事项 1. 心动过缓、支气管哮喘者慎用。2. 本品为可逆性 ACHE 抑制剂，其用量有个体差异，一般应从小剂量开始，逐渐增量。

细胞色素 C 溶液 本品无毒性，但可引起过敏反应，也可因制剂不纯，混有热原而引起热原反应。

注意事项 1. 用药前需做过敏试验。皮试划痕法系用0.03%溶液1滴，滴于前臂屈面皮肤上，用针在其上刺扎一下（单刺）或多下（多刺），至少量出血程度。皮内注射法系用0.03mg/ml 溶液 0.03～0.05ml 皮内注射。均观察 15～20 分钟，单刺者局部红晕直径 10mm 以上或丘疹直径 >7mm 以上，多刺和皮内注射者红晕直径 15mm 以上或丘疹直径 10mm 以上为阳性。皮试阳性者禁用。2. 中止用药后再继续用药时，过敏反应尤易发生，须再做皮试，且应用用药量较小的皮内注射法。

硝酸士的宁注射液　可出现惊厥、呼吸肌痉挛和呼吸运动受限。

禁忌症　高血压、动脉硬化、肝肾功能不全、癫痫、毒性甲状腺肿、破伤风、吗啡中毒脊髓处于兴奋状态者。

注意事项　排泄缓慢，有蓄积作用，不宜太长时间使用。

药物过量　中毒症状：初期表现烦燥不安、抽搐、呼吸加快、颈肌和面肌有僵硬感、瞳孔缩小。严重中毒时，延髓麻痹，心脏及呼吸抑制，甚至死亡。处理：将中毒者置于安静而黑暗的房间，避免声音及光线刺激。如有抽搐发生，给予镇静剂。等患者安静后洗胃、输液并视病情给予相应的对症治疗和支持疗法。

盐酸安非拉酮　常见不良反应有：激动、失眠、口干、恶心、便秘或腹泻等。

禁忌症　精神抑郁、癫痫及孕妇禁用。

注意事项　由于对心血管系统影响较小，可用于伴有轻度心血管疾病的肥胖症患者。甲状腺功能亢进症者慎用。高空作业及驾驶员慎用。青光眼患者慎用。治疗期间应采用低热卡饮食。治疗期间不宜间歇服药；尽管无成瘾性，但长期使用、特别是过量时会产生依赖心理，不可以突然停药。

盐酸多沙普仑注射液　头痛、无力、恶心、呕吐、出汗、感觉奇热、腹泻及尿潴留。

注意事项　用药时常规测定血压和脉搏，以防止药物过量。静脉注射漏到血管外或静脉滴注时间太长，均能导致血栓静脉炎或局部皮肤刺激。剂量过大时，可引起心血管不良反应如血压升高、心率加快、甚至出现心律失常。静脉滴注速度不宜太快，否则可引起溶血。

药物相互作用　1. 本品能促进儿茶酚胺的释放增多，在全麻药如氟烷、异氟烷等停用 10～20 分钟后，才能使用。2. 本品与咖啡因、哌醋甲酯、匹莫林、肾上腺素受体激动药等合用，可能出现紧张、激动、失眠甚至惊厥或心律失常。3. 本品与单胺氧化酶抑制药丙卡巴肼以及升压药合用时，可使血压明显升高。

药物过量 中毒症状：心动过速、心律失常、高血压、焦虑不安、震颤、谵妄、惊厥、反射亢进。处理：视病情给予相应的对症治疗和支持疗法。

盐酸二甲弗林片 恶心、呕吐及皮肤烧灼感等。用量较大易引起抽搐或惊厥，尤见于小儿。

盐酸芬氟拉明片 常见有非腹泻性大便次数增多、头晕、嗜睡、口干、腹部不适、恶心、夜尿增多及抑郁等症状，但一般均可耐受，且能在持续用药中逐渐消除，不能耐受者减量则上述症状即可消失。

禁忌症 精神抑郁症、癫痫患者及孕妇禁用。

注意事项 严重心律失常、高空作业者、驾驶员等慎用。治疗期间不要间歇性服药，疗程最后4~6周内应逐渐减量而至停药，不宜突然停服。连续服药时间不应超过6个月，否则易发生耐药性及依赖心理。

药物相互作用 1. 忌与单胺氧化酶抑制剂合用。2. 对肥胖伴有高血压和糖尿病患者，在与降血压或降血糖药合用时，可产生协同作用，应适当减少剂量。

盐酸甲氯芬酯胶囊 胃部不适、兴奋、失眠、倦怠、头痛。

禁忌症 精神过度兴奋、锥体外系症状患者及对本品过敏者。高血压患者慎用。

盐酸洛贝林注射液 可有恶心、呕吐、呛咳、头痛、心悸等。

药物过量 剂量较大时能引起心动过速、传导阻滞、呼吸抑制甚至惊厥。

盐酸洛非西定片 洛非西定口服后主要的不良反应有瞌睡和口、咽及鼻腔干燥，困倦、乏力，此外还可能出现体位性低血压或短暂昏厥，这些反应在减少服药量后可自行消失。

注意事项　1. 有下列疾病的患者应当慎用：低血压、脑血管疾病、缺血性心脏病（包括近期的心肌梗死）、心动过缓、肾功不全以及有抑郁病史者。2. 因本品有中枢抑制作用，可引起瞌睡，服药者不宜驾车或操纵机器，以免发生意外。3. 本品必须缓慢（至少要 2~4 天，甚至更长）停药，以免突停发生反跳性血压升高。

盐酸哌甲酯片　失眠、眩晕、头晕、头痛、恶心、厌食、心悸等。

注意事项　癫痫、高血压患者慎用。服用单胺氧化酶抑制剂者，应在停药 2 周后再用本品。傍晚后不宜服药，以免引起失眠。本品可产生依赖性。

药物相互作用　1. 本品与抗癫痫药、抗凝药以及保泰松合用可使血药浓度升高，出现毒性反应。2. 本品与抗高血压药以及利尿性抗高血压药合用，效应减弱。3. 本品与抗 M－胆碱药合用可增效。4. 本品与中枢兴奋药、肾上腺素受体激动药合用，作用相加，可诱发紧张、激动、失眠、甚至惊厥或心律失常。

盐酸西布曲明　常见不良反应有：口干、厌食、失眠、便秘等。其他发生率≥1%的不良反应有发热、心率增快、血压升高、呼吸困难以及腹泻、胃肠炎等。本品可以引起肝功能异常，常随进一步的治疗而消失，尚有明确的剂量－反应关系。另外还可见肢体痉挛、张力增加、思维异常、癫痫发作、间质性肾炎、月经紊乱、外周性水肿；关节炎、皮肤瘙痒、感觉异常、弱视等反应。

禁忌症　1. 接受单胺氧化酶抑制剂（MAOI）治疗的患者；2. 接受其他中枢性食欲抑制药治疗的患者；3. 神经性厌食的患者；4. 对本品成分过敏的患者。5. 血压不能控制或控制不好的高血压患者。6. 有冠心病、心衰、心律失常和中风的患者。7.

严重肝、肾功能不全的患者。

注意事项 1. 肥胖症的治疗应以饮食控制和运动为基础。2. 库欣综合征及甲状腺功能低下引起的肥胖者应排除在应用本品范围之外。3. 高血压病史的患者应谨慎使用。4. 因可能增加或加重胆结石的形成，故胆石症患者应慎用本品。5. 本品可引起瞳孔扩大，应慎用于闭角型青光眼患者。6. 有癫痫病史的患者应慎用，对于有癫痫发作的患者应停止使用。7. 有可能会影响判断、思维或运动技能。

药物相互作用 1. 本品不能与单胺氧化酶抑制剂（MAOI）同时使用。在开始使用本品治疗前应至少停用 MAOI 2 周；而在使用 MAOI 前应至少停用本品 2 周。2. 由于本品抑制 5 - 羟色胺再摄取，因此不宜与其他 5 - 羟色胺能药物合用。3. 正在服用含去甲麻黄碱、麻黄碱和伪麻黄碱等影响血压和心率药物的患者，慎用本品。4. 本品与抑制细胞色素 P450（3A4）代谢的药物如酮康唑、红霉素等有潜在的相互作用，但影响幅度不大。

药物过量 现无本品过量的特效解毒药。治疗方法包括处理药物过量的一般方法，如保证呼吸畅通、监测心脏和重要生命体征，采取对症和支持疗法；可谨慎应用 β 阻滞剂来控制升高的血压和心动过速。还未证实利尿和血液透析的效果。

盐酯苯环壬酯片 偶见轻微口干。

注意事项 本品供预防晕车（船、机）之用，如已出现明显晕车（船、机）症状再服用则疗效明显减低。

樟脑磺酸钠注射液 可引起恶心、呕吐。可用安定或短效巴比妥类药物来控制。

药物过量 中毒症状：恶心、呕吐、腹绞痛、头痛、头晕、发热感、谵妄、肌肉颤搐、癫痫样抽搐、中枢神经系统抑制和昏迷，亦可有呼吸困难、尿闭，偶见呼吸衰竭。处理：依病情给予相应的对症治疗和支持疗法。

注射用盐酸甲氯芬酯　兴奋、失眠、倦怠、头痛。

药物过量　中毒症状：焦虑不安、活动增多、共济失调、惊厥，可引起心悸、心率加快、血压升高。处理：5%葡萄糖氯化钠注射液静脉滴注及给予相应的对症治疗及支持疗法。

（二）麻醉镇痛药

目前有20多种治疗上使用的镇痛制剂属于麻醉镇痛药，使用的最广泛的是吗啡、哌替啶、美沙酮。通常用于镇咳的阿片生物碱也属于这一类。海洛因（一个吗啡的衍生物）在医疗上的应用有限，绝大多数国家已完全禁用。

吗啡

1. 不良反应

（1）心血管系统：吗啡阻断血管的交感神经并兴奋迷走神经核。通常，在临床上无任何重要性，但如病人突然站立，由于外周血管扩张而产生的体位性低血压，能使患者眩晕甚至昏厥。通常，吗啡不改变心输出量或心脏收缩频率。但有些病人可能产生轻度的心搏徐缓或心动过速。在缺血性心脏病例中吗啡可减少心脏的做工和氧耗。应用降压药物或吩噻嗪类药物的病人，患心肌梗死或血容量减少的病人，如使用吗啡会使动脉压进一步下降。

（2）神经系统：能抑制呼吸活性，即使给予人体以治疗剂量的盐酸吗啡也会损害呼吸的所有功能（频率、深度和分钟通气量）。呼吸频率的改变最为明显，呼吸功能正常的病人使用治疗剂量的吗啡后出现的呼吸损害通常没有危险性，但对于有呼吸器官疾病的病人或者和其他药物合用时，凶险性明显增加。

（3）消化系统：吗啡对胃和肠道平滑肌有直接作用，但使括约肌收缩而使纵向肌紧张性减弱，导致肠道分节增加而蠕动减弱。在吗啡的影响下，胃窦部和幽门紧张性增强以及食物自胃排空减慢。小肠和大肠紧张性的增强、蠕动的紊乱，扩约肌的痉挛、胃分泌和胰汁、胆汁产生的减少促使肠道对水分的吸收更完全，使肠内容物干燥，减慢它的向前推移并最终导致便秘。

(4) 泌尿系统；吗啡引起尿少和尿潴留主要是由于膀胱括约肌痉挛和吗啡促使抗利尿激素的释放所致。

(5) 皮肤：吗啡能诱发组织胺释放，表现为用药后出现荨麻疹和瘙痒（尤其是在鼻部区）。吗啡引致的过敏反应不典型，主要出现皮疹。接受吗啡的病人可大量出汗。

(6) 对下一代的影响：吗啡能迅速通过胎盘屏障，动物实验以及妊娠妇女检查的资料表明，滥用吗啡和其他麻醉镇痛药对胎儿有害。在分娩时若给予母体吗啡，即使所用剂量不会影响母亲的呼吸，也会导致新生儿的呼吸抑制。使用吗啡也会使分娩时间不必要地延长，这是因为子宫紧张性降低和收缩减弱造成的。母体滥用吗啡所生下的婴儿可呈现戒断的特异症状，最常见的有震颤、兴奋和呼吸急速、有时还有呕吐和腹泻。流泪、喷嚏和呵欠是典型的，有时可见惊厥。

(7) 戒断反应：长期使用麻醉镇痛药的成瘾病人突然停药后戒断症状尤为显著。吗啡戒断综合征可以下述各种征象和症状的合并形式出现：

1) 植物神经系统机能亢进。交感神经系统兴奋，其表现为：流泪、流鼻水、出汗、鸡皮、瞳孔散大、血压升高、心率增加和体温升高。

2) 副交感神经系统机能亢进，其表现为：呕吐、腹痛和腹泻。

3) 精神兴奋性增强：可能出现惊恐、不安、打呵欠、震颤和腹泻。

4) 肌肉和关节疼痛。

2. 相互作用：如果同时使用催眠药、全身麻醉药、神经安定药或其他能减弱传入冲动对呼吸神经元激活作用的药物，则镇痛药对呼吸的抑制作用明显增强。酗酒者给予吗啡就特别危险；当血液中有高浓度的酒精时，即使小剂量吗啡（0.3～0.4mg）也可能致死。当病人还处于肌肉松驰药作用的影响下，给予吗啡也会使呼吸抑制作用增强。因为麻醉镇痛药除了抑制对呼吸中枢的传入冲动外，也能损害呼吸的传出（运动）神经支配。单胺氧化酶抑制剂能增强麻醉镇痛药的作用，引起惊恐、精神错乱和严重的呼吸抑制。吩噻嗪衍生物能增强吗啡对中枢神经系统的抑制作用。这些制剂与吗啡合用时，能导致血压明显下降。吗啡能减弱利尿药的作用。

氨酚待因片（Ⅰ）　1. 服用常用剂量时，偶有头晕、出汗、恶心、嗜睡等反应，停药后可自行消失。2. 本品引起依赖性的倾向较其他吗啡类药为弱，但反复给药可产生耐受性，久用有成瘾性。

禁忌症　1. 对本品过敏者，呼吸抑制及有呼吸道梗阻性疾病，尤其是哮喘发作的患者应禁用。2. 多痰患者禁用，以防因抑制咳嗽反射，使大量痰液阻塞呼吸道，继发感染而加重病情。

注意事项　1. 逾量服用本品时，可很快出现由对乙酰氨基酚和可待因所致的严重副反应，如腹泻、多汗、肝损害、肝性脑病、抽搐、凝血障碍、胃肠道出血、低血糖、酸中毒、心律失常、肾小管坏死、嗜睡、精神错乱、瞳孔缩小如针尖、癫痫、低血压、神志不清、呼吸抑制、循环衰竭，并可致死。2. 中毒解救，服药过量可洗胃或催吐以排除胃中药物。给予拮抗剂N－乙酰半胱氨酸。不宜给活性炭，以防止影响拮抗剂的吸收，保持呼吸道通畅，必要时人工呼吸，静脉注射纳洛酮拮抗可待因中毒。（参阅对乙酰氨基酚及可待因项下的中毒解救方法）。

药物相互作用　1. 本品与抗胆碱药合用时，可加重便秘或尿潴留的症状。2. 与美沙酮或其他吗啡类药、肌松药合用时，可加重呼吸抑制作用。

药物过量 1. 逾量服用本品时，可很快出现由对乙酰氨基酚和可待因所致的严重副反应，如腹泻、多汗、肝损害、肝性脑病、抽搐、凝血障碍、胃肠道出血、低血糖、酸中毒、心律失常、肾小管坏死、嗜睡、精神错乱、瞳孔缩小如针尖、癫痫、低血压、神志不清、呼吸抑制、循环衰竭，并可致死。2. 中毒解救，服药过量可洗胃或催吐以排除胃中药物。给予拮抗剂N－乙酰半胱氨酸，不宜给活性炭，以防止影响拮抗剂的吸收，保持呼吸道通畅，必要时人工呼吸，静脉注射纳洛酮拮抗可待因中毒。(参阅对乙酰氨基酚及可待因项下的中毒解救方法)。

苯噻啶片 服药后1～2周可出现嗜睡、乏力、体重增加，偶有恶心、头晕、口干、面红、肌肉痛等现象，继续服用后症状可减轻或消失。

丙氧氨酚复方片 少数病例出现消化道反应，如恶心、呕吐、腹上区不适。偶见头晕、嗜睡、便秘、纳差、口干、无力。

注意事项 本品中的右丙氧芬为麻醉药品，应遵照规定使用。对肝、肾和肾上腺皮质功能不全、妊娠、甲状腺功能减退者慎用。

孕妇及哺乳期妇女用药 1. 本品所含两主药均可透过胎盘而影响胎儿，如使胎儿成瘾、引起新生儿的戒断症状等。2. 本品所含两主药均可自乳汁排出，哺乳期妇女及孕妇应慎用。

药物相互作用 与酒精合用有协同作用，易引起过量中毒反应。与中枢抑制药并用时，可致相加作用。

克洛曲片 可见头晕、恶心、呕吐、心悸、多汗、乏力、气短、嗜睡、便秘、腹泻、排尿困难等，偶见皮疹或转氨酶升高。

禁忌症 1. 对各成分过敏者禁用。2. 酒精、安眠药、镇痛剂或其他中枢神经系统药物急性中毒者禁用。3. 活动期消化道溃疡者禁用。

注意事项 1. 肝、肾功能不全患者酌情使用。2. 对胃肠道

绞痛、血管扩大性头痛效果不显著。3. 注意耐药性或药物依赖性形成。4. 布洛芬有引起胃肠道出血、加重溃疡的报道。

盐酸二氢埃托啡舌下片　本品用于各种疼痛病例时，在治疗剂量下一般无明显不良反应，少数病人可出现头晕、恶心、呕吐、乏力、出汗，卧床病人比活动病人反应轻。这些反应可不经任何处理而自愈。偶见呼吸抑制。未见吗啡样致便秘作用。偶见呼吸减慢至每分钟 10 次左右，用呼吸兴奋药尼可刹米可纠正，也可用吸氧纠正。

禁忌症　本品禁用于脑外伤神志不清或肺功能不全者。肝、肾功能不全者慎用或酌减用量。非剧烈疼痛病例如牙痛、头痛、风湿痛、痔疮痛或局部组织小创伤痛等不宜使用。

注意事项　1. 本品为国家特殊管理的麻醉药品，务必严格遵守国家对麻醉药品的管理条例，医院和病室的贮药处均须加锁，处方颜色应与其他药处方区别开。各级负责保管人员均应遵守交接班制度，不可稍有疏忽。2. 可成瘾，较吗啡轻。3. 本品只可舌下含化，不可将药片吞服，否则影响止痛效果。4. 国家卫生部规定本品不得用作海洛因成瘾脱毒治疗的替代药！5. 一般剂量时对循环系统功能影响很小，用量过大时可有短暂血压下降。

药物过量　在规定剂量内使用时未发生过中毒反应，但在非医嘱或用法不当的超量用药时，可发生急性中毒，主要表现为呼吸近乎停止、昏迷等，用烯丙吗啡或纳洛酮可迅速解救。

盐酸美沙酮口服液　不良反应主要有性功能减退，男性用药后精液少，且可出现女性乳房。女性与避孕药同用，可终日迷倦无力。

注意事项　美沙酮的戒断症状虽较轻，但脱瘾较难。

孕妇及哺乳期妇女用药　妊娠期间本药能通过胎盘屏障，引起胎儿染色体变异，死胎或未成熟新生儿多。本品成瘾的产妇

所分娩的新生儿，常出现延迟的戒断症状，在出生后6～7天才发现，持续6～16天不等，这些新生儿尿内药浓度可10～16倍于血液，又常伴有低血糖，处理上有一定的困难。因此妊娠和分娩期间严格禁用。

药物相互作用 1. 与碱性液、氧化剂、糖精钠以及苋菜红等接触，药液显混浊。2. 苯妥英钠和利福平等能促进肝细胞微粒体酶的活动增强，因而本品在体内的降解代谢加快，用量应相应增加。

药物过量 用药过量时，可逐渐进入昏迷，并出现右束支传导阻滞，心动过速或（和）低血压。

盐酸曲马多缓释片 用药后可能出现恶心、呕吐、出汗、口干、眩晕、嗜睡等症状。昏迷可偶尔发生。少数病例也可发现对心血管系统有影响（如心悸、心动过速、体位性低血压和循环性虚脱），尤其在病人直立、疲劳情况下较易出现。此外，头痛、便秘、胃肠功能紊乱、皮肤瘙痒、皮疹较少见。运动无力、食欲减退、排尿紊乱极少发生。精神方面副作用极少见，也因人而异，包括情绪的改变（多数是情绪高昂，但有时也表现为心境恶劣）、活动的改变（多数是活动减少，有时是增加）、认知和感觉能力的改变（判断和理解障碍）。个别病例报道过惊厥，但这种情况一般出现于注射高剂量的盐酸曲马多或与神经阻滞剂合用时。过敏性休克，亦不能完全排除。在医生推荐剂量下，通常不会发生呼吸抑制和昏迷。

禁忌症 1. 对本品高度敏感者以及酒精、安眠药、镇痛剂或其他精神药物急性中毒的患者。2. 本品慎用于阿片类药依赖者、病因不明的意识紊乱、呼吸中枢和呼吸功能紊乱、颅压增高而无人工呼吸设备的情况及1岁以下婴幼儿。

注意事项 1. 长期使用本品，应注意耐药性或药物依赖性的形成，疗程不应超过治疗需要，并不适合用作替代治疗药物。

2. 常用量情况下，本品也可能影响病人的驾驶或机械操作的反应能力。3. 如用量超过规定剂量或与中枢神经镇静剂合用，可能会出现呼吸抑制。4. 肝肾功能受损的病人，因其半衰期延长，用药间隔要适当延长。5. 心脏疾患酌情慎用。

孕妇及哺乳期妇女用药　孕期，必须限制盐酸曲马多的用量（只能单次给药）。怀孕期间长期应用，因其可导致对药物的习惯性，新生儿出生后会出现戒断症状。如果产妇在婴儿出生前或出生时立即服用本药，不会影响子宫的收缩功能，可能会导致新生儿呼吸频率的变化，但不具有临床相关性。如在哺乳期使用，乳汁中盐酸曲马多的量为母体血液含量的0.1%，单次给药不需终止哺乳。

药物相互作用　1. 与中枢神经抑制药物或酒精合用时有强化本品的镇静作用，特别是呼吸抑制作用。与神经阻滞剂合用，个别病例有惊厥的报道。2. 接受单胺氧化酶（MAO）抑制剂治疗者，再服用本品可能会出现对中枢神经、循环、呼吸系统的严重影响。3. 西米替丁对本品的影响非常小。

药物过量　过量的典型症状：意识紊乱、昏迷、全身性癫痫发作、低血压、心动过速、瞳孔扩大或缩小、呼吸抑制甚至呼吸骤停。上述症状可以通过使用阿片受体拮抗剂（如纳洛酮）对抗，因其作用时间较盐酸曲马多短，应注意小量多次给药。另外，可酌情采取气管插管、人工呼吸等。发生惊厥时，可考虑给苯二氮䓬类药。

注射用科博肽　1. 个别人有口干、头晕、恶心症状，一般不需特殊处理。2. 个别人初用时疼痛可能短时加重，继续用药即可显效。

禁忌症　青光眼及高热患者忌用。

药物相互作用　本品与吗啡、度冷丁等阿片药物及布洛芬、双氯芬酸等非甾体类解热镇痛药物有协同增效作用，但毒性并无增加。阿托品等M型受体阻断药、抗胆碱酯酶药物能完全拮抗其镇痛作用；骨骼肌松弛药可增强其呼吸肌麻痹作用，这几类药物不能与科博肽同时使用。

药物过量　连续超量用药可能引起呼吸抑制，此时应停药并用胆碱酯酶抑制剂如新斯的明缓解。

（三）抗精神病药的不良反应与相互作用

抗精神病药（Antipsychoticdrugs）又称强安定药（Majortranguilizers）或精神松驰药（Neuroleptics），主要用于治疗精神分裂症或其他精神病，近年来发展很快，新药品种很多，现临床应用的除吩噻嗪类外，尚有硫杂蒽类、丁酰苯类等。常用的药品有氯丙嗪、氟奋乃静、甲硫达嗪、氟哌啶醇、氯氮平等。

1. 不良反应　这类药物阻滞中脑边缘系统、锥体外系统（苍白球、纹状体）以及丘脑的多巴胺能受体。因之，这类药物不仅影响行为，而且也有锥体外系统及神经内分泌改变如男子女型乳房、乳溢、无月经及体重增加。此外，大多数抗精神病药，都具有抗胆碱能作用而出现视力模糊、口干、便秘等。胆碱能活性相对减低及纹状体黑质系统对多巴胺高敏感，则发生迟发的运动障碍。几乎所有的这类药物均阻滞α-肾上腺素受体，因而出现低血压。这类药物的镇静作用，对焦虑不安的人是有用的，但对其他人则成不良反应。最常见的有精神错乱，这较易见于老年人，伴有兴奋、幻觉及定向能力障碍。在用药的早期对骨髓的直接毒性作用可导致粒细胞缺乏症，表现为发热。中毒性心肌病为迟发的不良反应。以往使用吩噻嗪类可诱发胆汁郁积性黄疸，后来罕见，这可能由于化合物特别是氯丙嗪不纯之故。也可诱发皮炎，甚至有致癌作用，在一定的鼠类用吩噻嗪类可诱发自发性乳腺癌，这可能与催乳激素浓度升高有关（精神松驰药可使催乳激素浓度增高。）

（1）心血管系统：氯丙嗪及其他抗精神病药可导致低血压，

特别是体位性低血压是与剂量有关。氯丙嗪阻滞血管的α-肾上腺素受体，同样，对患嗜铬细胞瘤病人，其血压也易受影响而下降，故注射精神松驰药是凶险的。

（2）呼吸系统：吩噻嗪类可使通气受抑制，这可能由于中枢性的兴奋减弱；在慢性气道阻塞的病人，这种作用明显。氟哌啶醇（Haloperidol）似较安全，但氟哌啶醇有减弱芬太尼的呼吸抑制作用。

（3）神经系统：应用抗精神病药后，可发生下列的锥体外系综合征，它们的临床表现、发生率、出现的时间、病理生理变化及治疗均不相同。

1）张力障碍：服药后几小时内突然出现运动症状，如眼球旋动危象、肢体或急性肌张力障碍（包括）或它们合并出现。儿童及年青人特别易于发生。张力障碍是暂时性的，在几小时或两天内不用特殊治疗即可消失。

2）静坐不能（静坐恐怖）症：可能在用药后几天内出现，许多病人的症状可自然消失，或增加所用药物的剂量后才消失。

3）帕金森综合征：表现为运动功能减退、强直或震颤，分别地或综合出现，并且比其他锥体外系反应常见。

4）迟发性运动障碍：发生在治疗后几周、几个月甚至几十年，主要影响口面部肌肉伴有口唇咂嘴、舔舌及咀嚼运动。偶而出现更广泛的运动如舞蹈动作。这种不良反应，在大多数病人中是不可逆转的。发病的机理尚不明，可能是抗精神病药的长期抑制作用，致使纹状体发生超敏感现象。

5）恶性综合征（malignantsyndrome）：是抗精神病药的锥体外系及植物神经作用的复合表现，是抗精神病药治疗最严重的并发症。临床表现为严重的运动功能减退性强直，伴有高热、苍白、肺充血、高血压及心动过速，偶尔最后发生昏迷及死亡。

（4）消化系统：多数抗精神病药具有抗毒蕈碱样作用，可减弱肠运动及分泌，后者又可导致粪便嵌塞或无力性肠梗阻，这种不良反应主要见于与抗毒蕈碱药合用之时。长期以来考虑氯丙嗪对肝脏有毒性作用，有许多报告初始为胆汁郁积性黄疸，以后有报告吩噻嗪及噻吨有致肝细胞损害的作用。对肝脏的作用可能仅表现为生化方面的变化或临床上有不同程度的黄疸。

（5）泌尿系统：由于这类药物明显的抗毒蕈碱作用，影响逼尿肌的收缩，可产生尿缓、尿潴留或尿过多性失禁等不良反应，老年男性更易于发生。

（6）造血系统：长期应用氯丙嗪的病人对 ECTkey =5 - 羟色胺 target = _ blank >5 - 羟色胺的血小板聚集反应增强，阿司匹林可防止这种反应，这些病人 30%~50% 可产生抗核抗体及红斑狼疮细胞。

（7）特殊感官：应用吩噻嗪或噻吨治疗可出现视力模糊，这与抗毒蕈碱作用有关，可致睫毛肌麻痹及瞳孔扩大。它们也可促成或加重窄角青光眼，但是罕见。通常的剂量对眼的胆碱能的阻滞作用是轻微的，一般不致有过多的凶险性。但有窄角青光眼史或窄角青光眼家族史的病人，禁用这些药物。氯丙嗪及吩噻嗪对含有黑色素的组织有高度亲和力，因之在视网膜色素上皮细胞内的浓度高，可致中毒性视网膜病。

（8）皮肤：吩噻嗪的皮肤反应为剥脱性皮炎、多形性红斑及对日光过敏。大剂量抗精神病药对日光的反应颇似日晒加重。

（9）对下一代的影响：吩噻嗪及噻吨可通过胎盘，在胎儿的浓度较高，但其凶险性不大。

2. 相互作用　抗精神病药与其他药物的相互作用分述如下：

（1）肾上腺素：吩噻嗪阻滞或逆转肾上腺素及其他拟交感神经药的某些作用。

（2）酒精：抗精神病药加强酒精对中枢神经系统及呼吸的抑制作用。

（3）抗酸药：这些药物与氯丙嗪（及其他吩噻嗪类）形成复合物，减低它们在胃肠的吸收。

（4）抗凝剂：吩噻嗪干扰抗凝剂在肝内的破坏，增强抗凝剂的作用。

（5）抗抑郁药：氟奋乃静、氟哌啶醇及氯丙嗪干扰丙咪嗪的代谢，而噻吨类、三氟噻吨无此作用。奋乃静也干扰去甲替林的代谢，致血浆中浓度低。

（6）降糖药：吩噻嗪可致高血糖症，因之它们可干扰对糖尿病的控制。

（7）β-阻滞剂：心得安可加强抗精神病药的心脏作用。

（8）皮质类固醇：吩噻嗪使肠蠕动减慢，可加强皮质类固醇的吸收。

（9）地高辛：吩噻嗪加强地高辛在肠道内的吸收。

（10）胍乙啶：吩噻嗪抑制神经元的摄取机制，致使肾上腺素能神经元阻滞剂胍乙啶的降压作用减低。

（11）左旋多巴：吩噻嗪减弱左旋多巴的抗帕金森病作用。

（12）锂盐：抗精神病药对锂治疗的干扰尚有争论，它们可以加强锂的作用，也有资料指出使锂的排出增多。有些报告提示锂与氟哌啶醇或甲硫达嗪相结合，有毒性作用。

（13）麻醉镇痛剂：抗精神病药可加强这些药对中枢神经系统及呼吸的抑制作用。口服避孕药等含有雌激素的药物可进一步促进吩噻嗪所引起的刺激催乳激素分泌的作用。

（14）苯妥英钠：由于抗精神病药诱导肝酶，通常是降低苯妥英钠血清浓度，但有时是使之升高。异丙嗪：它可能拮抗抗精神病药的一些特异性作用，其机理及临床意义均不明。

（15）镇静剂：抗精神病药可加强具有中枢神经系统抑制作用的其他药物的镇静作用。但长期应用苯巴比妥治疗，可诱导肝微粒体氧化酶，使血清中抗精神病药的浓度降低。

（16）度冷丁：氯丙嗪阻碍度冷丁代谢产物的排除，二者合用可致明显的嗜睡，并使收缩压及舒张压下降。

（17）咖啡及茶：抗精神病药放在咖啡或茶内则发生沉淀，此沉淀很稳定，加入氢氧化钠或盐酸煮沸此沉淀，并不能完全溶解，这样则影响药物的作用。氟奋乃静的沉啶作用比氟哌啶醇为强，临床上应用前者的浓度（4mg/ml）比后者（2mg/ml）为高，可能是因此之故。

奋乃静片　1. 主要有锥体外系反应，如：震颤、僵直、流涎、运动迟缓、静坐不能、急性肌张力障碍等。长期大量服药可引起迟发性运动障碍。2. 可引起血浆中泌乳素浓度增加，可能有关的症状为：溢乳、男子女性化乳房、月经失调、闭经。可出现口干、视物模糊、乏力、头晕、心动过速、便秘、出汗等。3. 少见的不良反应有体位性低血压、粒细胞减少症与中毒性肝损害。偶见过敏性皮疹及恶性综合征。

禁忌症　基底神经节病变、帕金森病、骨髓抑制、青光眼、昏迷、对吩噻嗪类药过敏者。

注意事项　1. 患有心血管疾病（如心衰、心肌梗死、传导异常）应慎用。2. 出现迟发性运动障碍，应停用所有的抗精神病药。3. 出现过敏性皮疹及恶性综合征应立即停药并进行相应的处理。4. 肝、肾功能不全者应减量。5. 癫痫患者应慎用。6. 应定期检查肝功能与白细胞计数。7. 用药期间不宜驾驶车辆、操作机械或高空作业。

药物相互作用　1. 本品与乙醇或中枢神经抑制药，尤其是与吸入性全麻药或巴比妥类等静脉全麻药合用时，可彼此增效。2. 本品与苯丙胺类药合用时，由于吩噻嗪类药具有 α 肾上腺素受体阻断作用，后者的效应可减弱。3. 本品与制酸药或止泻药合用，可降低口服吸收。4. 本品与抗惊厥药合用，不能使抗惊厥药增效。5. 本品与抗胆碱药合用，效应彼此加强。6. 本品与肾上腺素合用，肾上腺素的 α 受体效应受阻，仅显示出 β 受体效应，可导致明显的低血压和心动过速。7. 本品与胍乙啶类药物合用时，后者的降压效应可被抵消。8. 本品与左旋多巴合用时，后者可抑制前者的抗震颤麻痹效应。9. 本品与单胺氧化酶抑制药或三环类抗抑郁药合用时，两者的抗胆碱作用可相互增强并延长。

药物过量　中毒症状：1. 中枢神经系统：有烦燥不安、失眠等兴奋症状。对有惊厥史者，尤其是儿童应特别注意，易产生四肢震颤、下颌抽动、言语不清等。2. 心血管系统：心悸、四肢发冷、血压下降、直立性低血压、持续性低血压休克，并可导致房室传导阻滞及室性过早搏动，可致心跳骤停。处理：1. 如服用大量本品，立即刺激咽部，催吐。在 6 小时内用 1∶5000 高锰酸钾液或温开水洗胃，本品易溶于水，而且能抑制胃肠蠕动，故必须反复洗胃，直至胃内回流液澄清为止。因本品镇吐作用强，故用催吐药效果不好。2. 静脉注射高渗葡萄糖注射液，促进利尿，排泄毒物，但输液不宜过多，以防心力衰竭和肺水肿。3. 依病情给予对症治疗及支持疗法。

氟哌啶醇片　1. 锥体外系反应较重且常见，急性肌张力障碍在儿童和青少年更易发生，出现明显的扭转痉挛、吞咽困难、静坐不能及类帕金森病。2. 长期大量使用可出现迟发性运动障碍。3. 可出现口干、视物模糊、乏力、便秘、出汗等。4. 可引起血浆中泌乳素浓度增加，可能有关的症状为溢乳、男子女性化乳房、月经失调、闭经。5. 少数病人可能引起抑郁反应。6. 偶见过敏性皮疹、粒细胞减少及恶性综合征。

禁忌症　基底神经节病变、帕金森病、严重中枢神经抑制状态者、骨髓抑制、青光眼、重症肌无力及对本品过敏者。

注意事项　下列情况时慎用：心脏病尤其是心绞痛、药物引起的急性中枢神经抑制、癫痫、肝功能损害、青光眼、甲亢或毒性甲状腺肿、肺功能不全、肾功能不全、尿潴留。应定期检查肝功能与白细胞计数。用药期间不宜驾驶车辆、操作机械或高空作业。

药物相互作用　1. 本品与乙醇或其他中枢神经抑制药合用，中枢抑制作用增强。2. 本品与苯丙胺合用，可降低后者的作用。3. 本品与巴比妥或其他抗惊厥药合用时，可改变癫痫的发作形式，但不能使抗惊厥药增效。4. 本品与抗高血压药物合用时，可产生严重低血压。5. 本品与抗胆碱药物合用时，有可能使眼压增高。6. 本品与肾上腺素合用，由于阻断了α受体，使β受体的活动占优势，可导致血压下降。7. 本品与锂盐合用时，需注意观察神经毒性与脑损伤。8. 本品与甲基多巴合用，可产生意识障碍、思维迟缓、定向障碍。9. 本品与卡马西平合用可使本品的血药浓度降低，效应减弱。10. 饮茶或咖啡可减低本品的吸收，降低疗效。

药物过量　中毒症状：可见高热、心电图异常、白细胞减少及粒细胞缺乏。处理：本品无特效拮抗剂，发现超剂量症状时应采取对症及支持疗法。

氟哌利多注射液　1. 锥体外系反应较重且常见，急性肌张力障碍在儿童和青少年更易发生，出现明显的扭转痉挛、吞咽困难、静坐不能及类帕金森病。2. 可出现口干、视物模糊、乏力、便秘、出汗等。3. 可引起血浆中泌乳素浓度增加，可能有关的症状为：溢乳、男子女性化乳房、月经失调、闭经。4. 少数病人可能引起抑郁反应。5. 可引起注射局部红肿、疼痛、硬结。6. 较少引起低血压。7. 偶见过敏性皮疹及恶性综合征。

禁忌症　基底神经节病变、帕金森病、严重中枢神经抑制状态者、抑郁症及对本品过敏者。

注意事项　1. 下列情况时慎用：心脏病尤其是心绞痛、药物引起的急性中枢神经抑制、癫痫、肝功能损害、青光眼、甲亢或毒性甲状腺肿、肺功能不全、肾功能不全及尿潴留。2. 治疗期间应定期检查血常规、肝功能。3. 注射液颜色变深或有沉淀时禁止使用。

药物相互作用　1. 本品与乙醇或其他中枢神经系统抑制药合用，中枢抑制作用增强。2. 本品与抗高血压药合用，易致体位性低血压。

药物过量　中毒症状：窒息、心跳加快、共济失调、呕吐、发绀、低血压、休克、激动、高热、肌肉僵直、震颤、瞳孔散大、心律失常。严重者神志模糊，甚至心力衰竭。处理：保持呼吸道通畅，增加排泄措施，并依病情进行相应对症治疗和支持疗法。

富马酸奎硫平片　常见不良反应为头晕、嗜睡、体位性低血压、心悸、口干、食欲不振和便秘。亦可引起体重增加、腹痛、无症状性 ALP 增高与血总胆固醇和甘油三酯增高。锥体外系不良反应少见。偶可引起兴奋与失眠。

禁忌症　1. 对本品过敏者禁用。2. 心血管疾病（心衰、心肌梗死、传导异常）和缺血性心脏病患者禁用。3. 脑血管疾病患者禁用。4. 昏迷、白细胞减少、甲状腺疾病及癫痫患者禁用。5. 肝、肾功能不全患者禁用。6. 可能诱发低血压的状态（脱水、低血容量、抗高血压药物治疗）禁用。

注意事项　1. 出现过敏性皮疹应停药。2. 出现恶性症状群应立即停药并进行相应的处理。3. 用药期间应定期检查肝功能、白细胞计数；定期检查晶状体、监测白内障的发生。4. 用药期间不宜驾驶车辆、操作机械或高空作业。

药物相互作用　1. 与酮康唑、红霉素、氯氮平、奈法唑酮、氟伏草胺、卡马西平等合用，可使奎硫平血药浓度升高。2. 与苯妥英钠、甲硫达嗪等合用，可使奎硫平血药浓度降低。3. 本品应避免与含酒精的饮料合用。4. 与其他中枢神经系统药物合用时应谨慎。5. 与抗高血压药合用，有诱发直立性低血压的危险。6. 与左旋多巴、多巴胺激动剂合用，可使后者作用减弱。

药物过量　药物过量可出现倦睡、心动过速、低血压、QT间期延长、昏迷、呼吸困难等中毒症状，可采取洗胃、维持呼吸，根据病情给予对症治疗和支持治疗。

谷维素片　偶有胃不适、恶心、呕吐、口干、皮疹、乳房肿胀、脱发等。

氯氮平片　1. 镇静作用强和抗胆碱能不良反应较多，常见有头晕、无力、嗜睡、多汗、流涎、恶心、呕吐、口干、便秘、体位性低血压、心动过速。2. 常见食欲增加和体重增加。3. 可引起心电图异常改变。可引起脑电图改变或癫痫发作。4. 也可引起血糖增高。5. 严重不良反应为粒细胞缺乏症及继发性感染。

禁忌症　严重心、肝、肾疾患、昏迷、谵妄、低血压、癫痫、青光眼、骨髓抑制或白细胞减少者禁用。对本品过敏者禁用。

注意事项　1. 出现过敏性皮疹及恶性综合征应立即停药并进行相应的处理。2. 中枢神经抑制状态者慎用。尿潴留患者慎用。3. 治疗头3个月内应坚持每1~2周检查白细胞计数及分类，以后定期检查。4. 定期检查肝功能与心电图。5. 定期检查血糖，避免发生糖尿病或酮症酸中毒。6. 用药期间不宜驾驶车辆、操作机械或高空作业。7. 用药期间出现不明原因发热，应暂停用药。

药物相互作用　1. 本品与乙醇或与其他中枢神经系统抑制药合用可增加中枢抑制作用。2. 本品与抗高血压药合用有增加体位性低血压的危险。3. 本品与抗胆碱药合用可增加抗胆碱作用。4. 本品与地高辛、肝素、苯妥英钠、华法林合用，可加重骨髓抑制作用。5. 本品与碳酸锂合用，有增加惊厥、恶性综合征、精神错乱与肌张力障碍的危险。6. 本品与氟伏沙明、氟西汀、帕罗西汀、舍曲林等抗抑郁药合用可升高血浆氯氮平与去甲氯氮平水平。7. 本品与大环内酯类抗生素合用可使血浆氯氮平浓度显著升高，并有报道诱发癫痫发作。

药物过量　中毒症状：最常见的症状包括谵妄、昏迷、心动过速、低血压、呼吸抑制或衰竭、唾液分泌过多等，也有发生癫痫的报道。处理：建立和维持呼吸道通畅，及时催吐和洗胃，并依病情给予对症治疗及支持疗法。

氯普噻吨片　1. 头晕、嗜睡、无力、体位性低血压和心悸、口干、便秘、视力模糊、排尿困难等抗胆碱能症状。2. 剂量偏大时可出现锥体外系反应，如震颤、僵直、流涎、运动迟缓、静坐不能、急性肌张力障碍。长期大量使用可引起迟发性运动障碍。3. 可引起血浆中泌乳素浓度增加，可能产生有关的症状为：溢乳、男子女性化乳房、月经失调、闭经。4. 可引起肝功能损害、粒细胞减少。偶可引起癫痫。偶见过敏性皮疹及恶性综合征。

禁忌症　基底神经节病变、帕金森病、骨髓抑制、青光眼、尿潴留、昏迷及对本品过敏者。

注意事项　1. 心血管疾病（如心衰、心肌梗死、传导异常）患者慎用。2. 出现迟发性运动障碍，应停用所有的抗精神病药。3. 出现过敏性皮疹及恶性症状群应立即停药并进行相应的处理。4. 肝、肾功能不全者应减量。5. 癫痫患者慎用。6. 定期检查肝功能与白细胞计数。7. 用药期间不宜驾驶车辆、操作机械或高空作业。

药物相互作用　1. 本品能促使中枢神经抑制药如吸入性全麻药或巴比妥类等静脉全麻药增效，合用时应将中枢神经抑制药的用量减少到常用量的 1/4 ~ 1/2。2. 本品与苯丙胺合用，可降低后者的效应。3. 合用制胃酸药或泻药时，可减少本品的吸收。4. 本品可降低惊厥阈值，使抗惊厥药作用减弱，不宜用于癫痫病人。5. 本品与抗胆碱药物合用时药效可互相加强。6. 本品与肾上腺素合用，由于α受体活动受阻，β受体活动占优势，可出现血压下降。7. 本品与左旋多巴合用时，可抑制后者的抗震颤麻痹作用。8. 三环类或单胺氧化酶抑制药与本品合用，镇静及抗胆碱效能可更显著。9. 可掩盖某些抗生素（如氨基糖甙类）的耳部毒性。

药物过量　中毒症状：过量时的症状为昏迷、昏睡、呼吸抑制、低血压（在服药几小时后出现），并能维持2～3日，心跳加速、发热和瞳孔缩小、躁狂，在恢复期可出现血尿。处理：尽快洗胃，维持呼吸道通畅，并依病情给予对症治疗及支持疗法。

盐酸硫利达嗪片　常见不良反应有口干、心动过速、视物模糊等。也可见嗜睡、头晕、鼻塞、体位性低血压，偶有腹泻、腹胀、心电图异常、中毒性肝损害，长期用药可引起色素性视网膜病变，大多停药后消失。较少引起震颤、流涎、运动迟缓、静坐不能和急性肌张力障碍等锥体外系不良反应。

禁忌症　1. 严重心血管疾病如心衰、心肌梗死、传导异常等患者禁用。2. 昏迷、白细胞减少者禁用。3. 对吩噻嗪类及本品过敏者禁用。

注意事项　1. 肝、肾功能不全者、癫痫病患者慎用。2. 出现过敏性皮疹者应停用。3. 出现恶性症状群应立即停药并进行相应的处理。4. 用药期间应定期检查肝功能、心电图、白细胞计数。5. 用药期间不宜驾驶车辆、操作机械或高空作业。

药物相互作用　1. 本品可增强镇痛药、催眠药、抗组胺药、麻醉药及乙醇的中枢抑制作用。2. 不宜与奎尼丁合用。

药物过量　长期服用大剂量后，可有色视改变如蓝绿色盲或发生黄视。急性中毒者可发生震颤、嗜睡、血压降低、脉搏减慢及体位性舒张压升高。也可发生心电图T波变化，少数引起癫痫发作。主要采取对症治疗及支持疗法。

五氟利多片　主要为锥体外系反应，如静坐不能、急性肌张力障碍和类帕金森病。长期大量使用可发生迟发性运动障碍。亦可发生嗜睡、乏力、口干、月经失调、溢乳、焦虑或抑郁反应等。偶见过敏性皮疹、心电图异常、粒细胞减少及恶性综合征。

禁忌症　基底神经节病变、帕金森病、骨髓抑制，对本品过敏者。

注意事项　肝、肾功能不全者慎用。不宜与其他抗精神病药合用，避免增加锥体外系反应的危险性。应定期检查肝功能与白细胞计数。用药期间不宜驾驶车辆、操作机械或高空作业。

药物相互作用　本品与乙醇或其他中枢神经系统抑制药合用，中枢抑制作用增强。本品与抗高血压药合用，有增加直立性低血压的危险。

药物过量　中毒症状：主要毒性反应为心肌受损及干扰心内传导，出现严重心律不齐、胸闷、气憋等。处理：本品作用时间长，超量中毒时应特别注意对症治疗及支持疗法，无特殊解毒药。

盐酸氯丙嗪片　1. 常见口干、上腹不适、食欲缺乏、乏力及嗜睡。2. 可引起体位性低血压、心悸或心电图改变。3. 可出现锥体外系反应，如震颤、僵直、流涎、运动迟缓、静坐不能、急性肌张力障碍。4. 长期大量服药可引起迟发性运动障碍。5. 可引起血浆中泌乳素浓度增加，可能产生有关的症状为溢乳、男子女性化乳房、月经失调、闭经。6. 可引起中毒性肝损害或阻塞性黄疸。7. 少见骨髓抑制。8. 偶可引起癫痫、过敏性皮疹或剥脱性皮炎及恶性综合征。

禁忌症　基底神经节病变、帕金森病、骨髓抑制、青光眼、昏迷及对吩噻嗪类药过敏者。

注意事项　1. 患有心血管疾病（如心衰、心肌梗死、传导异常）慎用。2. 出现迟发性运动障碍，应停用所有的抗精神病药。3. 出现过敏性皮疹及恶性综合征应立即停药并进行相应的处理。4. 用药后引起体位性低血压应卧床，血压过低可静脉滴注去甲肾上腺素，禁用肾上腺素。5. 肝、肾功能不全者应减量。6. 癫痫患者慎用。7. 应定期检查肝功能与白细胞计数。8. 对晕动症引起的呕吐效果差。9. 用药期间不宜驾驶车辆、操作机械或高空作业。10. 不适用于有意识障碍的精神异常者。

药物相互作用　1. 本品与乙醇或其他中枢神经系统抑制药合用时中枢抑制作用加强。2. 本品与抗高血压药合用易致体位性低血压。3. 本品与舒托必利合用，有发生室性心律紊乱的危险，严重者可致尖端扭转型心律失常。4. 本品与阿托品类药物合用，不良反应加重。5. 本品与碳酸锂合用，可引起血锂浓度增高。6. 抗酸剂可以降低本品的吸收，苯巴比妥可加快其排泄，因而减弱其抗精神病作用。7. 本品与单胺氧化酶抑制剂及三环类抗抑郁药合用时，两者的抗胆碱作用加强，不良反应加重。

药物过量　中毒症状：1. 表情淡漠、烦躁不安、吵闹不停、昏睡，严重时可出现昏迷。2. 严重锥体外系反应。3. 心血管系统：心悸、四肢发冷、血压下降、直立性低血压、持续性低血压休克，并可导致房室传导阻滞及室性早搏甚至心跳骤停。处理：1. 超剂量时，立即刺激咽部，催吐。在6小时内须用1∶5000高锰酸钾液或温开水洗胃，本品易溶于水，而且能抑制胃肠蠕动，故必须反复用温水洗胃，直至胃内回流液澄清为止。因本品镇吐作用强，故用催吐药效果不好。2. 注射高渗葡萄糖注射液，促进利尿，排泄毒物，但输液不宜过多，以防心力衰竭和肺水肿。3. 依病情给予对症治疗及支持疗法。

盐酸三氟拉嗪片　锥体外系反应多见，如静坐不能、急性肌张力障碍和类帕金森病。长期大量使用可发生迟发性运动障碍。可发生心悸、失眠、乏力、口干、视物模糊、排尿困难、便秘、溢乳、男子女性化乳房、月经失调、闭经等。少见思睡、躁动、眩晕、尿潴留。偶见过敏性皮疹、白细胞减少及恶性综合征。偶可引起体位性低血压、心悸或心电图改变、肝酶水平升高或阻塞性黄疸、癫痫。

禁忌症 基底神经节病变、帕金森病、骨髓抑制、青光眼、昏迷及对吩噻嗪类药过敏者。

注意事项 1. 患有心血管疾病（如心衰、心肌梗死、传导异常）应慎用。2. 出现迟发性运动障碍，应停用所有的抗精神病药。3. 出现过敏性皮疹及恶性综合征应立即停药并进行相应的处理。4. 肝、肾功能不全者应减量。5. 癫痫与脑器质性疾病患者慎用。6. 应定期检查肝功能与白细胞计数。7. 用药期间不宜驾驶车辆、操作机械或高空作业。

药物相互作用 1. 与乙醇或其他中枢神经系统抑制药合用，可增强中枢抑制作用。2. 与抗高血压药合用，易致体位性低血压。3. 本品与舒托必利合用有增加室性心律紊乱的危险，严重者可致尖端扭转型心律失常。4. 本品与其他阿托品类药物合用，不良反应加重。

药物过量 中毒症状：1. 中枢神经系统：可出现严重的锥体外系症状，并有意识障碍。从嗜睡、注意力不集中到昏睡，最后进入昏迷。检查时可发现瞳孔缩小，对光反射迟钝，同时伴有中枢性体温过低。2. 心血管系统：体位性低血压、心率加快、脉细数、偶见心律不齐，严重时导致低血容量性休克。3. 血液系统：中性粒细胞减少、过敏性紫癜。处理：洗胃、导泻、输液，并依病情给予对症治疗及支持疗法。

（四）抗焦虑药（弱安定药）

抗焦虑药（antianxietydrugs）主要是抑制神经元之间的通路。这种抑制作用在边缘系统最为明显。这类药物的安定作用弱，因之又名为弱安定药（minortranvuilizers），它对精神病人无效，但可稳定情绪，减轻焦虑及紧张状态，改善睡眠，此外尚有肌肉松弛作用。这类药物不引起锥体外系症状，长期应用可产生习惯性，亦可成瘾，突然停药可产生停药症状。常用的药物为苯二氮䓬类。

1. 不良反应：常见共济失调、协作不能、精神错乱及中枢神经系统的作用，尤其是老年人。曾见有急性兴奋状态及幻觉，甚至惊厥。此药能否成瘾尚不明。长期大剂量应用，可发生药物依赖性，但罕见。

（1）心血管系统：静注此药时可发生短暂的低血压，大都是由于注射太快。

（2）神经系统：这类药物均影响运动及精神功能，致使灵敏性减低及反应时间延长。所用剂量在通常的剂量以下，即可出现这些现象而病人尚不自觉，易导致意外。

（3）消化系统：偶可发生口腔干燥或唾液分泌过多，也能出现便秘。

（4）泌尿系统：应用安定可发生排尿困难。

（5）内分泌、代谢：新生儿可出现体温降低，而在老年人是罕见的。

（6）对下一代的影响：苯二氮䓬类的致畸作用尚有争论，尚不能证实在妊娠期间，特别是妊娠头 3 个月最好避免用这类药物。哺乳期母亲应用这类药物可分泌到乳汁内，而婴儿所获得的剂量不足以引起不良反应。但应注意，由于这类药物代谢缓慢，摄入小剂量也能引起蓄积而出现不良反应。新生儿可发生思睡及不能固定地吃奶。

2. 相互作用：酒精可加强这类药物的作用，严重时可导致死亡。吸烟越多的人越不常见这类药物所致的思睡。随着年龄的增长思睡的不良反应越常见。吸烟增加这些药物的代谢率，而年龄增长可减低代谢率。安定可使阿米替林的代谢清除率降低，阿米替林和稳定状态血浆浓度及 $t_{1/2}$ 均增加。安定与去甲替林的相互作用尚不争论。苯二氮䓬类与其他三环类抗抑郁药也易发生相似的作用。安定阻碍三环类药物使抑郁病人的症状改善，但不影响电休克治疗的效果。氯羟安定与息疟定相互作用对肝脏有毒性。抗毒蕈碱药及腹部放射治疗使苯二䓬类的吸收减少。

复方地西泮片 剂量较大时，可见困倦、乏力、头痛、头昏，共济失调；偶见皮疹及白细胞减少；有成瘾性可能，长期应用后停药，可出现激动、忧郁、精神病恶化等症状。

注意事项 暂定按第二类精神药品管理，青光眼、重症肌无力、处于抑制状态的急性酒精中毒、肝肾功能损害、慢性严重阻塞性肺部病变者及孕妇、幼儿慎用。

药物相互作用 1. 与中枢抑制药合用可增加呼吸抑制作用。2. 与易成瘾和其他可能成瘾药合用时，成瘾的危险性增加。3. 与酒及全麻药、可乐定、镇痛药、吩噻嗪类、单胺氧化酶A型抑制药和三环类抗抑郁药合用时，可彼此增效，应调整用量。4. 与抗高血压药和利尿降压药合用，可使降压作用增强。5. 与西咪替丁、普奈洛尔合用，本药清除减慢，血浆半衰期延长。6. 与扑米酮合用，由于减慢后者代谢，需调整扑米酮的用量。7. 与左旋多巴合用时，可降低后者的疗效。8. 与利福平合用，增强本品的消除，血药浓度降低。9. 异烟肼抑制本品的消除，致血药浓度增高。10. 与地高辛合用，可增加地高辛血药浓度而致中毒。

甲丙氨酯片 常见嗜睡，可见无力、头痛、晕眩、低血压与心悸。偶见皮疹、骨髓抑制。

注意事项 1. 长期使用可产生依赖性。若停药必须逐渐减量，若骤停可产生撤药综合征，表现为失眠、呕吐、震颤、肌肉抽搐、焦虑、动作失调等，甚至出现幻觉、惊厥。2. 肾功能不全者、肺功能不全者慎用。3. 定期检查肝功能与白细胞计数。

4. 用药期间不宜驾驶车辆、操作机械或高空作业。5. 服药期间勿饮酒。

药物相互作用　与全麻药、中枢性抑制药、单胺氧化酶抑制药，三环类抗抑郁药等合用时，均可增效，中枢性抑制作用也更明显。

药物过量　中毒症状：中毒时可发生昏迷、呼吸麻痹、心律失常、心脏及循环衰竭，亦可发生急性血小板过敏性紫癜、血管神经性水肿、支气管痉挛、高热、晕厥等。处理：立即洗胃、导泻、输液，并依病情给予对症治疗及支持疗法。

氯氮　片　常见嗜睡，可见无力、头痛、晕眩、恶心、便秘等。偶见皮疹、中毒性肝损害、骨髓抑制。男性偶见阳痿。

注意事项　长期使用可产生耐受性与依赖性。肝、肾功能不全者慎用。应定期检查肝功能与白细胞计数。用药期间不宜驾驶车辆、操作机械或高空作业。长期用药后骤停可能引起惊厥等撤药反应。服药期间勿饮酒。

药物相互作用　1. 本品与易成瘾的和其他可能成瘾药合用时，成瘾的危险性增加。2. 饮酒及与全麻药、可乐定、镇痛药、单胺氧化酶抑制药和三环类抗抑郁药合用时，可相互增效。3. 与抗酸药合用时可延迟本品的吸收。4. 本品与抗高血压药或与利尿降压药合用时，可使降压作用增强。5. 本品与钙离子通道拮抗药合用时，可使低血压加重。6. 本品与西咪替丁合用时可以抑制本品的肝脏代谢，从而使清除减慢，血药浓度升高。7. 本品与普萘洛尔合用时可导致癫痫发作的类型和（或）频率改变，应及时调整剂量。8. 本品与卡马西平合用时，由于肝微粒体酶的诱导可使两者的血药浓度下降，清除半衰期缩短。9. 本品与左旋多巴合用时，可降低后者的疗效。10. 本品与抗真菌药酮康唑、伊曲康唑合用，可提高本品疗效并增加其毒性。

药物过量　中毒症状：大剂量中毒时，可出现昏迷、血压降低、呼吸抑制和心动缓慢等。处理：立即催吐、洗胃、导泻以排除药物，并依病情给予对症治疗及支持疗法。

马来酸咪达唑仑片　1. 严重的呼吸抑制易见于老年人和长期用药的老年人，可表现为呼吸暂停、窒息、心跳暂停，甚至死亡。2. 与阿片类镇痛剂合用时，可发生呼吸抑制、停止，有些病人可因缺氧性脑病而死亡。3. 长期用作镇静剂后，病人可发生精神运动障碍。亦可出现肌肉颤动，躯体不能控制的运动或跳动，罕见的兴奋，不能安静等。当出现这些症状时应当处理。常见的不良反应有：(1) 低血压。(2) 急性谵妄、朦胧、失定向、焦虑、神经质或不安宁等。此外还有心跳增快、静脉炎、皮肤红肿、皮疹、过度换气、呼吸急促等。(3) 肌注局部硬块、疼痛；静脉注射后，静脉触痛等。4. 较少见的症状有：视物模糊、轻度头痛、头昏、咳嗽、飘飘然；肌肉和静脉发硬及疼痛；手脚无力、麻、痛或针刺样感等。

注意事项　1. 用作全麻诱导术后常有较长时间再睡眠现象，应注意保持病人气道通畅。2. 长期使用咪达唑仑，突然撤药可引起戒断综合征，推荐逐渐减少剂量。3. 慎用于体质衰弱者或慢性病、肺阻塞性疾病、慢性肾衰、肝功能损害或充血性心衰病人，若使用咪达唑仑应减小剂量并进行生命体征的监测。4. 急性酒精中毒时，与之合用将抑制生命体征。(1) 病人可出现昏迷或休克，低血压的作用将延长；(2) 充血性心力衰竭可延长 $T_{1/2}$ 时间，增加容积分布 2~3 倍；(3) 出现肝功能损害。5. 老年人危险性的手术和斜视，白内障切除的手术中，可推荐应用咪达唑仑，但可能会有意识朦胧或失定向的感觉。

药物相互作用　1. 咪达唑仑可增强催眠药、镇静药、抗焦虑药、抗抑郁药、抗癫痫药、麻醉药和镇静性抗组胺药的中枢抑制作用。2. 一些肝酶抑制药，特别是细胞色素 P4503A 抑制药物，可影响咪达唑仑的药代动力学，使其镇静作用延长。3. 酒精可增强咪达唑仑的镇静作用。

药物过量 1. 过量一般主要表现是药理作用的增强：中枢抑制——从过度镇静到昏迷、精神失常、昏睡、肌肉松弛或异常兴奋。在大多数情况下，只需注意监测生命体征即可。2. 严重过量可导致昏迷、反射消失、呼吸循环抑制和窒息，需采取相应的措施（人工呼吸、循环支持），以及采用苯二氮草类受体拮抗剂如氟马西尼逆转。

硝西泮片 常见嗜睡，可见无力、头痛、晕眩、恶心、便秘等。偶见皮疹、肝损害、骨髓抑制。

注意事项 长期使用可产生耐受性和依赖性。肝肾功能不全者慎用。应定期检查肝功能与白细胞计数。用药期间不宜驾驶车辆、操作机械或高空作业。长期用药后骤停可能引起惊厥等撤药反应。服药期间勿饮酒。

药物相互作用 1. 本品与易成瘾的和其他可能成瘾药合用时，成瘾的危险性增加。2. 饮酒及与全麻药、可乐定、镇痛药、单胺氧化酶抑制药和三环类抗抑郁药合用时，可相互增效。3. 本品与抗酸药合用时可延迟本品的吸收。4. 本品与抗高血压药或与利尿降压药合用时，可使降压作用增强。5. 本品与钙离子通道拮抗药合用时，可使低血压加重。6. 本品与西咪替丁合用时可以抑制本品的肝脏代谢，从而使清除减慢，血药浓度升高。7. 本品与普萘洛尔合用时可导致癫痫发作的类型和（或）频率改变，应及时调整剂量。8. 本品与卡马西平合用时，由于肝微粒体酶的诱导可使两者的血药浓度下降，清除半衰期缩短。9. 本品与左旋多巴合用时，可降低后者的疗效。10. 本品与抗真菌药酮康唑、伊曲康唑合用，可提高本品疗效并增加其毒性。

药物过量 中毒症状：大剂量中毒时，可出现昏迷、血压降低、呼吸抑制和心动缓慢等。处理：立即催吐、洗胃、导泻以排除药物，并依病情给予对症治疗及支持疗法。

盐酸丁螺环酮片　有头晕、头痛、恶心、呕吐及胃肠功能紊乱。

注意事项　1. 肝肾功能不全者、肺功能不全者慎用。2. 用药期间应定期检查肝功能与白细胞计数。3. 用药期间不宜驾驶车辆、操作机械或高空作业。服药期间勿饮酒。

盐酸羟嗪片　常见嗜睡，可见无力、头痛、晕眩、低血压与心悸。偶见皮疹、骨髓抑制，可能诱发癫痫。

注意事项　长期使用可产生依赖性。肝肾功能不全者、肺功能不全者慎用。应定期检查肝功能与白细胞计数。用药期间不宜驾驶车辆、操作机械或高空作业。服药期间勿饮酒。

药物相互作用　1. 与巴比妥类、阿片类或其他中枢抑制药合用，能增强其他中枢抑制药的作用，增强阿片类的镇痛和镇静作用，但不增加呼吸抑制作用。2. 术前使用本品可延长麻醉药——氯胺酮的麻醉恢复时间（延长约30%~40%）。

（五）抗抑郁药

三环类抗抑郁药（Trichyclicantidepressivedrugs）的作用是阻滞突触的神经介质去甲肾上腺素（NA）及5－羟色胺（5－HT）的再吸收。三环类药物对α－肾上腺素受体有阻滞作用，并且也影响乙酰胆碱及组织胺。三环类抗抑郁药中应用最广泛的是阿米替林及丙咪嗪，还有多虑平、氟丙咪嗪、胺丙吲哚、托拉唑酮、麦普替林、半皮色林等。

1. 不良反应：这类药物的许多不良应用是由于NA蓄积的结果，这种蓄积表现于肾上腺素能突触及整个身体的影响。NA的再吸收受抑制，将使心肌NA排空而导致循环中儿茶酚胺浓度升高。同时由于三环类药物的抗胆碱能及奎尼丁样作用，将产生心率、心律及传导紊乱，并常见高血压及心肌功能不全的病人。大剂量使用则这些反应加重，导致危及生命的心律失常，传导紊乱及心脏－呼吸受抑制伴有低血压，甚至发生心脏完全阻滞。这些药物的抗胆碱能作用也可产生口干、出汗、排尿障碍、便秘、眼花、激动及意识不清。大剂量则出现幻觉、肌挛缩、抽搐及昏迷。剂量超过1.0g则严重中毒，2.0g以上常可致死。三环类抗抑郁药罕见变态反应，但有发生胆汁郁积性黄疸及粒细胞减少症。变态反应表现为皮疹、荨麻疹及皮肤血管炎、尚未见有致癌作用的报告。

（1）心血管系统：三环类抗抑郁药物干扰心率、心律及心肌收缩力，是通过不同的机理，包括抗胆碱能作用、干扰突触前神经元对NA的再摄取、直接抑制心肌及由于药物的亲脂性而改变细胞膜的通透性。最常见的改变是窦性心动过速。心电图改变为P-R，QRS、及Q-T间期延长，T波平坦或倒置。这些所见颇似奎尼丁及普鲁卡因酰胺的作用，并可导致房室或束支传导阻滞，也易诱发室性异位搏动如心动过速或颤动。应用适当剂量的三环类抗抑郁药治疗的病人中，20%发生明显的体位性低血压，这种作用与药物在血浆中的浓度并不一致。

（2）神经系统：有时可出现精神病性或精神性反应，如共济失调、静坐不能、语言及活动能力低下、梦态及记忆紊乱。

（3）消化系统：可见变态反应性胆汁蓄积性黄疸。

（4）泌尿系统：常见有某些程度的尿潴留，但临床并无问题。

（5）造血系统：可见粒细胞缺乏、溶血性贫血。

（6）内分泌、代谢：同是应用抗抑郁药及精神病药治疗，可使体重增加，部分是由于精神状态改善，但也有生理作用在内。

（7）特殊感官；三环类抗抑郁药可诱发窄角性青光眼。

（8）皮肤：可出现皮肤血管炎、皮疹及荨麻疹，可能由于过敏反应所致。

（9）对下一代的影响：由于三环类药物的肾上腺素能及抗

胆碱能作用通过胎盘，因此在围产期及妊娠期应避免使用这些药物。

2. 相互作用：常合用三环类药物与单胺氧化酶抑制剂治疗顽固病人，是危险的；可致高热，可能与 5 - HT 的含量升高有关。单胺氧化酶抑制剂不能与反苯环丙胺（Tranylcypromine）、丙咪嗪或氯丙咪嗪合用，因为易发生中毒性相互作用。

（1）三环类药物与拟交感神经药的相互作用最为凶险，可导致严重的高血压。丙咪嗪可使苯肾上腺素（新福林）的作用增强 2～3 倍，可使去甲肾上腺素作用增强 4～8 倍，但对异丙肾上腺素却无影响。

（2）三环类药物与乙醇合用可使作用减弱，但尚有争论。

（3）三环类药物与吩噻嗪合用治疗抑郁伴有焦虑的病人是否疗效更好，意见并不一致。三环类药物与甲硫达嗪合用特别危险，因为二者均对心脏有毒性作用。奋乃静、氯丙嗪及氟哌啶醇都干扰丙咪嗪的代谢。奋乃静使去甲替林的代谢产物从尿中排出的总量减少，减少血浆的代谢产物浓度，而增加未变化药物的水平。

（4）丙咪嗪及其他三环类药物的抗胆碱能作用使胃肠运动减慢，足以干扰其他药物的吸收，尤以氯丙嗪最为明显，因为它大部分停留在肠管时进行代谢。

（5）利它林（Ritalin）与三环类药物对情绪有相互协同作用，因为利它林干扰丙咪嗪的代谢，导致血中丙咪嗪浓度升高，合用时应注意。

（6）三环类药物也使节后阻滞药如胍乙啶、利血平、要乐宁及 α - 甲基多巴的降压作用逆转，使血压失去控制。应用降压药使血压稳定的病人，突然停用三环类药物可引起严重的低血压。

（7）三环类药物干扰口服抗凝药物的代谢，并可增加它们在血清中的浓度，延长它们的 $t_{1/2}$ 达 300%。

吗氯贝胺胶囊 有轻度恶心、口干、头痛、头晕、出汗、心悸、失眠、体位性低血压等。与酪胺含量高的食物（如奶酪）同服可能引起高血压。少见不良反应有过敏性皮疹。偶见意识障碍及肝功能损害。大剂量时可能诱发癫痫。

禁忌症 1. 躁狂症患者、嗜铬细胞瘤、甲状腺亢进患者禁用。2. 对本品过敏者禁用。

注意事项 1. 肝、肾功能严重不全者慎用。2. 本品禁止与其他抗抑郁药物同时使用，以避免引起“高 5－羟色胺综合征”的危险。3. 使用中枢性镇痛药（度冷丁、可待因、美沙芬）、麻黄碱、伪麻黄碱或苯丙醇氨患者禁用本品。4. 患者有转向躁狂发作倾向时应立即停药。5. 用药期间不宜驾驶车辆、操作机械或高空作业。6. 用药期间应定期检查血象、心、肝、肾功能。7. 由其他抗抑郁药换用本品，建议停药 2 周后再开始使用本品；氟西汀应停药 5 周再开始使用本品。

药物过量 服药过量后，经过 12 小时左右潜伏期，迅速出现中枢神经兴奋状态，表现激越、出汗、心动过速、肌强直、反射亢进、谵妄以及高血压和高热等。体温高达 40℃以上，舒张压超过 120mmHg 时，可有剧烈头痛、呕吐、视神经乳头水肿和癫痫发作等高血压脑病征象。少数病人出现低血压、呼吸抑制及出血倾向。应及时采取以下措施：1. 及时洗胃，清除胃内毒物。2. 输液并以渗透性利尿剂强迫利尿，尿液酸化（可输入大量维生素 C）有利于加速药物的排泄。3. 视病情给予对症治疗和支持疗法。

盐酸阿米替林片 治疗初期可能出现抗胆碱能反应，如多汗、口干、视物模糊、排尿困难、便秘等。中枢神经系统不良反应可出现嗜睡、震颤、眩晕。可发生体位性低血压。偶见癫痫发作、骨髓抑制及中毒性肝损害等。

禁忌症 严重心脏病、近期有心肌梗死发作史、癫痫、青光眼、尿潴留、甲状腺机能亢进、肝功能损害，对三环类药物过敏者。

注意事项 肝、肾功能严重不全、前列腺肥大、老年或有心血管疾患者慎用。使用期间应监测心电图。本品不得与单胺氧化酶抑制剂合用，应在停用单胺氧化酶抑制剂后14天，才能使用本品。患者有转向躁狂倾向时应立即停药。用药期间不宜驾驶车辆、操作机械或高空作业。

药物相互作用 1. 本品与舒托必利合用，有增加室性心律失常的危险，严重可至尖端扭转型心律失常。2. 本品与乙醇或其他中枢神经系统抑制药合用，中枢神经抑制作用增强。3. 本品与肾上腺素、去甲肾上腺素合用，易致高血压及心律紊乱失常。4. 本品与可乐定合用，后者抗高血压作用减弱。5. 本品与抗惊厥药合用，可降低抗惊厥药的作用。6. 本品与氟西汀或氟伏沙明合用，可增加两者的血浆浓度，出现惊厥，不良反应增加。7. 本品与阿托品类合用，不良反应增加。8. 与单胺氧化酶合用，可发生高血压。

药物过量 中毒症状：烦燥不安、谵妄、昏迷、可出现严重的抗胆碱能反应或癫痫发作。心脏毒性可致传导障碍、心律失常、心力衰竭。处理：洗胃、催吐，以排除毒物，增加排泄措施，并依病情进行相应对症治疗和支持疗法。

盐酸丙咪嗪片 治疗初期可能出现失眠与抗胆碱能反应，如多汗、口干、震颤、眩晕、心动过速、视物模糊、排尿困难、便秘或麻痹性肠梗阻等。大剂量可发生心脏传导阻滞、心律失常、焦虑等。其他有皮疹、体位性低血压。偶见癫痫发作和骨髓抑制或中毒性肝损害。

禁忌症 严重心脏病、青光眼、排尿困难、支气管哮喘、癫痫、甲状腺功能亢进、谵妄、粒细胞减少、肝功能损害者禁用。对三环类药过敏者禁用。

注意事项　本品不得与单胺氧化酶抑制药合用，应在停用单胺氧化酶抑制剂后 14 天，才能使用本品。用药期间应定期检查血象、肝、肾功能。患者有转向躁狂倾向时应立即停药。用药期间不宜驾驶车辆、操作机械或高空作业。

药物相互作用　1. 本品与乙醇合用，可使中枢神经的抑制作用增强。2. 本品与抗惊厥药合用，可降低抗惊厥药的作用。3. 本品与抗组胺药或抗胆碱药合用，药效相互加强。4. 本品与雌激素或含雌激素的避孕药合用，可增加本品的不良反应。5. 本品与肾上腺素受体激动药合用，可引起严重高血压与高热。6. 本品与甲状腺制剂合用，可互相增效，导致心律失常。7. 与单胺氧化酶合用，有发生高血压的危险。

药物过量　中毒症状：1. 超剂量服用可致谵妄、幻觉、昏迷、痉挛、血压下降、呼吸抑制、瞳孔散大。2. 循环系统可见窦性心动过速、心肌缺血、多灶性期外收缩及房室或室内传导阻滞、室性纤颤。处理：洗胃、催吐，以排除毒物，并依病情进行相应对症治疗及支持疗法。

盐酸多塞平片　治疗初期可出现嗜睡与抗胆碱能反应，如多汗、口干、震颤、眩晕、视物模糊、排尿困难、便秘等。其他有皮疹、体位性低血压，偶见癫痫发作、骨髓抑制或中毒性肝损害。

禁忌症　严重心脏病、近期有心肌梗死发作史、癫痫、青光眼、尿潴留、甲状腺机能亢进、肝功能损害、谵妄、粒细胞减少、对三环类药物过敏者。

注意事项　肝、肾功能严重不全，前列腺肥大、老年或心血管疾患者慎用，使用期间应监测心电图。本品不得与单胺氧化酶抑制剂合用，应在停用单胺氧化酶抑制剂后 14 天，才能使用本品。患者有转向躁狂倾向时应立即停药。用药期间不宜驾驶车辆、操作机械或高空作业。用药期间应定期检查血象、心、肝、肾功能。

药物相互作用　1. 本品与舒托必利合用，有增加室性心律失常的危险，严重者可致尖端扭转型心律失常。2. 本品与乙醇或其他中枢神经系统抑制药合用，中枢神经抑制作用增强。3. 本品与肾上腺素、去甲肾上腺素合用，易致高血压及心律失常。4. 本品与可乐定合用，后者抗高血压作用减弱。5. 本品与抗惊厥药合用，可降低抗惊厥药的作用。6. 本品与氟西汀或氟伏沙明合用，可增加两者的血浆浓度，出现惊厥，不良反应增加。7. 本品与阿托品类合用，不良反应增加。8. 与单胺氧化酶合用，可发生高血压。

药物过量　中毒症状：可致心脏传导阻滞、心律失常，也可产生显著的呼吸抑制。处理：催吐、洗胃和采用支持疗法及对症治疗。

盐酸氟西汀胶囊　常见不良反应为口干、食欲减退、恶心、失眠、乏力，少数病例可见焦虑、头痛。

注意事项　因本药半衰期较长，故肝肾功能较差者或老年病人，应适当减少剂量。有癫痫史者、妊娠或哺乳期妇女慎用。儿童应用时应遵照医嘱。如出现皮疹或发热，应立即停药，并对症处理。不宜与单胺氧化酶抑制剂（MAOI）并用；必要时，应停用本药5周后，才可换用单胺氧化酶抑制剂（MAOI）。

盐酸氯米帕明片　治疗初期可能出现抗胆碱能反应，如多汗、口干、视物模糊、排尿困难、便秘等。中枢神经系统不良反应可出现嗜睡、震颤、眩晕。可发生体位性低血压。偶见癫痫发作、心电图异常、骨髓抑制或中毒性肝损害等。

禁忌症　严重心脏病、近期有心肌梗死发作史、癫痫、青光眼、尿潴留及对三环类药物过敏者。

注意事项　肝、肾功能严重不全、前列腺肥大、老年或心血管疾患者慎用，使用期间应监测心电图。本品不得与单胺氧化酶抑制剂合用，应在停用单胺氧化酶抑制剂后 14 天，才能使用本品。患者有转向躁狂倾向时应立即停药。用药期间不宜驾驶车辆、操作机械或高空作业。

药物相互作用 1. 本品与舒托必利合用，有增加室性心律失常的危险，严重者可至尖端扭转型心律失常。2. 本品与乙醇或其他中枢神经系统抑制药合用，中枢神经抑制作用增强。3. 本品与肾上腺素、去甲肾上腺素合用，易致阵发性高血压及心律失常。4. 本品与可乐定合用，后者抗高血压作用减弱。5. 本品与抗惊厥药合用，可降低抗惊厥药的作用。6. 本品与氟西汀或氟伏沙明合用，可增加两者的血浆浓度，出现惊厥，不良反应增加。7. 本品与阿托品类合用，不良反应增加。

药物过量 中毒症状：首发症状一般是严重的抗胆碱能反应，中枢症状有嗜睡、木僵、昏迷、躁动不安、震颤、谵妄、大量出汗、反射亢进、肌肉强直、惊厥等，心血管系统可出现心律失常、心动过缓，传导阻滞、充血性心衰甚至心脏骤停。也可发生呼吸抑制、发绀、低血压、休克、呕吐、高热、瞳孔散大、少尿或无尿等。处理：洗胃，保持呼吸道通畅，采取增加排泄措施，并依病情进行相应对症治疗和支持疗法。

盐酸马普替林片 以口干、便秘、排尿困难、眩晕、视力模糊与心动过速等抗胆碱能症状为常见，程度较轻，多发生于服药的早期。中枢神经系统不良反应可出现嗜睡、失眠或激动，用药早期可能增加患者自杀的危险性。其他有皮疹、体位性低血压及心电图异常改变，以传导阻滞为主。偶见癫痫发作及中毒性肝损害。

禁忌症 癫痫、青光眼、尿潴留、近期有心肌梗死发作史以及对本品过敏者。

注意事项 肝、肾功能严重不全、前列腺肥大、老年或心血管疾患者慎用。使用期间应监测心电图。本品不得与单胺氧化酶抑制剂合用，应在停用单胺氧化酶抑制剂后 14 天，才能使用本品。使用本品初期，对有自杀倾向患者应密切监护。患者有转向躁狂倾向时应立即停药。用药期间不宜驾驶车辆、操作机械或高空作业。

药物相互作用　1. 本品与抗组胺药合用，可加强抗胆碱能作用。2. 西咪替丁可使本品的血药浓度增加。3. 本品与可乐定、胍乙啶合用，可使后者的降压作用减弱。4. 本品与甲状腺激素合用，可增加心律失常。5. 本品与氟西汀合用，两者血药浓度均增高，不宜合用。

药物过量　中毒症状：窒息、心跳加快、共济失调、呕吐、发绀、低血压、休克、不安、激动、高热、肌肉僵直、手足徐动、瞳孔散大、心律失常。严重者可见神志模糊，并有躁狂、心衰等。处理：洗胃，保持呼吸道通畅，增加排泄措施，并依病情进行相应对症治疗和支持疗法。

盐酸帕罗西汀片　可有胃肠道不适，如恶心、厌食、腹泻等。亦可出现头痛、不安、无力、嗜睡、失眠、头晕等。少见不良反应有过敏性皮疹及性功能减退。突然停药可见撤药综合征，如失眠、焦虑、恶心、出汗、眩晕或感觉异常等。

注意事项　1. 闭角型青光眼、癫痫病、肝肾功能不全等患者慎用或减少用量。2. 出现转向躁狂发作倾向时应立即停药。3. 用药期间不宜驾驶车辆、操作机械或高空作业。

药物相互作用　1. 本品与色氨酸合用，可造成高血清素综合征，表现为躁动、不安及胃肠道症状。重者可出现肌张力增高、高热或意识障碍。2. 服用本品的患者应避免饮酒。3. 服用本品前后 2 周内不能使用单胺氧化酶抑制剂，在停用单胺氧化酶抑制剂 2 周后，开始服用本药时应慎重，剂量应逐渐增加。4. 本品和锂盐合用时应慎重。5. 与苯妥英钠及其他抗惊厥药合用时，会降低本药的血浓度。6. 本品与华法林合用，可导致出血增加。7. 本品与三环类抗抑郁药阿米替林、丙咪嗪或与抗心律失常药苯丙酰苯心氨、哌氟酰氨合用，可使后者的血浓度增高。

药物过量　药物过量时可引起 P－Q 间期延长、恶心、呕吐、瞳孔散大、口干、烦躁、头痛、眩晕、肌震颤或抽搐。应对症治疗及支持疗法。

盐酸舍曲林片　可有胃肠道不适，如恶心、厌食、腹泻等。亦可出现头痛、不安、无力、嗜睡、失眠、头晕或震颤等。少见不良反应有过敏性皮疹及性功能减退。大剂量时可能诱发癫痫。突然停药可有撤药综合征，如失眠、焦虑、恶心、出汗、震颤、眩晕或感觉异常等。

注意事项　1. 闭角型青光眼、癫痫病、严重心脏病患者慎用。2. 肝肾功能不全者慎用或减少用量。3. 出现转向躁狂发作倾向时应立即停药。4. 用药期间不宜驾驶车辆、操作机械或高空作业。

药物相互作用　1. 本品与单胺氧化酶抑制剂合用，可出现严重反应，在停用单胺氧化酶抑制剂 14 天内，不能服用本药；停用本品后也需 14 天以上才能开始单胺氧化酶抑制剂的治疗。2. 本品与色氨酸或芬氟拉明合用时，可使中枢神经系统对 5－羟色胺的再摄取增加，出现药效学相互作用。3. 在舍曲林治疗期间不宜饮酒。4. 本品与西咪替丁合用，可降低舍曲林的清除。5. 本品与华法林合用，可延长凝血酶原时间。6. 本品与锂盐合用时，可能存在药效学相互作用，应慎用。

药物过量　药物过量可出现嗜睡、恶心、呕吐、心动过速、心电图改变、焦虑不安和瞳孔散大等症状。应对症治疗及支持疗法。

盐酸万拉法新胶囊　可有胃肠道不适如恶心、厌食、腹泻等。亦可出现头痛、不安、无力、嗜睡、失眠、头晕或震颤等。

少见不良反应有过敏性皮疹及性功能减退。可引起血压升高，且与剂量呈正相关。大剂量时可诱发癫痫。突然停药可见撤药综合征如失眠、焦虑、恶心、出汗、震颤、眩晕或感觉异常等。

注意事项　1. 闭角型青光眼、癫痫患者慎用。2. 严重心脏疾患、高血压、甲状腺疾病、血液病患者慎用。3. 肝肾功能不全者慎用或减少用量。4. 用药过程中应监测血压，血压升高应减量或停药。5. 停用时应逐渐减少剂量，已应用本品 6 周或更长时间者，应在 2 周内逐渐减量。6. 患者出现有转向躁狂发作倾向时应立即停药。7. 用药期间不宜驾驶车辆、操作机械或高空作业。

药物相互作用　1. 与选择性 5－羟色胺再摄取抑制剂或与单胺氧化酶抑制剂合用时，可引起高血压、僵硬、肌阵挛、不自主运动、焦虑不安、意识障碍乃至昏迷和死亡。因此，在由一种药物转换为另一种药物治疗时，需 7～14 日的洗净期。2. 与奎尼丁合用时，可使本品血药浓度升高。3. 与 β－受体阻滞剂普萘洛尔、美多洛尔、噻吗咯尔或与三环类抗抑郁药阿米替林、氯米帕明、丙咪嗪或与抗心律失常药普鲁帕酮、可待因和美沙芬等合用，可竞争性地抑制本品的代谢。4. 与西米替丁合用时，可使本品清除率降低。

异卡波肼片　体位性低血压、头晕、便秘、厌食、坐立不安、失眠、口干、视物模糊、水肿、月经过多等。长期应用易蓄积中毒。偶见中毒性肝炎、白细胞减少。

注意事项　本品不能与其他抗抑郁药合用，有引起高 5－羟色胺综合征的危险。服药期间不宜食用富含酪胺的食物，如奶酪、啤酒等，有引起高血压危象的危险。若换用其他抗抑郁药应停用本品 2 周后使用；若原已使用氟西汀，应停药 5 周后使用本品。

药物相互作用　1. 本品与乙醇或中枢神经抑制药合用，对中枢神经抑制作用增强。2. 本品可增强华法林等抗凝药的作用。3. 本品与三环类抗抑郁药合用，可产生高热与高血压危象，严重者可致死。4. 本品可增强抗胆碱药的效能。5. 本品与含咖啡因药物合用时，可产生严重心律紊乱或高血压危象。6. 本品与间羟胺、甲氧明、美芬丁胺合用，均可显著增强升压效应。7. 本品与左旋多巴合用，可发生急性肾上腺危象。

药物过量　中毒症状：服药过量后，经过12小时左右潜伏期，迅速出现中枢神经兴奋状态，表现激越、出汗、心动过速、肌强直、反射亢进、谵妄以及高血压和高热等。体温高达40℃以上，舒张压超过16kPa（120mmHg）时，可有剧烈头痛、呕吐、视神经乳头水肿和癫痫发作等高血压脑病征象。少数病人出现低血压、呼吸抑制及出血倾向。处理：及时洗胃，输液并以渗透性利尿剂强迫利尿，尿液酸化（可输入大量维生素C）有利于加速药物的排泄，并依病情给予对症治疗及支持疗法。

（六）抗癫痫药

抗癫痫药治疗过程中出现一些并发症，有时还难以明确是药物的特异性不良反应，还是原病的表现。应当根据每个病人具体情况进行分析判断。

1. 不良反应

（1）神经系统：苯妥英钠、扑痫酮、苯巴比妥及酰胺咪嗪中毒时，可见有扑翼样震颤，有时伴有自发的肌阵挛性反射，而无其他小脑中毒征候。

（2）消化系统：应用抗癫痫药治疗的病人的血浆酶，仅谷酰胺转肽酶常升高。这仅是代表酶的合成增多而不是肝损害。长期用药治疗的病人肝活检，有时看到肝细胞有很轻度的灶性坏死及炎症。

（3）造血系统：苯妥英钠、苯巴比妥及扑痫酮均可干扰叶酸盐的吸收或代谢，或二者均受干扰，它们对抗叶酸盐的吸收、代谢或与蛋白结合。抗癫痫药所致的巨幼红细胞改变，也与它们对叶酸的作用有关。

（4）内分泌、代谢：苯妥英钠、苯巴比妥或酰胺咪嗪可使血清中总的甲状腺素、游离甲状腺素明显减低，也有人认为苯妥英钠可通过激素取代血清结合蛋白，结果增加更新率，而使血清中甲状腺素浓度减低。各种抗癫痫药对甲状腺素的作用不一样，联合用药的作用比单独用药为小。苯妥英钠或其他抗癫痫药均不能改变 TSH target = _ blank > TSH 的浓度或产生甲状腺功能低下。苯妥英钠及苯巴比妥可使血清中钙、磷酸盐明显减低，而碱性磷酸酶增多。

（5）对下一代的影响：最常见的畸形为唇裂及腭裂，其次为先天性心脏病及骨骼畸形。偶有报告发生头小、精神不正常、指及指甲发育不全、青光眼、肾缺损及胃肠缺损。

2. 相互作用

抗癫痫药物间的相互作用：硫噻嗪、扑痫酮可使苯妥英钠、苯巴比妥、苯丁酰脲的血药浓度升高，而酰胺咪嗪可使丙戊酸盐、苯妥英钠可使扑痫酮和安定、苯巴比妥可使氯硝安定、扑痫酮可使酰胺咪嗪的血药浓度下降；氯硝安定、安定对苯妥英钠的血药浓度影响不定。抗癫痫药与其他药物的相互作用：苯妥英钠使皮质醇、地塞米松及避孕药的血清浓度减低；苯巴比妥使维生素 D 及灰黄霉素、扑痫酮使保泰松及安替比林、酰胺咪嗪使奎宁的血清浓度减低；苯丁酰脲（Pheneturide）使去甲替林、氯丙嗪、强力霉素、洋地黄甙、甲双丙吡酮（Metyrapone）、乙醇使苯妥英钠的血清浓度减低。异烟肼、氯霉素、双香豆素、苯吡氨醇（Phenyramidol）、戒酒流、保泰松、磺胺异噁唑、水杨酸及降压嗪（Diajoxide）使苯妥英钠的血清浓度升高。异烟肼扑痫酮的血清浓度升高。

苯巴比妥（鲁米那 Phenobarbital，Luminal）

1. 后遗作用：半衰期较长，用于催眠时，两天仍有一些中枢抑制症状，如头晕、困倦等。有的人即使外表上看不出这些症状，但检查其精确的思维、判断和精细的操作时多出现障碍。服用后不应从事驾驶或高空作业工作。后遗症作用还包括一些少见的症状，如眩晕、恶心、呕吐以及易激动和发脾气等。

2. 过敏反应：有I型速发型过敏史的人，对本品容易发生过敏反应。常见的症状有眼睑、面颊、唇部发生红斑性皮炎、固定性红斑；少见的症状有剥脱性皮炎、发热、谵妄。

3. 特异质反应：少数病人用药后不产生抑制现象，而是兴奋症状，类似醉酒，多见于老年人。还有的人发生肌痛或关节痛等。

4. 耐药性：连续服用本品，在短期内即可产生耐药性，使药效降低。耐受性的产生有两种原因：一是药代动力学因素，即本品能诱导肝药酶，导致本身代谢加快，使药效降低。但有的现象仅用药代动力学因素还解释不了，如在耐受性产生的同时本品的致死量并不相应的增加，这说明不同组织对本品产生的耐受性不一样。网状核对本品产生了耐受性，其镇静，催眠作用减弱，但延脑生命中枢却未产生耐受性，所以致死量并不相应地增加。

5. 依赖性：长期应用后一部分病人可产生依赖性和成瘾性，成瘾后突然停药可出现戒断症状，表现兴奋不安、恶心、呕吐、震颤、焦虑、癫痫样症状以及视力障碍，重者可危及生命。已成瘾者，不可突然停药，应逐渐减量，或改用其他催眠药，以防止戒断症状的发生。

药物相互作用　1. 苯巴比妥为肝酶诱导剂，与催眠药或镇静药合用，或饮酒，都可增强本药中枢抑制作用。故合用催眠镇静药时，应适当减量；用药期间应禁酒。2. 与肝药酶抑制药或单胺氧化酶抑制药合用，都能使本药代谢减慢，作用增强，故在合用时应适当减量。3. 水溶液不稳定，溶液不易贮存，溶液 pH

为9.7，与pH值较低的药物混合有沉淀析出，故最好不与其他药混合注射。

得理多卡马西平片　特别是在用卡马西平治疗初期，或初始服药量太大或老年患者服用，偶尔或经常会出现一些不良反应，如：中枢神经系统不良反应（头晕、头痛、共济失调、嗜睡、疲劳、复视）；胃肠不适（如恶心、呕吐）以及皮肤过敏反应。

与剂量相关的不良反应，通常在几天内自行减轻或减少剂量后减轻。中枢神经系统不良反应可能是剂量过高或是血药浓度明显波动的表现。在这种情况下应进行血药浓度监测，降低每日剂量服用并将它分成3~4次服用。

1. 中枢神经系统

（1）神经系统反应：常见：头晕、共济失调、嗜睡、疲劳。

偶见：头痛、复视、调节失常（如视物模糊）。

罕见：异常的不随意运动（如震颤、姿势保持不能、口面部运动障碍、手足徐动症、肌张力障碍、发音含糊）、外周神经炎、感觉异常、肌无力、轻瘫的症状。

（2）精神反应：

极少见：幻觉（幻视或幻听）、抑郁、厌食、坐立不安、攻击行为、激越、意识模糊、精神病发作。

2. 皮肤及其附属器

偶见或常见：皮肤过敏反应，荨麻疹可能较严重。

罕见：剥脱性皮炎、红皮病、Steven - johnson综合征，系统性红斑狼疮样综合征。

极少见：毒性表皮坏死溶解、光敏反应、多形性红斑及结节性红斑、皮肤颜色改变、紫癜、瘙痒、痤疮、出汗、脱发。极个别报道有多毛，但与药物的关系不明。

3. 血液：偶见或常见白细胞减少。

偶见：嗜酸粒细胞增多症、血小板减少。

极少见：粒细胞缺乏症、再生障碍性贫血、纯红细胞发育不全、巨幼红细胞性贫血、急性间歇性卟啉症、网状细胞增多症、叶酸缺乏症、溶血性贫血。

4. 肝脏

常见：γ－GT升高（由于肝酶诱导），通常无临床意义。

偶见：碱性磷酸酶升高且极个别有转氨酶增高。

罕见：黄疸、胆汁郁积性肝炎、肝实质（肝细胞）性肝炎或混合型肝炎。

极少见：肉芽肿肝炎。

5. 胃肠道

常见：恶心、呕吐。

偶见：口干。

罕见：腹泻或便秘。

极少见：腹痛、舌炎、胃炎。

6. 过敏反应

罕见：迟发性多器官过敏反应可伴有发热、皮疹、脉管炎、淋巴结病、淋巴瘤样的症状、关节痛、白细胞减少、嗜酸性细胞增多的无菌性脑膜炎、变态反应，若这种反应发生，应立刻停止服药。

7. 心血管系统

罕见：心脏传导障碍。

极少见：心动过缓、心率失常、房－室传导阻滞引起的晕厥、虚脱、充血性心力衰竭、高血压或低血压、冠心病病情加重、血栓性静脉炎、血栓栓塞。

8. 内分泌系统和代谢

偶见：由于抗利尿激素（ADH）样作用而引起的浮肿、体液潴留、体重增加、低钠血症和血浆渗透压下降。在极少数病例中导致水中毒，伴有嗜睡、呕吐、头痛、精神错乱、神经系统异常。

极少见：男子女性化乳房和溢乳。

极少见：甲状腺功能检查异常，L－甲状腺素（FT4，T4，T3）值下降，TSH 值增加，通常无临床表现。

极少见：骨代谢障碍（血浆中的钙和 25－OH－胆钙化醇下降），极少数可导致骨软化症。

极少见：胆固醇水平升高，包括高密度脂蛋白中的胆固醇及甘油三脂升高。

9. 泌尿生殖系统

极少见：肾间质肾炎和肾衰，肾功能障碍的症状（如蛋白尿、血尿、少尿、BUN 值升高/氮质血症）、尿频、尿潴留、性功能紊乱/阳痿

10. 感觉器官

极少见：味觉异常、晶状体混浊、结膜炎、耳鸣、听觉过敏。

11. 肌肉骨骼系统

极少见：关节痛、肌痛或痛性痉挛。

12. 呼吸系统

肺过敏反应主要表现为发热、呼吸困难、局限性肺炎和肺炎。

禁忌症　已知对卡马西平和相关结构药物（如三环类抗抑郁药）过敏者。房室传导阻滞者。血清铁严重异常，有骨髓抑制史或急性间歇性卟啉症者。严重肝功能不全等病史者。

理论上（与三环类抗抑郁药结构相似的）卡马西平应避免与单胺氧化酶抑制剂（MAOI）合用。在服用卡马西平之前，停服单胺氧化酶抑制剂至少两周，若临床状况允许应更长。

注意事项　有病历报告，再生障碍性贫血和粒细胞缺乏与卡马西平有关。粒细胞缺乏症发生率平均每年每百万人中为 4.7

例，再生障碍性贫血平均每年每百万人中为2例。

短暂或持续的血小板及白细胞计数减少偶见或常见于卡马西平治疗中，但大多数是一过性的，未必是再生障碍性贫血和粒细胞缺乏症。在服用卡马西平前，应进行全血细胞计数，包括血小板计数，可能的话检测网织红细胞和血浆铁，以此作为参考基线。虽然对血液学监测的意义有争议，但权威机构仍建议：在服药的第一个月，每周进行血液学检查；此后五个月之内每月检查一次，以后每年2~4次。

治疗期间若发现白细胞或血小板明显减少，应严密监护病人，并监测全血红细胞计数，若出现明显的骨髓抑制，应立刻停止服用卡马西平。

若有严重的皮肤反应症状或体征出现（如Stevens－Johnson综合征、Lyell综合征），应立刻停止服药。

若有心血管系统不良反应出现，应停药。

卡马西平应在医生监督下服用。一般性疼痛不要用本品。

癫痫患者不能突然撤药。

对混合型癫痫伴有非典型失神发作的患者尤为小心。因为卡马西平可引发全身惊厥发作频率的增加。若发作加剧应停止服用卡马西平。

应告诉病人早期中毒时可能出现的血液学症状和体征，以及皮肤和肝脏反应的症状。若有如下反应如发热、咽喉痛、皮疹、口腔溃疡、易青肿、瘀斑或紫癜发生，病人应立刻告诉医生。

有心脏病、肝病和肾病史，对其他药物有血液学不良反应史或已中断卡马西平疗程者，应权衡利弊后才可开处方，并严密监护病人。

糖尿病人可能引起尿糖增加，应注意。

服用卡马西平前应检查肝功能，服药期间应定期检查肝功能，特别是对有肝病史者和老年患者。服药期间若发生肝功能损害加剧或活动性肝病，立刻停服卡马西平。建议在服药前及服药期间应定期进行完整的尿液分析和 BUN 检查。

轻度皮肤反应，如斑点或斑丘疹，这种反应通常是一过性且是无害的，在减少剂量或按规定继续服药后几天或几周内自行消失，但仍需进行严密监护病人。

卡马西平有轻度的抗胆碱能作用，治疗期间眼压升高的患者，应在严密监护下治疗。

医生应记住：卡马西平可激活潜在性精神病发作，对老年患者可引起神志不清或激越。

极个别的病例报告，有发生男性生殖力损害或精子生成异常，但是否与卡马西平有关，尚未定论。

有报告说，使用口服避孕药的妇女发生突破性出血，因此卡马西平可能会影响了口服避孕药的可靠性。

虽然卡马西平剂量与血药浓度之间、血药浓度与临床药效或耐受性之间的关系不确切，但是监测血药浓度对下列情况可能会有帮助：当发作频率突然增加或检查病人是否遵嘱服药；妊娠期；儿童及青少年服药期间；怀疑吸收障碍，怀疑合并用药引起的中毒（见相互作用）。若需立即停服卡马西平，在换用新的抗癫痫药之前，应使用其他合适的过渡药物（如安定静脉注射或直肠给药；苯妥英钠静脉注射）。

对驾驶者或机器操纵者的反应能力的影响：

卡马西平可引起眩晕、嗜睡，影响病人的反应能力，特别是服药初期或剂量调整期。因此，病人驾驶车辆或操纵机器时应小心。

本品妥善保存，避免儿童误取。

孕妇及哺乳期妇女用药　动物中（小鼠、大鼠、兔），在器官发生阶段口服卡马西平，每天剂量为引起动物母体中毒剂量（每天大于 200mg/kg 体重，相当于人体通常剂量的 10~20 倍），导致胚胎死亡率增加。大鼠每天剂量在300mg/kg时，发现有流产征兆。在母体中毒剂量下，胎鼠生长迟缓。无证据表明三种实验动物中有畸形发生。但在一个小鼠实验中，卡马西平（口服，每天40~240mg/kg体重）可引起胎鼠缺陷（主要是鼠中脑室扩大占4.7%，而对照组中为1.3%）。

患癫痫的孕妇服用卡马西平应特别小心。

对育龄期妇女，卡马西平应尽量作为单药治疗用药。因为合并使用多种抗癫痫药物（如丙戊酸加卡马西平加苯巴比妥和/或苯妥英钠）的妇女生产的女儿先天异常的发生率比单药治疗的高。因此最好用最低有效剂量，并建议监测血药浓度。

如果患者在服用卡马西平期间妊娠，或在妊娠期开始服用卡马西平，应仔细权衡利弊，特别是妊娠初期三个月。

患癫痫的妇女所生婴儿有发育异常的趋势包括畸形。有报告称，与所有主要抗癫痫药物一样，卡马西平可增加这种危险的可能性，但缺乏单药治疗的临床对照研究证据。但是，已有罕见病例报告发育异常、畸形（包括脊椎裂）与卡马西平有关。

应告知病人有增加畸形危险的可能性，需及时做产前检查。

已知妊娠期间可出现叶酸缺乏。有报告称抗癫痫药物可能会加重叶酸缺乏。这种缺乏可能使癫痫治疗的孕妇所生婴儿的先天性缺陷的发病率升高。因此，建议妊娠前或妊娠期间的妇女应补充叶酸。另外，为防止新生儿出血，在妊娠期最后几周的孕妇和新生儿均应使用维生素K。

约相当于血浆浓度25%~60%的卡马西平可进入乳汁，应仔细权衡母乳喂养的好处以及可能对婴儿产生的远期不良反应。在监测婴儿可能发生的不良反应（如过度嗜睡）的条件下，服用卡马西平的母亲才可以哺育婴儿。

有一例报道，母乳喂养婴儿产生严重的皮肤过敏反应。

儿童用药　本品可用于各年龄段儿童，具体按医嘱用药。

老年患者用药　老年患者有对本品敏感者多，常可引起认知功能障碍、激越、不安、焦虑、精神错乱、房室传导阻滞或心动过缓，也可引起再障，应慎重选择卡马西平的剂量。

药物相互作用　由于肝脏单胺氧化酶系统的诱导，对某些经此系统代谢的药物，卡马西平可降低它们的血浆浓度，减少甚至消除这些药物的活性。下列药物的剂量可根据临床需要调节：氯巴占、氯硝西泮、乙琥胺、扑痫酮、丙戊酸钠、阿普唑仑、肾上腺皮质激素类（泼尼松龙、地塞米松）、雌激素、左旋甲状腺素、洋地黄类、环孢霉素、地高辛、强力霉素、非洛地平、氟哌啶醇、丙咪嗪、美沙酮、口服避孕药（应考虑改变避孕方法）、茶碱、口服抗凝药（华法林、苯丙香豆素、双香豆素）。

与口服避孕药合用可能出现阴道大出血。

卡马西平降低或升高苯妥英钠的血药浓度均有报告。有极少数报告升高美芬妥英的血浆浓度。

下列药物能升高卡马西平的血药浓度：红霉素、竹桃霉素、交沙霉素（有可能）、异烟肼、维拉帕米、地尔硫䓬、右丙氧芬、维洛沙秦、氟西汀、西米替丁（有可能）、乙酰唑胺、达那唑、地昔帕明（有可能）、烟酰胺（成人且高剂量时）。由于卡马西平的血药浓度升高，导致不良作用反应（头晕、嗜睡、共济失调、复视），所以应适当调节卡马西平的剂量并监测血药浓度。有报告说，与异烟肼合并用药引起异烟肼诱导肝毒性增加。

卡马西平与锂盐或甲氧氯普胺合用，或与精神安定药（如氟哌啶醇、硫利达嗪）合用，能增加精神系统的不良反应，而后一种用药方法即使在“治疗血药浓度下”也会增加神经病学方面的不良反应。

卡马西平与对乙酰氨基酚合用，尤其是单次超量或长期大量，肝脏中毒的危险增加，有可能使后者疗效降低。

与碳酸酐酶药合用，骨质疏松的危险增加。

由于本品的肝药酶诱导作用，与氯磺丙脲、氯贝丁酯（安妥明）、去氨加压素（desmopressin）、赖安加压素（Lypressin）、垂体后叶素、加压素等合用，可加强抗利尿作用，合用各药者需减量。

苯巴比妥、苯妥英、扑痫酮、Progabide、茶碱能降低卡马西平的血药浓度，而且氯硝西泮、丙戊酸、丙戊酰胺，也有同样作用，虽然实验数据有些矛盾。另外，有报告说，丙戊酸、丙戊酰胺和扑痫酮能升高活性代谢物10,11－环氧卡马西平的血药浓度，因此，卡马西平的剂量需相应调节。

与一些利尿药合并使用（如氢氯噻嗪、速尿）可能引起低钠血症。

锂盐可以降低卡马西平的抗利尿作用。

卡马西平对非去极化肌松剂（如泮库铵）有拮抗作用；若必要，可加大剂量，且病人应严密监护，因为神经肌肉阻断的恢复可能比预想的要快。

卡马西平可降低诺米芬辛（nomifensine）的吸收并加快其消除。

有报告说，异维A酸改变卡马西平和10,11－环氧卡马西平的生物利用度和/或清除率，因此应监测卡马西平的血药浓度。

与其他影响精神的药物一样，卡马西平会降低酒精耐受性，因此在治疗期间，劝告病人戒酒。

药物过量　过量引起的体征和症状，主要发生在中枢神经系统、心血管系统、呼吸系统等。

1. 中枢神经系统：中枢抑制、定向力障碍、嗜睡、激越、幻觉、昏迷、视物模糊、发音含糊、构音障碍、眼球震颤、共济失调、初期反射亢进以及随后反射减弱、惊厥、肌阵挛、体温过低。

2. 呼吸系统：呼吸抑制、肺水肿。

3. 心血管系统：心动过速、低血压、高血压（有时）、伴有

QRS 波增宽的传导障碍、伴有心跳骤停引起晕厥。

4. 胃肠道：呕吐、胃排空迟缓、肠蠕动减少。

5. 肾功能：尿潴留、少尿或无尿、液体潴留、由于卡马西平的 ADH 样作用而引起的水中毒。

6. 实验室检查：低钠血症、可有代谢性酸中毒、高血糖、肌肉肌酐磷酸激酶值升高。

7. 治疗方法：无特殊解毒药物。

治疗首先应依据病人的临床状况，需住院治疗。检测血药浓度以证实是否卡马西平中毒和确定过量的程度。

胃排空、洗胃、使用活性炭、对危重病人应送入 ICU 病房，并给予支持疗法，进行心脏监护和纠正电解质紊乱。

8. 特别推荐：

低血压：使用多巴胺，或静脉注射多巴芬丁胺。

心律失常：根据具体病情处理。

惊厥：使用苯二氮䓬类（如安定）或其他抗惊厥药，如苯巴比妥（需小心，此药可增加呼吸抑制的危险）或水合氯醛。

低钠血症（水中毒）限制液体摄入，且缓慢地静脉输注 0.9% 的生理盐水，这些措施有助于防止大脑损害。

推荐活性炭吸附治疗，有报告强迫利尿、血液透析和腹膜透析法无效。应预见到由于延缓吸收，过量后 2～3 天中可能会出现症状的反复和加重。

小儿严重中毒时可进行血浆置换治疗，并需继续观察呼吸、循环、泌尿功能数日。根据临床情况，采取相应措施。

妥泰妥比酯片　共济失调、注意力受损、意识模糊、头晕、疲劳、感觉异常、嗜睡和思维异常。

注意事项　肾功能损害者、妊娠及哺乳妇女慎用。本药可影响患者驾驶汽车或操纵机器的能力。

德巴金丙戊酸钠口服溶液（无糖型）　罕有肝功能损害

（见注意事项）、致畸胎危险（见妊娠）、神经病学障碍：在本品治疗期间，少数患者出现昏睡或木僵，并导致一过性昏迷（脑病）。治疗过程中，可单独出现或和癫痫发作同时出现。当剂量减少或停用时，这些症状会减少，这些病例常发现在联合治疗特别是用苯巴比妥或突然增加丙戊酸剂量之后。消化道紊乱（恶心、胃痛）多出现在治疗开始时，但是不需停止治疗，症状通常可在数天内消失。短暂的和/或与剂量相关的不良反应常有报导：脱发、轻度姿势性震颤和嗜睡。已有报导单纯纤维蛋白原减少或出血时间延长，通常不伴有临床体征，此多发生于大剂量时[丙戊酸钠对血小板聚集第二期有抑制作用（见妊娠）]。血液系统：多为血小板减少，罕有贫血、白细胞减少或全血细胞减少。偶有胰腺炎的报导，有时导致死亡。有脉管炎的报导，无肝功能异常的单纯和轻度高氨血症时有出现，但不需要停止治疗。体重增加、闭经及月经紊乱也有报导。偶有报导可逆或不可逆的听力丧失，但其因果关系尚未明确。丙戊酸可引起皮肤反应，如皮疹。在某些病例有毒性上皮坏死溶解、Steven - Johnson 综合征、多形性细斑也有报导。有单独报导，伴随丙戊酸治疗出现可逆性 Fanconi 氏综合征，但其作用机理未明。

禁忌症　急性肝炎、慢性肝炎、个人或家族有严重肝炎史，特别是药物所致肝炎、对丙戊酸钠过敏者、卟啉症。

注意事项　肝功能异常发生的情况：极个别报导有严重肝损害甚至死亡。高危的病人，特别是接受多种癫痫药治疗者，有严重癫痫发作的婴儿和 3 岁以下的儿童，尤其是那些伴有脑损害，精神迟滞和/或遗传代谢疾病或退化性疾病者。3 岁以后，发生率明显下降，并随年龄增长而进一步下降。在大多数病例，肝损害在治疗头六个月里出现。可疑症状：临床症状是早期诊断的依据。特别是黄疸出现之前，出现下列症状应考虑到肝脏功能损害的可能，特别是那些高危病人。非特异性症状：通常突然出现，如乏力、厌食、嗜睡、思睡，有时伴有反复呕吐和腹痛。癫痫复发。应告诫病人（或患儿家属），当有上述症状出现时，应及时报告医生，并立即进行临床检查及肝功能检查。观察：在治疗前应进行肝功能检查，在治疗头6个月内也应定期作肝功能监测。在一般检查中，反映蛋白合成的试验，特别是凝血酶原率最为相关。当确定在异常的低凝血酶原率，特别是伴有其他生化异常（纤维蛋白原和凝血因子明显降低、胆红素增加和转氨酶升高）需要停止本品治疗。作为预防措施，如病人同时服用水杨酸盐也应停用，因为这些药物的代谢途径是相同的。在治疗开始之前或手术前和自发性挫伤或出血时应查血常规、血细胞计数，包括血小板计数、出血时间和凝血时间（见不良反应）。在肾功能不全的病人，由于游离血清丙戊酸水平增高，因而需要减少本品的剂量。偶有报导应用德巴金时常出现免疫功能异常，在系统性红班狼疮的病人使用时，需要权衡本品的利弊。偶有胰腺炎报导。因此当服用本品，病人患急性腹疼时，应查血清淀粉酶。

孕妇及哺乳期妇女用药　癫痫妇女在妊娠期间接受丙戊酸治疗时伴随出现的危险如下：伴随癫痫和服用癫痫药出现的危险在接受抗癫痫治疗的母亲所生下的婴儿畸形的总发生率已证明高于一般孕妇（3%）的2~3倍，虽然有报导在多种药物治疗时，婴儿畸形率增高。但是（与畸形有关的）治疗与疾病关系尚未正式确定。最常见的畸形为唇裂和心血管畸形。突然中断抗癫痫药物治疗可能引起母亲病情加重和引起对胎儿的不利作用。伴随本品出现的危险在动物中，已证实对小鼠、大鼠及兔有致畸胎作用。在人类，接受本品治疗的妇女，在怀孕期前三个月出现畸形的总危险性并不高于其他抗癫痫药。已有复合畸形报告，特别是肢体畸形的病例。那些作用的发生率尚未完全确定。本品有引起神经管缺损的倾向，如脊髓脑膜膨出、脊柱裂等。这些不良反应的发生率估计为1%~2%。纵观上述资料如果妇女计划怀孕，要

复习抗癫痫治疗的指征，应考虑补充叶酸盐。在妊娠期，丙戊酸抗癫痫治疗如果有效则不应停止，建议单药治疗；应使用每日最小有效剂量，分次服用。应进行特殊的产前检查监测，以检出可能发生的神经管缺损或其他畸形新生儿危险性。有报导妊娠母亲应用丙戊酸钠，新生儿可出现出血综合征。此种出血综合征与血纤维蛋白过少有关；已有报告低纤维蛋白血症可能是致命的。低纤维蛋白血症可能伴随凝血因子减少而出现，这种综合征要与维生素 K 依赖因子减少鉴别，后者是由苯巴比妥和酶诱导剂诱导所致。哺乳期本品在母乳内分泌量是低的，大约为母亲血清水平的1%~10%。至今，新生儿期母乳喂养的婴幼儿尚未发现临床上的副作用。

儿童用药　儿童用药方法见“用法用量”项。

老年患者用药　老年病人用药方法见“用法用量”项。

药物相互作用　丙戊酸钠对其他药物的作用。本品可以增强其他神经系统药物的作用，如神经阻滞剂、单胺氧化酶抑制剂、抗抑郁药和苯二氮䓬类。因此应进行临床监测并按需要调整剂量。苯巴比妥：本品增加苯巴比妥的血浆浓度（由于抑制了肝脏分解代谢）导致镇静作用，尤其是儿童。因此，在联合用药的最初 15 天内要进行临床监测，如出现镇静情况，应及时减少苯巴比妥的剂量，必要时测定血浆苯巴比妥的水平。脱氧苯巴比妥（扑痫酮）：本品增高血浆脱氧苯巴比妥的水平，加重其副作用（如镇静），当长期治疗时，副作用会消失。在联合用药开始时，应进行临床观察，需要时应调整剂量。苯妥英钠：本品增高苯妥英钠的总血浆浓度，另外本品增加游离苯妥英钠，可能引起过量的症状（丙戊酸把苯妥英钠从它的血浆蛋白结合点置换出来，同时减少了苯妥英钠的肝脏分解代谢）。因此，应进行临床监测，当测定血浆苯妥英钠水平后，还应再测定游离苯妥英钠。卡马西平：本品与卡马西平联合应用时，已有报导其临床毒性即丙戊酸可增加卡马西平的毒性作用。在联合用药开始时，应进行临床观察，需要时应调整剂量。拉莫三嗪：丙戊酸能减少拉莫三嗪代谢，需要时应调整剂量（减少拉莫三嗪剂量）。叠氮胸苷：丙戊酸钠可提高血浆叠氮胸苷浓度，导致叠氮胸苷毒性的增加。其他药物对本品的影响：有酶诱导作用的抗癫痫药（包括苯妥英钠，苯巴比妥，卡马西平），能减低血清丙戊酸浓度。当联合治疗时，应根据血药浓度来调整剂量。FELBAMATE 和丙戊酸联合应用时，可增高血清丙戊酸浓度，丙戊酸剂量应予监测。甲氟喹增加丙戊酸代谢并有引起惊厥作用。因此，在联合治疗时可能出现癫痫发作。当本品与对蛋白结合力高的药物（如阿司匹林）同时应用时，血清游离丙戊酸水平可能增高。当与甲氰咪胍或红霉素同时应用时，血清丙戊酸水平可以增高（由于肝脏代谢等降低的结果）。其他相互作用：丙戊酸通常没有酶诱导作用，因此丙戊酸不会减低使用避孕药妇女的雌黄体酮激素的效果。同时应用维生素 K 依赖性因素抗凝剂时，应严密监测凝血酶原率。

药物过量　服用本品急性过量，在临床中的表现为或深或浅的昏迷，伴随有肌张力减退、全身水肿、缩瞳症和呼吸自主性减退等。曾有报道一些病例发生伴有脑水肿的颅内高压。对服药过量的病人医院应采取以下救助措施：消化道排空、并保证有效的排尿和心脏呼吸检测。对非常严重的病人，必要时应对其进行体外透析。尽管曾报道有部分病例死于过量服药，但一般此类中毒反应不至于威胁生命。

（刘乃清　王启盛）

第六章 心血管系统用药不良反应

（一）β-受体阻滞剂

β-受体阻滞剂通常分为（1）非选择性β受体阻滞剂，如普萘洛尔；（2）选择性β受体阻滞剂，如美托洛尔、阿替洛尔、比索洛尔；（3）兼有α_1受体阻滞剂作用的β受体阻滞剂，如卡维地洛。美托洛尔对β_1受体的选择性是β_2受体的75倍，比索洛尔对β_1受体的选择性是β_2受体的120倍，卡维地洛对β_1受体的选择性是β_2受体的7倍，是α_1受体的2~3倍，具有中度扩张血管作用。β受体阻滞剂抑制交感神经活性，具有降低血压、抗缺血、抗心律失常、抑制心肌重塑的作用，临床上常用于治疗高血压、冠心病、心力衰竭等心血管疾病。

在国内用于临床的主要有非选择性的β受体阻滞剂如普萘洛尔、卡维地洛；和选择性β受体阻滞剂如阿替洛尔、美托洛尔和比索洛尔。常见的不良反应包括：

1. 体位性低血压　β受体阻滞剂降低交感神经张力减少心输出量、降低外周血管阻力，并抑制肾素血管紧张素系统，具有良好的降血压作用，为一线的降血压药物。因此，体位性低血压也比较常见，尤其在老年患者、剂量比较大时，为避免其发生，应嘱患者在体位变化时动作应缓慢，必要时减少用药剂量。

2. 支气管痉挛　为药物对β_2受体阻滞作用所致。因此，一般来说禁用于患支气管哮喘和慢性阻塞性肺部疾病的患者。而对于一些肺部疾病较轻，而同时具有β受体阻滞剂治疗强烈适应症（如慢性左心室功能不全、急性心肌梗死）时，可以考虑小剂量试用对β_1受体选择性较高的药物如比索洛尔，用药后应密切观察患者症状，如无不适，可以进行长期用药。必须提出的是，这种对 β_1 受体的相对高选择性是相对的，在使用剂量较大时，仍然可以表现出对 β_2 受体的阻断作用。

3. 加重外周循环性疾病　为药物对 β_2 受体阻滞，导致外周血管收缩，在原来患有闭塞性外周血管病的患者，可以使肢端苍白、疼痛、间歇性跛行症状加重。因此对这类患者，也禁用或慎用（见2. 支气管痉挛）β 受体阻滞剂。

4. 心动过缓、传导阻滞　为药物对 β_1 受体的阻断、对心脏的负性频率和负性传导作用所致。对于 β 受体阻滞剂引起的心动过缓，以往整个医界过于敏感。实际上近年来认为，β 受体阻滞剂引起心动过缓是药物发挥作用的表现形式，应根据心室率的下降来决定 β 受体阻滞剂的用药剂量。用药后患者在白天清醒安静时心室率维持在 50～60 次/分钟是临床上理想的治疗目标。在患者心率较慢时，必要时可以进行 Holter 检查，如果不存在 RR 长间歇（指大于2 秒的长间歇）且心室率在 7 万次/24 小时以上，可以考虑继续按原剂量维持用药；如果用药后出现明显的窦房阻滞或窦性停搏，应考虑停用或减量 β 受体阻滞剂。使用 β 受体阻滞剂后如出现Ⅱ度或Ⅱ度以上的房室传导阻滞，应停用或减量 β 受体阻滞剂。

5. 心力衰竭加重　β 受体阻滞剂已经成为心力衰竭标准用药。在国内外的治疗指南中，明确提出，对所有没有 β 受体阻滞剂应用禁忌症、心功能Ⅱ、Ⅲ级的心力衰竭患者，应常规使用 β 受体阻滞剂。但 β 受体阻滞剂具有潜在的加重心力衰竭症状的作用，主要是由于药物的负性肌力作用对心肌收缩力抑制，使心输出量进一步下降、肾血流量下降导致水钠潴留加重所致。主要表现在开始使用 β 受体阻滞剂后的 1～2 月之内，这是导致 β 受体阻滞剂在心力衰竭患者治疗失败的主要原因之一，也是人们对在心力衰竭时使用 β 受体阻滞剂的主要担忧所在。

为避免这一副作用的发生，在心力衰竭患者应用β受体阻滞剂时应特别注意以下几点：（1）充分利尿，无明显的液体潴留的证据，基本获得患者的干体重；（2）病情相对稳定，已经停止静脉用药，并已经开始口服ACEI、地高辛和利尿剂的治疗，维持稳定剂量已经2周以上；（3）治疗开始时应采用很低的起始剂量（如卡维地洛3.125mg q12h、美托洛尔6.25mg q12h、比索洛尔1.25mg qd），如果患者对小剂量药物耐受良好，以后逐渐增量（通常每2周增加剂量一次）至目标剂量或最大耐受剂量；（4）需要注意可能发生的不良反应包括低血压、液体潴留、心力衰竭恶化或心动过缓和心脏阻滞，并根据情况适当调整利尿剂或/和ACEI的剂量；（5）对症状不稳定或需要住院治疗的心功能IV级患者，不推荐使用β受体阻滞剂；（6）对急性左心衰患者，禁用β受体阻滞剂。

6. 脂质代谢异常　一般来说与药物对β_2受体的阻滞作用有关。表现为血甘油三酯、胆固醇升高，HDL胆固醇降低。在大剂量长期用药时可以发生。建议选用β_1受体选择性或β_1受体高选择性的β受体阻滞剂，可以减轻或减少药物治疗带来的脂质代谢紊乱。必要时可以考虑选用调血脂药物治疗。

7. 掩盖低血糖症状　由于药物对β_1受体的阻断作用使心率下降，引起可以掩盖早期的低血糖症状（心悸），这是β受体阻滞剂长期以来不用于糖尿病患者的主要原因。但近年来大量的临床研究证实，β受体阻滞剂用于冠心病和心力衰竭患者可以显著改善这些患者的预后，并且英国前瞻性糖尿病研究（UKPDS）也证实了在糖尿病患者应用β受体阻滞剂的安全性和有效性。β受体阻滞剂给糖尿病患者带来的效益，远远大于这种副作用所引起的后果。因此，在有明确β受体阻滞剂治疗适应证（如冠心病后、心力衰竭）的患者，应常规使用β受体阻滞剂。

8. 抑郁　这是由于药物对神经突触内β受体的阻断影响神

经递质的释放或灭活所致。出现明显的症状时，应考虑停药，也可以考虑换用水溶性β受体阻滞剂如阿替洛尔。

9. 乏力、阳痿　大剂量长期使用可能发生。必要时停药。对具有β受体阻滞剂治疗强烈适应症的患者，可以考虑试用另一种β受体阻滞剂。

（二）钙拮抗剂

双氢吡啶类的钙拮抗剂目前在临床上主要用于治疗高血压，常用的有硝苯地平、尼群地平、氨氯地平、非洛地平等。非双氢吡啶类钙拮抗剂主要用于心律失常（如维拉帕米）、和冠心病心绞痛（如硫氮䓬酮）。这类药物常见的不良反应包括：

1. 体位性低血压　并非很常见，主要在与其他降血压药物合用时发生，多发生于老年患者。嘱患者用药后变换体位时速度应减慢，可以减少这种不良反应的发生，必要时降低药物剂量。

2. 心动过速　为药物扩血管反射性激活交感神经系统所致。必要时可以与β受体阻滞剂合用以减少其发生，但应该注意的是应避免将非双氢吡啶类的钙拮抗剂与β受体阻滞剂合用，以免加重或诱发对心脏的抑制作用。

3. 头痛、颜面潮红、多尿　为药物的扩血管作用所致，随用药时间的延长症状可以减轻或消失，如症状明显或患者不能耐受，可以换用另一类的降血压药物。

4. 便秘　为药物影响肠道平滑肌钙离子的转运所致，为钙拮抗剂比较常见的副作用，可以同时使用中药缓泻药物以减轻症状，必要时换用其他药物。

5. 胫前、踝部水肿　为钙拮抗剂治疗的常见副作用。临床发现与利尿剂合用时可以减轻或消除水肿症状。

6. 心动过缓或传导阻滞　多见于非双氢吡啶类钙拮抗剂。常在与β受体阻滞剂合用、或存在基础的窦房结、房室结功能障碍时发生，一旦出现应停药或减少用药剂量。对存在窦房结、房室结病变的患者，禁止使用非双氢吡啶类钙拮抗剂。

7. 抑制心肌收缩力　多见于非双氢吡啶类钙拮抗剂。由于钙拮抗剂用于治疗心力衰竭的疗效不肯定，故目前普遍认为对心力衰竭患者，不推荐使用任何钙拮抗剂，除非患者存在难以控制的高血压。

8. 皮疹和过敏反应　发生率很低，出现后应停药。

（三）洋地黄类正性肌力药物

目前临床应用的口服制剂主要是地高辛，静脉制剂主要是西地兰。主要通过抑制心肌细胞膜上的钠钾 ATP 酶发挥作用。DIG 研究发现地高辛用于治疗非房颤的心力衰竭患者，不能提高患者的生存率，但可以减轻症状，减少住院次数，改善生活质量。

洋地黄中毒是这类药物治疗心力衰竭的最主要不良反应。对地高辛来说，过量主要见于老年、肾功能不全、较大剂量给药、与其他影响地高辛体内分布的药物（如胺碘酮、维拉帕米等）合用、存在低钾血症、低镁血症或高钙血症时。临床上很重要的是预防地高辛中毒的发生，以下各项需要予以注意：

1. 鉴于地高辛对心力衰竭病死率的影响，已经不作为心力衰竭治疗的首选药物，仅用于症状性心力衰竭患者作为辅助治疗。因此，目前多建议采用偏小剂量给药，用于 ACEI 和利尿剂治疗以后。即使在心房纤颤患者，由于 β 受体阻滞剂的广泛应用，也推荐较小剂量使用地高辛，在心率控制不满意时，加用 β 受体阻滞剂协助控制心率。为减少地高辛过量的发生，临床上推荐采用的常规剂量为 0.25mg 每周 5～6 次，根据肾功能和合并用药的情况，可以采用 0.125mg qd、0.125mg qod 或 0.125mg 每周 2 次给药。

2. 与胺碘酮、维拉帕米、硫氮䓬酮、普罗帕酮合用时，因为这些药物可以置换组织中的地高辛从而升高其药物浓度，给药剂量应减半。

3. 应用利尿剂应谨防低钾血症，注意复查血电解质，在调整利尿剂或/和 ACEI 剂量时尤其应予以注意。

4. 在应用洋地黄过程中，应禁止静脉补钙，尽量避免口服补钙。对慢性肾病出现低钙抽搐的患者，可以考虑小剂量口服补钙，并将口服补钙时间与服用洋地黄时间错开（如早晨服用洋地黄，晚上服用口服钙剂）。

5. 在老年患者（70 岁以上），均存在程度不等的肾功能减退，在长期使用地高辛时，应计算其肌酐清除率，根据肌酐清除率决定地高辛用量。

6. 对已经出现地高辛过量的患者，应停用地高辛、补钾、补镁、使用地高辛抗体等，并根据心律失常情况采用对症治疗。禁止采用利尿剂促进地高辛的排泄。

（四）非洋地黄类正性肌力药物

主要包括拟交感类药物和双吡啶类衍生物。在上个世纪 70 年代，曾经对这些药物抱有很大希望，但以后的临床试验表明，长期口服这些药物反而增加患者的病死率，主要与这些药物对神经体液的激活作用有关，因此这些药物的口服制剂已经被淘汰，只有静脉制剂仍沿用于临床，用于短期静脉给药治疗难治性心力衰竭。

1. 拟交感类药物　目前在国内应用于临床的主要是多巴胺和多巴酚丁胺。

多巴胺　小剂量（1～3μg/kg/min）兴奋多巴胺受体，使肾动脉、肠系膜动脉和冠状动脉扩张，对肾动脉的扩张作用可以产生一定的利尿作用。中剂量（3～6μg/kg/min）给药兴奋 β_1 受体为主，具有增强心肌收缩力作用，增加心输出量。而大剂量（大于 6μg/kg/min）则通过兴奋外周的 α 受体使血管收缩，外周阻力增加，血压升高，发挥维持动脉血压的作用。常见的不良反应包括：

（1）心动过速：为药物对心脏 β_1 受体的兴奋作用所致。在小剂量和中剂量给药时，多不引起心率的增加，较大剂量给药时心率明显增快。

（2）室性心律失常：也是药物对 β_1 受体的兴奋作用所致。室性心律失常的发生与个体对药物的敏感性有关，在较大剂量给药时更易出现，出现室性心律失常时可以考虑降低用药剂量或加用利多卡因。

（3）血压升高、外周阻力增高：为较大剂量给药，兴奋外周 α 受体所致，不利于心力衰竭的治疗，但在必须使用大剂量多巴胺维持血压的情况下，可以在血液动力学的监测下同时给予小剂量硝普钠以降低外周血管阻力，降低心脏的后负荷。

多巴酚丁胺 为选择性 β_1 受体兴奋剂，具有增强心肌收缩力、增加心输出量的作用。对外周血管阻力没有影响。具有与多巴胺相似的引起心动过速和室性心律失常的副作用，在较大剂量给药时明显。此外，随着用药时间的延长，多巴酚丁胺的药理作用逐渐减弱，一般持续用药不超过 3 天，最多不超过一周。

2. 双吡啶类衍生物 目前在国内应用于临床的仅有氨力农和米力农。通过抑制心肌和血管平滑肌内的磷酸二脂酶，使组织中的 cAMP 水平升高，通过增加心肌细胞对钙的摄取、增强血管平滑肌细胞钠钾 ATP 酶的活性而分别发挥其正性肌力作用和对外周血管的扩张作用。两种药物具有相同的药理作用，而米力农的作用强度约为氨力农的 10～15 倍。两种药物具有类似的不良反应：

（1）肝酶升高：以氨力农长期口服为明显。药物主要通过肝脏代谢，对肝脏有一定的毒性，目前这两种药物的口服制剂已经淘汰，静脉制剂应用时间短暂，如引起转氨酶升高，停药后能够迅速恢复。伴随转氨酶升高，患者常出现恶心、纳差、消化不良等消化道症状。

(2) 室律失常：静脉给予负荷量时容易发生，在持续静脉输注过程中也可能出现，多见于米力农的给药过程中，一般为一过性，表现为频发室性早搏或短阵室性心动过速，停药或降低给药剂量后可以迅速消失，一般不引起严重后果。因此，在静脉给予负荷量时应注意观察，发现情况及时停药。

(3) 血压下降：由于药物对外周血管的扩张作用，静脉使用过程中可以出现低血压。也主要发生在静脉给予负荷量时，减量或停止输注后血压能够迅速回升。一般不会造成严重后果。

(4) 血小板减少和粒细胞缺乏：为氨力农长期口服给药的副作用。静脉短期给药的情况下很少发生。

(五) 溶栓药物

通过激活纤溶酶原形成纤溶酶，溶解纤维蛋白，使血栓溶解，因血栓形成而被阻塞的血管获得血流的再灌注，国内临床上常用的药物有尿激酶、链激酶、组织型纤溶酶原激活物（t-PA）。这类药物不良反应包括：

1. 出血 是最主要的不良反应，分为轻度、中度和重度。轻度出血仅表现为皮肤穿刺部位的淤斑、皮肤紫癜、牙龈出血、血尿，血色素没有明显变化，不需要进行输血；中度表现为消化道大出血、大咯血、肌肉深部出血，出现血色素的明显下降，需要进行输血治疗；重度出血可能表现心包积血、颅内出血而危及生命。对发生出血的患者，应立即停止输注溶栓药物，最有效的治疗方法是静脉输注新鲜血浆或纤维蛋白原。对高龄老人及血压控制不满意的高血压患者，脑出血的发生率较高。值得注意的是t-PA易于诱发脑出血。

2. 过敏反应 皮疹、寒颤、发热。多见于链激酶输注过程中，发生后可以静脉使用糖皮质激素以缓解症状。

3. 再灌注心律失常 为溶栓后血管再通时血液再灌注对心肌的损伤所致。可以表现为各种类型的心律失常，最典型的为室性非阵发性心动过速，也可以表现为原有房室传导阻滞的消失。多数再灌注心律失常呈良性过程，不需要进行临床特殊处理，而表现为持续性快速室性心律失常或室颤时，可以考虑采用同步或非同步直流电复律。

（六）硝酸酯类药物

通过扩张静脉系统降低心脏前负荷和心肌耗氧量，并可以扩张冠状动脉，目前临床上广泛用于冠心病心绞痛和心力衰竭的治疗。静脉给药用于不稳定性心绞痛或严重心功能不全患者，长期口服主要用于慢性期的治疗。目前应用于临床的主要有硝酸甘油、二硝基山梨醇酯（消心痛、异舒吉）和单硝基山梨醇酯。这类药物的常见不良反应包括：

1. 低血压　静脉给药时容易发生，硝酸甘油引起的低血压多见，二硝基山梨醇酯静脉给药较少引起低血压。小剂量起始，逐渐增量，密切观察血压变化可以大大减少低血压的发生。在血容量不足或合并使用其他扩血管药物或大剂量利尿剂时，口服给药也可以引起体位性低血压。此时应考虑减少利尿剂或扩血管药物的剂量。

2. 头痛、潮红　为硝酸酯类药物使用的常见副作用，为药物的扩血管作用所致，为药物在体内发挥作用的表现。多发生在用药的早期，坚持用药症状可以减轻并逐渐消失。减少给药剂量直至症状减轻（可以耐受）或消失，再逐渐增加至推荐剂量，有助于克服这种不良反应。

3. 心动过速　为药物扩张血管后引起反射性交感神经兴奋所致，与β受体阻滞剂合用可以减轻心动过速的发生。

4. 硝酸酯耐药　硝酸酯类药物长期应用出现的耐药现象引起关注，确切的发生机理尚不确定。目前认为与硝酸酯在体内释放NO过程中使体内巯基过度消耗有关。为避免耐药性的发生，建议每天至少有6~8小时的无硝酸酯期，即长期静脉注射时

（超过3天）应每天停药6～8小时，停药期间可以使用其他的抗心绞痛药物如硫氮䓬酮。口服给药时，应避免q8h（二硝基山梨醇酯）或q12h（单硝基山梨醇酯）的给药方法，建议采用tid（二硝基山梨醇酯）或bid（单硝基山梨醇酯）的给药方法，以保证每天有6～8小时血药浓度低于有效治疗浓度。

（七）调血脂药

常见的不良反应包括：

1. 转氨酶升高　这类药物主要通过肝脏的细胞色素P450酶系代谢，在存在基础肝脏病变的患者（包括脂肪肝），用药后常引起转氨酶的轻度升高（低于正常值的2倍），一般不影响治疗，对出现明显升高的患者，应减少用药剂量或停药。转氨酶的升高与用药剂量的大小相关。

2. 肌肉症状、肌酶谱升高　为少见的副作用，但如不能及时停药，有可能导致致命的横纹肌溶解综合征。发生机制尚不肯定，可能与药物的代谢受抑，血药浓度升高有关。很多他汀类药物（辛伐他汀、洛伐他汀、阿托伐他汀、西立伐他汀）通过CYP450 3A4代谢，与其他通过此酶代谢的药物或食物（如红霉素、吉非贝齐、西柚汁等）合用时，他汀类药物的代谢受影响，均有引起肌酶谱升高、肌肉症状甚至肌溶解的报道；这些药物较大剂量单独给药时，也可引起肌肉症状，也有导致肌肉溶解的报道。但其他不经过此酶代谢的他汀类药物（如普伐他汀、氟伐他汀）也有引起这种不良反应的报道。为避免其发生，一般认为不应该将他汀类药物与贝特类药物合用。用药早期应注意观察肌酶谱和肌肉症状，一旦出现，应追究其原因，并考虑停药。

3. 消化道症状　少数患者用药后出现恶心、纳差、腹胀、便秘、消化不良等，与用药剂量有关，减少剂量后症状可以减轻或消失，必要时停药。

贝特类调血脂药：主要通过增加脂蛋白脂酶的活性，加速

VLDL的降解而降低血甘油三酯，对血胆固醇也有轻度的降低作用。目前临床上主要用于以甘油三酯升高为主的脂质代谢异常。这类药物主要的不良反应包括：

1. 转氨酶升高　为这类药物常见的不良反应，多见于存在基础肝脏病变的患者（包括脂肪肝）或用药剂量较大时，轻度转氨酶升高（低于正常值的2倍），一般不影响治疗。对出现明显升高的患者，应减少用药剂量或停药。转氨酶的升高与用药剂量的大小相关。不用于明显肝功能不全的患者。

2. 肌肉症状、肌酶谱升高　多见于与他汀类药物合用治疗混合性高脂血症时，但单独使用贝特类药物也有引起肌肉症状和肌溶解的病例。症状的出现与用药剂量有关，用药早期应注意观察肌酶谱和肌肉症状，一旦出现，应追究其原因，并考虑停药。

3. 消化道症状　少数患者用药后出现恶心、呕吐、纳差、腹胀、烧心等，罕见引起胆石症。消化道症状与用药剂量有关，减少剂量后症状可以减轻或消失，必要时停药。

（八）血管紧张素转化酶抑制剂（ACEI）

目前广泛用于高血压、心肌梗死、心力衰竭治疗的一类药物，大量循证医学的证据表明，ACEI用于这些患者可以显著降低病死率、延长寿命、减少心脑血管事件的发生率，具有重要的临床意义。ACEI已经成为急性心肌梗死和心力衰竭患者的标准治疗用药。这类药物包括卡托普利、依那普利、西拉普利、贝那普利、培哚普利、雷米普利等。这类药物具有类似的疗效和不良反应，常见的不良反应包括：

1. 咳嗽　是最常见的不良反应，文献报道其发生率为10%~30%不等，与给药的剂量无关，并随着用药时间的延长症状也不呈缓解趋势。症状可以相当严重而影响患者的正常生活，部分患者因此不能耐受ACEI治疗。为无痰干咳，夜间为重，常影响患者睡眠。发生机制不明，可能与药物对激肽酶的抑制作用导致缓激肽在体内水平增高有关。临床观察发现，相当一部分在服用ACEI出现咳嗽症状的患者，在减少用药剂量并给予止咳药物后，患者能继续耐受治疗，真正需要停药的患者为数很少。

2. 肾功能减退、蛋白尿　由于ACEI主要扩张肾小球出球小动脉，降低肾小球的滤过压，可以使肾小球滤过率呈不同程度的降低，从而出现程度不等的血肌酐升高现象，在存在基础肾功能不全或心力衰竭患者更易发生。为避免或减轻用药后血肌酐升高，临床上常采用小剂量起始，密切观察用药后的血肌酐变化，用药后血肌酐升高超过基础状态的50%或绝对值超过2.5mg/dl，应考虑停药。一般认为在血肌酐水平大于3mg/dl时应避免使用ACEI。值得特别提出的是，对存在高血压肾损害或糖尿病肾病的患者，无论其治疗前的血肌酐水平如何，一旦能够顺利加用ACEI，可以显著延缓肾功能的进一步恶化。ACEI使用早期可以出现一过性蛋白尿，一般不影响治疗，随着用药时间的延长，蛋白尿的排泄可以减少或消失。事实上，ACEI对存在高血压肾损害或糖尿病肾病的患者，可以显著减少尿微量白蛋白的排泄量。

3. 高钾血症　为用药后抑制醛固酮的释放所致。在合用保钾利尿剂或口服补钾时更容易发生。因此，在服用ACEI的患者，同时口服补钾应非常慎重，并减少补钾的剂量，密切观察血钾的变化，在调整ACEI剂量时尤其如此。目前对重度心力衰竭患者，推荐合并使用ACEI和小剂量安体舒通，故应密切注意血钾变化，必要时减少ACEI剂量。

4. 低血压　首剂低血压是这类药物常见的不良反应，尤其在老年、血容量不足和心力衰竭患者容易发生。首剂低血压的发生与过敏反应、以及今后应用ACEI的疗效无关。为避免首剂低血压的发生，推荐采用小剂量起始（如卡托普利3.125～6.25mg），在同时使用利尿剂的患者，加用ACEI前暂停或减少利尿剂的应用。在某些心力衰竭患者，尽管血压偏低，应设法小剂量加用ACEI，因为研究资料表明，一旦能够使用ACEI，肯定可以使患者获益。

5. 肝功能异常、胃肠功能紊乱　可能出现一过性转氨酶升高，一般不影响治疗。少数患者用药后出现腹泻而不能坚持服药，可以试用另一种ACEI或者停药。

6. 皮疹、血管神经性水肿　为药物的过敏反应，一旦出现应立即停药。罕见引起喉头水肿窒息的报道。

拜阿司匹灵（阿司匹林肠溶片）

常见的不良反应为肠道反应，如腹痛和肠道轻微出血，偶尔出现恶心、呕吐和腹泻。胃出血和胃溃疡以及主要在哮喘患者出现的过敏反应，极少见。有报道个别病例出现肝肾功能障碍、低血糖及严重的皮肤病变。小剂量阿司匹林能减少尿酸的排泄，对易感者可引起痛风发作。有极少数会由于长期服用导致胃肠出血而引发贫血、出现黑便。出现眩晕和耳鸣时可能为严重的中毒症状。

禁忌症　1. 对阿司匹林和含水杨酸类物质过敏。2. 胃，十二指肠溃疡。3. 出血倾向。

注意事项　患哮喘、花粉性鼻炎、鼻息肉、或慢性呼吸道感染患者和对所有类型的镇痛药、抗炎药和抗风湿药过敏者，在使用本品时会有哮喘发作的危险，在服用前应咨询医生。

手术前服用本品应通知医生和牙科医生。

长期大量服用本品应在医生指导下进行。

下列情况应咨询医生，慎用本品：

1. 对其他镇痛剂、抗炎药或抗风湿药过敏，或存在其他过敏反应。

2. 同时使用抗凝药物。

3. 支气管哮喘。

4. 慢性或复发性胃或十二指肠病变。

5. 肾损害。

6. 严重的肝功能损害。

少服或忘记服用后，下次不要加倍服用。

孕妇及哺乳期妇女用药　在服用本品时怀孕，应及时通知医生。孕妇怀孕早期以及早中期时应慎用本品。本品在分娩时可增加母亲和新生儿并发症的危险，妊娠3个月的妇女禁用本品。

阿司匹林和它的降解产物能少量地进入母乳，哺乳期妇女应慎用，大剂量服用时应停止使用。

儿童用药　儿童和青少年服用本品可能会发生少见的但危及生命的REYE综合征。

老年患者用药　老年患者若肾功能下降服用本品易出现不良反应，因此肾功能下降的老年患者应慎用本品。

药物相互作用　本品可增加以下药物的作用：1. 抗凝血药。2. 同时使用含可的松或可的松类似物的药物、或同时饮酒时引起的胃肠道出血危险。3. 某些降血糖药。4. 氨甲喋呤。5. 地高辛、巴比妥类、锂。6. 某些镇痛药、抗炎药和抗风湿药，以及一般抗风湿药。7. 某些抗生素。8. 三碘甲状腺氨酸。本品可减弱以下药物的作用：1. 某些利尿药。2. 降压药。3. 促尿酸排泄的抗风湿药。

拜阿司匹林和以上药物合用时应在医生的指导下进行，此情况也适用于近期曾经服用的药物。

服药时不可饮酒。

硝酸甘油片　不良反应有：1. 头痛：可于用药后立即发生，可为剧痛和明显持续性。2. 偶可发生眩晕、虚弱、心悸和其他体位性低血压的表现，尤其在直立、制动的患者。3. 治疗剂量可发生明显的低血压反应，表现为恶心、呕吐、虚弱、出汗、苍白和虚脱。4. 晕厥、面红、药疹和剥脱性皮炎均有报告。

禁忌症　禁用于心肌梗死早期（有严重低血压及心动过速

时）、严重贫血、青光眼、颅内压增高和已知对硝酸甘油过敏的患者。还禁用于使用枸橼酸西地那非（万艾可）的患者，后者增强硝酸甘油的降压作用。

注意事项 1. 应使用能有效缓解急性心绞痛的最小剂量，过量可能导致耐受现象。片剂用于舌下含服，不可吞服。2. 小剂量可能发生严重低血压，尤其在直立位时。舌下含服用药时患者应尽可能取坐位，以免头晕而摔倒。3. 应慎用于血容量不足或收缩压低的患者。4. 诱发低血压时可合并反常性心动过缓和心绞痛加重。5. 可使肥厚梗阻型心肌病引起的心绞痛恶化。6. 可发生对血管作用和抗心绞痛作用的耐受性。7. 如果出现视力模糊或口干，应停药。剂量过大可引起剧烈头痛。

孕妇及哺乳期妇女用药 尚不知是否引起胎儿损害或者影响生育能力，故仅当确有必要时方可用于孕妇。亦不知是否从乳汁中排泌，故哺乳期妇女应谨慎。

药物过量 过量可引起严重低血压、心动过速、心动过缓、传导阻滞、心悸、循环衰竭导致死亡、晕厥、持续搏动性头痛、眩晕、视力障碍、颅内压增高、瘫痪和昏迷并抽搐、脸红与出汗、恶心与呕吐、腹部绞痛与腹泻、呼吸困难与高铁血红蛋白症。

洛伐他汀片 常见不良反应为恶心、消化不良、腹痛、胃肠胀气、腹泻、便秘、视力障碍、眩晕、头痛、肌痛、肌痉挛、皮疹等，其他副作用为疲乏、瘙痒、口干、失眠、睡眠障碍、味觉障碍、罕见肝炎、过敏反应综合征、多形性红斑。实验室检查，可见血清转氨酶、磷酸肌酸激酶轻、中度升高，罕见显著升高。也有报导碱性磷酸酶、胆红素水平的升高。

禁忌症 1. 对本品任何成分过敏者禁用。2. 肝脏活动性病变或血清转氨酶持续升高而无法解释者禁用。3. 孕妇及哺乳期妇女禁用。

注意事项 1. 使用本品前及用药期间应定期检查血清转氨酶。若血清转氨酶持续增高并上升至正常上限三倍以上时，应停药。2. 用药期间出现弥漫性肌痛、肌肉压痛或软弱等疑为肌病症状和/或磷酸肌酸激酶显著增高，应停止用药。3. 本品仅有中度降低甘油三酯作用，故不适用于高甘油三酯为主要异常（即高脂血症Ⅰ、Ⅳ和Ⅴ型）的患者。4. 患者罕见的纯合子家族性高胆固醇血症患者，可能由于患者缺乏功能性 LDL 受体，服用本品似更易出现血清转氨酶的升高。5. 若病人有急性或严重情况，特别是易发生继发于横纹肌溶解的肾脏衰竭者，包括严重急性感染、低血压、大手术、外伤、严重代谢、内分泌或电解质平衡紊乱和不能控制的抽搐，均应暂停或终止使用洛伐他汀治疗。6. 接受免疫抑制剂治疗的病人，正在服用吉非罗齐或烟酸并同时服用本品曾有导致肌病的报导，故应权衡利弊。7. 有肝脏病史患者慎用。8. 本品与双香豆素或其衍生物同时使用，会导致凝血酶原时间延长。9. 本品与红霉素合用时应慎重。10. 儿童用药的安全性和效果尚未确定。

力平之非诺贝特胶囊 与其他贝特类药物合用时，有报道出现过肌肉功能失调（弥散性疼痛、触痛感、肌无力）和少见的横纹肌溶解症。这些不良反应大多在停药后可逆转。

其他较少发生、中等程度的不良反应也有报道：胃或肠道消化功能失调，如消化不良；转氨酶升高（详见注意事项部分）；有报道偶见过敏性肌肤反应，如皮疹、瘙痒、荨麻疹，或光敏反应。在一些病例中即使停药几个月，当皮肤暴露在阳光或人工紫外线下后，仍出现红斑、丘疹、花斑疹和湿疹。

目前尚无长期对比研究对不良反应进行全面评估，尤其是患胆结石的危险性。

禁忌症 在下列情况中，此药禁止使用：1. 对非诺贝特过敏者禁用；2. 肝功能不全者；3. 肾功能不全者；4. 已知在治疗过程中使用非诺贝特或与之类似的药物，尤其是酮洛芬时，会出现光毒性或光敏性反应；5. 与其他贝特类药物合用；6. 儿童禁用。

该药通常不建议与 HMG - CoA 还原酶抑制剂联合使用，在哺乳期不应使用（详见孕期与哺乳期部分）。

注意事项　1. 如果在服用几个月（3~6 个月）后，血脂未得到有效改善，应考虑补充治疗和采用其他方法治疗。2. 一些病人可能会出现转氨酶升高，通常为一过性的。就目前所知，这些似乎表明：(1) 在治疗的最初 12 个月，每隔 3 个月检查转氨酶浓度：(2) 当 ASAT 和 ALAT 升高至正常值的 3 倍以上时，应停止治疗。3. 在与口服抗凝剂合用时应密切监测凝血酶原的浓度，以 INR 表示。

孕妇及哺乳期妇女用药　孕期：1. 动物试验结果显示未见有致畸作用。2. 到目前为止，临床上未出现致畸和胚胎毒性。但对孕期使用非诺贝特的跟踪不足以排除任何危险，故一般孕妇应禁用。贝特类药物不用于孕妇，但当通过饮食控制不能有效降低高甘油三脂（ >10g/L）而增加母体患急性胰腺炎危险的情况时除外。哺乳期：目前尚无非诺贝特可进入母乳的资料。但在哺乳期禁用。

儿童用药　儿童禁用。

老年患者用药　推荐使用普通成人剂量，如有肾功能损害可以减少剂量。

地高辛片

注意事项　1. 禁与钙注射剂合用。严重心肌损害及肾功能不全者慎用。2. 心室颤动、狭窄性心包炎、休克与一切洋地黄禁忌症等均不宜使用本品。3. 心绞痛与心肌梗死患者慎用。4. 近期用过其他洋地黄类强心药者慎用。5. 本品应在医师指导下服用。

盐酸维拉帕米片

注意事项　警告：下列情况慎用本药，并需进行严密的医疗监护。1. 第一度房室传导阻滞。2. 低血压（收缩压低于90mmHg）。3. 心动过缓（心率低于每分钟50次）。4. 严重的肝功能障碍（参看剂量部分），应定期检测肝功能。5. 伴随有QRS增宽（大于0.12秒）的室性心动过速。6. 进行性肌营养不良。

其他注意事项

1. 肥厚型心肌病：120名肥厚型心肌病患者（大多数普萘洛尔无效或不耐受）接受维拉帕米治疗，剂量达720mg/日时，出现多种不良反应。3位患者死于肺水肿，8位出现肺水肿和/或严重的低血压。窦性心动过缓发生率为11%，第二度房室传导阻滞发生率为4%，窦性停搏为2%，死亡率明显增高。减量后不良反应降低。

2. 神经肌肉传导减弱患者：有报道维拉帕米减弱Duchenne's肌营养不良患者神经肌肉传导并可延长神经肌肉阻滞药维库溴铵的作用。神经肌肉传递减弱，患者使用维拉帕米时应减量。

3. 肾功能损害：肾功能损害的病人慎用维拉帕米。密切观察PR间期的异常延长或其他药物过量症状。血液透析不能清除维拉帕米。

4. 血清钙：维拉帕米不改变血清钙浓度，但也有高于正常范围的血钙水平可能影响维拉帕米疗效的报道。

5. 对驾驶和机械操作能力的影响：由于个体敏感性的差异，使用盐酸维拉帕米可能会影响驾驶车辆和机械操作的能力，严重时可能使患者在工作时发生危险。这种情况更易出现于治疗开始、增加剂量、从其他药物换药时或与酒精同服时。应特别注意。

6. 服用本品应定期检查患者的血压。

孕妇及哺乳期妇女用药　由于尚无孕妇的用药经验，在妊娠头6个月不能应用维拉帕米。除非益处大于危险性，在妊娠末3个月也不应服用维拉帕米。

儿童用药　18岁以下儿童的安全性和疗效尚未确定。

老年患者用药　因老年患者的消除半衰期可能延长且易发生肝或肾功能不全，故建议老年人从小剂量开始服用。

药物相互作用　在使用维拉帕米的治疗过程中，应避免静脉给予β受体阻滞剂（除非在重症监护条件下）。

圣通平硝苯地平缓释片　1. 肝脏　偶尔出现黄疸及谷氨酸草酰乙酸氨基转移酶、谷（氨酸）丙（酮酸）氨基转移酶升高。2. 循环系统　偶尔出现胸部疼痛、头痛、脸红、眼花、心悸、血压下降、下肢浮肿等。3. 过敏症　偶尔出现麻疹、瘙痒等过敏症状。4. 消化系统　偶尔出现腹痛、恶心、食欲不振、便秘等症。5. 口腔　可能出现齿龈肥厚。6. 代谢异常　偶尔出现高血糖症状。

注意事项　1. 中止服用钙拮抗剂时应逐渐减量，没有医生指示，不要中止服药。2. 低血压患者慎用。3. 严重主动脉瓣狭窄、肝肾功能不全患者慎用。4. 整片吞服，勿嚼碎。

孕妇及哺乳期妇女用药　孕妇禁用。

儿童用药　儿童禁用。

药物相互作用　尚不明确。

（刘晓晗　李秀霞）

第七章　呼吸系统用药不良反应

呼吸系统疾病是人们所熟悉的病种之一，诸如感冒、咳嗽、支气管炎、支气管哮喘等多为常见病和多发病。呼吸系统疾病发生在人体呼吸道（包括咽喉、气管、支气管和肺部），以咳、痰、喘、炎为其共同的特点，而炎症则是疾病的起因，咳、痰、喘是继发的症状。这些症状影响病人的休息和健康，如果长期不愈，还可能发展成肺气肿、支气管扩张及肺原性心脏病等。因此，在病因治疗的同时，及时应用镇咳药、祛痰药和平喘药，以控制症状，防止病情发展，是十分必要的。

镇咳药可作用于中枢，抑制延脑咳嗽中枢；也可作用于外周，抑制咳嗽反射弧中的感受器和传入神经纤维的末梢。

可待因（codeine）　为阿片生物碱之一。与吗啡相似，有镇咳、镇痛作用，对咳嗽中枢的作用为吗啡的1/4，镇痛作用为吗啡的1/7～1/10。镇咳剂量不抑制呼吸，成瘾性也较吗啡弱。临床主要用于剧烈的刺激性干咳，也用于中等强度的疼痛。作用持续4～6小时。久用也能成瘾，应控制使用。少数患者能发生恶心、呕吐，大剂量可致中枢兴奋、烦躁不安。

右美沙芬（dextromethorphan，右甲吗南）　为中枢性镇咳药，强度与可待因相等，但无成瘾性，无镇痛作用。用于干咳。偶有头晕、嗳气。中毒量时才有中枢抑制作用。

喷托维林（pentoxyverine，咳必清）　为人工合成的非成瘾性中枢镇咳药。选择性抑制咳嗽中枢，强度为可待因的1/3。并有阿托品样作用和局部麻醉作用，能松弛支气管平滑肌和抑制呼吸道感受器。适用于上呼吸道感染引起的急性咳嗽。偶有轻度头痛、头昏、口干、便秘等。有阿托品样作用，青光眼患者禁用。

苯丙哌林（benproperine） 为非成瘾性镇咳药。能抑制咳嗽中枢，也能抑制肺及胸膜牵张感受器引起的肺－迷走神经反射，且有平滑肌解痉作用。是中枢性和末梢性双重作用的强效镇咳药，其镇咳作用比可待因强。口服后1~20分钟生效，镇咳作用维持4~7小时，可用于各种原因引起的刺激性干咳。有轻度口干、头晕、胃部烧灼感和皮疹等不良反应。

苯佐那酯（benzonatate） 又名退嗽露（tessalon），为丁卡因的衍生物。有较强的局部麻醉作用，抑制肺牵张感受器及感觉神经末梢。止咳剂量不抑制呼吸，反能增加肺每分钟通气量。用药后20分钟左右出现作用，维持3~4小时。对干咳、阵咳效果良好，也可用于支气管镜等检查前预防咳嗽。有轻度嗜睡、头晕、鼻塞等不良反应，偶见过敏性皮炎。服用时勿将药丸咬碎，以免引起口腔麻木。

羧甲司坦口服溶液 偶有轻度头晕、恶心、胃部不适、腹泻、胃肠道出血、皮疹等不良反应。

注意事项 1. 有消化道溃疡病史者慎用。2. 避免与中枢性镇咳药同时使用，以免稀化的痰液堵塞气道。

氯化铵片 服用后有恶心，偶出现呕吐。

禁忌症 1. 肝肾功能异常者慎用；2. 肝肾功能严重损害，尤其是肝昏迷、肾功能衰竭、尿毒症者禁用。3. 代谢性酸中毒患者忌用。

注意事项 在镰状细胞贫血患者，可引起缺氧或（和）酸中毒。

盐酸氨溴索缓释胶囊 可有上腹部不适、纳差、腹泻、偶见皮疹。

磷酸可待因片 1. 较多见的不良反应有：（1）心理变态或幻想；（2）呼吸微弱、缓慢或不规则；（3）心率或快或慢、异常。2. 少见的不良反应：（1）惊厥、耳鸣、震颤或不能自控的肌肉运动等；（2）荨麻疹、瘙痒、皮疹或脸肿等过敏反应；（3）精神抑郁和肌肉强直等。3. 长期应用可引起依赖性。常用量引起依赖性的倾向较其他吗啡类药为弱。典型的症状为：鸡皮疙瘩、食欲减退、腹泻、牙痛、恶心、呕吐、流涕、寒颤、打喷嚏、打呵欠、睡眠障碍、胃痉挛、多汗、衰弱无力、心率增速、情绪激动或原因不明的发热。

注意事项 下列情况应慎用：1. 支气管哮喘；2. 急腹症。在诊断未明确时，可能因掩盖真象造成误诊；3. 胆结石。可引起胆管痉挛；4. 原因不明的腹泻。用本品后可因使肠道蠕动减弱、减轻腹泻症状而误诊；5. 颅脑外伤或颅内病变。本品可引起瞳孔变小，模糊临床体征；6. 前列腺肥大病因本品易引起尿潴留而加重病情。7. 重复给药可产生耐药性，久用有成瘾性。

氨茶碱缓释片 茶碱的毒性常出现在血清浓度为 15 ~ 20 μg/ml，特别是在治疗开始，早期多见有恶心、呕吐、易激动、失眠等，当血清浓度超过 20μg/ml，可出现心动过速、心律失常，血清中茶碱超过 40μg/ml，可发生发热、失水、惊厥等症状，严重的甚至呼吸、心跳停止致死。

注意事项 1. 与其他茶碱缓释制剂一样，本品不适用于哮喘持续状态或急性支气管痉挛发作的患者。2. 应定期监测血清茶碱浓度，以保证最大的疗效而不发生血药浓度过高的危险。3. 肾功能或肝功能不全的患者、年龄超过 55 岁特别是男性和伴发慢性肺部疾病的患者、任何原因引起的心力衰竭患者、持续发热患者。使用某些药物的患者及茶碱清除率减低者，血清茶碱浓度的维持时间往往显著延长。应酌情调整用药剂量或延长用药间隔时间。4. 茶碱制剂可致心律失常和（或）使原有的心律失常恶化，患者心率和（或）节律的任何改变均应进行监测和研究。5. 低氧血症、高血压或者消化道溃疡病史的患者慎用本品。

药物相互作用　(1) 地尔硫䓬、维拉帕米可干扰茶碱在肝内的代谢，与本品合用，增加本品血药浓度和毒性。(2) 西咪替丁可降低本品肝清除率，合用时可增加茶碱的血清浓度和(或) 毒性。(3) 某些抗菌药物，如大环内酯类的红霉素、罗红霉素、克拉霉素、氟喹诺酮类的依诺沙星、环丙沙星、氧氟沙星、左氧氟沙星、克林霉素、林可霉素等可降低茶碱清除率，增高其血药浓度，尤以红霉素和依诺沙星为著，当茶碱与上述药物配伍使用时，应适当减量。(4) 苯巴比妥、苯妥英、利福平可诱导肝药酶，加快茶碱的肝清除率；茶碱也干扰苯妥英的吸收，两者血浆中浓度均下降，合用时应调整剂量。(5) 与锂盐合用，可使锂的肾排泄增加。影响锂盐的作用。(6) 与美西律合用，可减低茶碱清除率，增加血浆中茶碱浓度，需调整剂量。(7) 与咖啡因或其他黄嘌呤类药并用，可增加其作用和毒性。

氨茶碱注射液　茶碱的毒性常出现在血清浓度为15~20μg/ml，特别是在治疗开始，早期多见有恶心、呕吐、易激动、失眠等，当血清浓度超过20μg/ml，可出现心动过速、心律失常，血清中茶碱超过40μg/ml，可发生发热、失水、惊厥等症状，严重的甚至引起呼吸、心跳停止致死。

注意事项　1. 应定期监测血清茶碱浓度，以保证最大的疗效而不发生血药浓度过高的危险。2. 肾功能或肝功能不全的患者，年龄超过55岁特别是男性和伴发慢性肺部疾病的患者、任何原因引起的心功能不全患者、持续发热患者。使用某些药物的患者及茶碱清除率减低者，血清茶碱浓度的维持时间往往显著延长。应酌情调整用药剂量或延长用药间隔时间。3. 茶碱制剂可致心律失常和（或）使原有的心律失常加重，患者心率和（或）节律的任何改变均应进行监测。4. 高血压或者非活动性消化道溃疡病史的患者慎用本品。

布地奈德气雾剂　本品可能发生以下不良反应：1. 轻度喉

部刺激、咳嗽、声嘶；2. 口咽部念珠菌感染；3. 速发或迟发的过敏反应，包括皮疹、接触性皮炎、荨麻疹、血管神经性水肿和支气管痉挛；4. 精神症状，如紧张、不安、抑郁和行为障碍等。

注意事项　1. 不应试图靠吸入布地奈德快速缓解哮喘急性发作，此时仍需吸入短效支气管扩张剂。如发现患者使用短效支气管扩张剂无效，或他们所需的吸入剂量较平时增加，则应就诊。此时应考虑增强抗炎治疗，如吸入较高剂量的布地奈德或口服一疗程糖皮质激素。2. 以吸入治疗替代全身糖皮质激素用药，有时不能控制、需全身用药才能控制的过敏性疾病，如鼻炎、湿疹。这些过敏性疾病需以全身的抗组胺药及（或）局部剂型控制症状。3. 肝功能下降可轻度影响布地奈德的清除。4. 肺结核患者使用本品可能需慎重考虑。5. 人长期使用布地奈德气雾剂的局部和全身作用尚不完全清楚。一旦哮喘被控制，就应该确定用药剂量至最小有效剂量。

孕妇及哺乳期妇女用药　发现怀孕期间吸入布地奈德会对胚胎及新生儿产生不良作用，尚不知布地奈德能否进入乳汁，但应慎用。同口服糖皮质激素相比，在达到抗哮喘的等效剂量时，吸入型糖皮质激素的全身性作用较低。

药物相互作用　1. 未见布地奈德与其他治疗哮喘的药物发生有临床意义的相互作用的报道。2. 酮康唑及西咪替丁可影响布地奈德的体内代谢，但吸入的推荐剂量下无明显临床意义。

药物过量　症状：在多数情况下，偶尔的过量不会产生任何明显症状，但会降低血浆皮质醇水平，增加血液循环中中性粒细胞的数量和百分比。淋巴细胞和嗜酸粒细胞数量和百分比会同时降低。习惯性的过量会引起肾上腺皮质机能亢进和下丘脑－垂体－肾上腺抑制。

富马酸福莫特罗干糖浆　1. 循环系统：偶见心动过速、室性期外收缩、面部潮红、胸部压迫感等。2. 神经系统：偶见头痛、震颤、兴奋、发热、嗜睡、盗汗等，罕见耳鸣、麻木感、不安感、头昏、眩晕等。3. 消化系统：偶见嗳气、腹痛、胃酸过多等。4. 过敏反应：偶见瘙痒，罕见皮疹，出现时应停药。5. 其他：偶见口渴、疲劳、倦怠感等。6. 耐受性：常规使用本品可产生与其他长效肾上腺素 β_2 受体激动药及短效 β_2 受体激动药类似的影响，如支气管扩张的失敏。

注意事项 1. 慎用：(1) 心血管功能紊乱者。(2) 糖尿病患者。(3) 使用洋地黄者。(4) 肝功能不全者。(5) 低钾血症患者。(6) 嗜铬细胞瘤患者。(7) 肾功能不全者。(8) 甲状腺功能亢进症患者。(9) 高血压患者。2. 依病情及年龄调节剂量。3. 正确使用本品无疗效时应停药。

药物相互作用 1. 本品与肾上腺素及异丙肾上腺素等儿茶酚胺合用时，可能引起心律不齐，甚至可能导致心搏停止。2. 本品可增加洋地黄类药物导致心律失常的易感性。3. 皮质类固醇类药和本品均可引起血钾浓度降低，如果两者合用，可加重血钾浓度的降低，并有可能发生高血糖症。4. 本品与利尿药合用，可增加发生低钾血症的危险性。5. 本品可增强潘库溴铵、维库溴铵的神经肌肉阻滞作用。6. 本品与单胺氧化酶抑制药合用，可出现毒副反应。7. 本品与茶碱合用，可增加发生低钾血症的危险性。

硫酸沙丁胺醇缓释片 1. 较常见的不良反应有：震颤、恶心、心率增快或心搏异常强烈。2. 较少见的不良反应有：头晕、目眩、口咽发干。

注意事项 1. 高血压、冠状动脉供血不足、糖尿病、甲状腺功能亢进等患者应慎用。2. 长期使用可形成耐药性，不仅疗效降低，且有加重哮喘的危险。

药物相互作用 1. 同时应用其他肾上腺素受体激动剂者，其作用可增加，不良反应也可能加重。2. 并用茶碱类药时，可增加松弛支气管平滑肌的作用，也可能增加不良反应。

硫酸异丙肾上腺素注射液　常见的不良反应有：口咽发干、心悸不安。少见的不良反应有：头晕、目眩、面潮红、恶心、心率增速、震颤、多汗、乏力等。

禁忌症　心绞痛、心肌梗死、甲状腺功能亢进及嗜铬细胞瘤患者禁用。

注意事项　1. 心律失常并伴有心动过速，心血管疾患，包括心绞痛、冠状动脉供血不足、糖尿病、高血压，甲状腺功能亢进，洋地黄中毒所致的心动过速慎用。2. 遇有胸痛及心律失常应及早重视。3. 交叉过敏，病人对其他肾上腺素能激动药过敏者，对本品也常过敏。

盐酸麻黄碱片　1. 对前列腺肥大者可引起排尿困难；2. 大剂量或长期使用可引起精神兴奋、震颤、焦虑、失眠、心痛、心悸、心动过速等。

禁忌症　甲状腺机能亢进、高血压、动脉硬化、心绞痛等病人禁用。

注意事项　1. 交叉过敏反应，对其他拟交感胺类药，如肾上腺素、异丙肾上腺素等过敏者，对本品也过敏。2. 如有头痛、焦虑不安、心动过速、眩晕、多汗等症状出现时应注意停药或调整剂量。3. 短期内反复用药，作用可逐渐减弱（快速耐受现象），停药数小时后可以恢复。每日用药如不超过 3 次，则耐受现象不明显。

药物相互作用　1. 与肾上腺皮质激素合用，本品可增加它们的代谢清除率，须调整皮质激素的剂量。2. 尿碱化剂，如制酸药、钙或镁的碳酸盐、枸橼酸盐、碳酸氢钠等，影响本品在尿中的排泄，增加本品的半衰期，延长作用时间，特别是如尿保持碱性几日或更长，患者大多致麻黄碱中毒，本品用量应调整。3. 与 α 受体阻滞药如酚妥拉明、哌唑嗪、妥拉唑林以及酚噻嗪类药合用时，可对抗本品的加压作用。4. 与全麻药如氯仿、氟烷、异氟烷等同用，可使心肌对拟交感胺类药反应更敏感，有发生室性心律失常危险，必须同用时，本品用量应减小。5. 与三环类抗抑郁药如马普替林同用时，降低本品的加压作用。6. 与洋地黄类合用，可致心律失常。7. 与麦角新碱、麦角胺或缩宫素同用，可加剧血管收缩，导致严重高血压或外围组织缺血。8. 与多沙普仑同用，两者的加压作用均可增强。

盐酸克仑特罗栓 少数患者可见轻度心悸、手指震颤、头晕等，一般于用药过程中自行消失。

盐酸异丙肾上腺素注射液 常见的不良反应有：口咽发干、心悸不安。少见的不良反应有：头晕、目眩、面潮红、恶心、心率增速、震颤、多汗、乏力等。

注意事项 1. 心律失常并伴有心动过速，心血管疾患，包括心绞痛、冠状动脉供血不足，糖尿病，高血压，甲状腺功能亢进，洋地黄中毒所致的心动过速慎用。2. 遇有胸痛及心律失常应及早重视。3. 交叉过敏，病人对其他肾上腺素能激动药过敏者，对本品也常过敏。

异丁司特缓释胶囊 主要有食欲缺乏、嗳气、上腹不适、恶心、呕吐、眩晕、皮疹、皮肤瘙痒等。偶见心悸、血清谷氨酸草酰乙酸转氨酶（SGOT）、血清谷氨酸丙酮酸转氨酶（SGPT）、g－谷氨酰转肽酶（g－GT）、总胆红素升高。这些不良反应大都可以耐受。罕见体位性低血压。

（孟繁富 王永茂）

第八章　消化系统用药不良反应

（一）抗酸药及抗溃疡药

奥美拉唑肠溶片　本品耐受性良好，常见不良反应是腹泻、头痛、恶心、腹痛、胃肠胀气及便秘，偶见血清氨基转移酶（ALT，AST）增高、皮疹、眩晕、嗜睡、失眠等，这些不良反应通常是轻微的，可自动消失，与剂量无关。长期治疗未见严重的不良反应，但在有些病例中可发生胃黏膜细胞增生和萎缩性胃炎。

奥沙拉嗪钠胶囊　腹泻最常见，通常短暂，在治疗开始或增加剂量时发生，减少用量后可缓解。其他不良反应为头痛、恶心、腹痛、皮疹、头晕和关节痛。

丙谷胺胶囊　本品无明显副作用，偶有口干、便秘、瘙痒、失眠、腹胀、下肢酸胀等不良反应，一般不需要特殊处理。个别报道有暂时性白细胞减少和轻度转氨酶升高。

醋氨己酸锌胶囊　少数病人有头晕、恶心、呕吐、便秘等，但都不影响治疗。肾功能不全者慎用。早孕期妇女禁用。

法莫替丁胶囊　少数患者可有口干、头晕、失眠、便秘、腹泻、皮疹、面部潮红、白细胞减少。偶有轻度一过性转氨酶增高等。

复方铝酸铋胶囊　不良反应较少，偶见便秘、稀便、口干、失眠、恶心、腹泻，停药后可自行消失。服药期间，粪便呈黑色属正常现象；如呈稀便时，可减量服用。

兰索拉唑胶囊　1. 过敏症：偶有皮疹、瘙痒等症状，如出现上述症状时应停止用药。2. 肝脏：偶有 GOT、GPT、ALP、

LDH 上升等现象，所以须细心观察，如有异常现象应采取停药等适当的处置。3. 血液：偶有贫血、白细胞减少等症状，血小板减少之症状极少发生。4. 消化器：偶有便秘、腹泻、口渴、腹胀等症状。5. 精神神经系统：偶有头痛、嗜睡等症状。失眠、头晕等症状极少发生。6. 其他：偶有发热、总胆固醇上升、尿酸上升等症状。

盐酸哌仑西平 与剂量有关。常见不良反应有：轻度口干、眼睛干燥及视力调节障碍等轻微副作用，停药后症状即消失。偶有便秘、腹泻、头痛、精神错乱，一般较轻，有 2% 需停药。

禁忌症 1. 对本品过敏者禁用。2. 孕妇禁用。3. 青光眼和前列腺肥大。

注意事项 1. 本品与西咪替丁合用可增强抑制胃酸分泌的效果。2. 肝肾功能不全者慎用。

注射用泮托拉唑钠 偶见头晕、失眠、嗜睡、恶心、腹泻、便秘、皮疹和肌肉疼痛等症状。大剂量使用时可出现心律不齐、转氨酶升高、肾功能改变、粒细胞降低等。

注意事项 1. 本品抑制胃酸分泌的作用强，时间长，故应用本品时不宜同时再服用其他抗酸剂或抑酸剂。为防止抑酸过度，在一般消化性溃疡等病时，不建议大剂量长期应用（革－艾综合征例外）。2. 肾功能受损者不须调整剂量；肝功能受损者需要酌情减量。3. 治疗胃溃疡时应排除胃癌后才能使用本品，以免延误诊断和治疗。4. 动物实验中，长期大量使用本品后，观察到高胃泌素血症及继发胃 ECL－细胞增大和良性肿瘤的发生，这种变化在应用其他抑酸剂及施行胃大部切除术后亦可出现。

对本品过敏者禁用；妊娠期与哺乳期妇女禁用。

（二）泻药、止泻药及镇吐药

酚酞片 酚酞引起的过敏反应临床上罕见，偶能引起皮炎、药疹、瘙痒、灼痛及肠炎、出血倾向等。

禁忌症　阑尾炎、直肠出血未明确诊断、充血性心力衰竭、高血压、粪块阻塞、肠梗阻禁用。

注意事项　1. 酚酞可干扰酚磺酞排泄试验（PSP），使尿色变成品红或桔红色，同时酚磺酞排泄加快。2. 长期应用可使血糖升高、血钾降低。3. 长期应用可引起对药物的依赖性。

复方地芬诺酯片　不良反应少见，服药后偶见口干、恶心、呕吐、头痛、嗜睡、抑郁、烦躁、失眠、皮疹、腹胀及肠梗阻等，减量或停药后消失。有致畸作用，孕妇禁用；哺乳期妇女亦应慎用。

盐酸洛哌丁胺胶囊　不良反应轻，可出现过敏如皮疹等，消化道症状如口干、腹胀、食欲不振、胃肠痉挛、恶心、呕吐、便秘，以及头晕、头痛、乏力等。

禁忌症　1. 本品禁用于2岁以下儿童；2. 禁用于伴有高热和脓血便的急性菌痢；3. 应用广谱抗生素引起的伪膜性肠炎病人禁用。4. 重度肝损害者慎用。

注意事项　1. 对于伴有肠道感染的腹泻，必须同时应用有效的抗生素治疗。2. 不应用于需要避免抑制肠蠕动的患者，尤其是肠梗阻、胃肠胀气或便秘的患者。3. 腹泻患者常发生水和电解质丧失，应适当补充水和电解质。4. 用药过程中出现便秘或48小时仍无效者应停药。5. 本品全部由肝脏代谢；肝功能障碍者，可导致体内药物相对过量，应注意中枢神经系统中毒反应。

盐酸恩丹西酮注射液　可有头痛、腹部不适、便秘、口干、皮疹，偶见支气管哮喘或过敏反应、短暂性无症状转氨酶增加。上述反应轻微，无须特殊处理。偶见运动失调、癫痫发作、胸痛、心律不齐、低血压及心动过缓等罕见报告。

禁忌症　对本品过敏者禁用。胃肠梗阻者忌用。

注意事项　对肾脏损害患者，无需调整剂量、用药次数和用药途径。对肝功能损害患者，如肝功能中度或严重损害患者体内廓清本品的能力显著下降，血清半衰期也显著延长，因此，用药剂量每日不应超过8mg；腹部手术后不宜使用本品，以免掩盖回肠或胃扩张症状；本注射液及盛有本品的安瓿或注射器不含防腐剂，只能在启封后一次使用，任何剩余的溶液均应弃去；对本品与聚氯乙烯输液袋和聚氯乙烯给药装置作过相容性研究，认为用聚乙烯输液袋或I型玻璃瓶，本药亦有相当的稳定性。在聚丙二醇酯注射器中，以0.9% W/V 氯化钠或5% W/V 葡萄糖稀释的枢复宁稀释液表现稳定，故此认为在聚丙二醇酯注射器中，本品与其他相容性输注液混合也是稳定的；本品安瓿不能高压消毒。

药物相互作用　1. 没有证据表明本品会诱导或抑制其他同时服用药物的代谢。有专门研究表明，本品与酒精、替马西泮、呋塞米、曲马多及丙泊酚无相互作用。2. 对司巴丁及异喹胍代谢差的患者，对本品消除的半衰期无影响。对这类患者重复给药后，药物的暴露水平与正常人体无差异，故用药剂量和用药次数不须改变。3. 与地塞米松合用可加强止吐效果。4. 它与下列静脉注射液相容：0.9% W/V 氯化钠静脉输注液（英国药典）；5% W/V 葡萄糖静脉输注液（英国药典）；10% W/V 甘露糖静脉输注液（英国药典）；格林氏静脉输注液；0.3% W/V 氯化钾与0.9% W/V 葡萄糖静脉输注液（美国药典）；0.3% W/V 氯化钾与5% W/V 葡萄糖输注液（英国药典）。本品只能与推荐的静脉输注液混合使用，作静脉输入的溶液应现用现配。不过，在室温（25℃以下）荧光照射下或在冰箱中，本品与上述静脉输注液混合后仍能保持稳定七天。5. 可用输液袋或注射泵静脉输注本品，每小时1mg。如果本品浓度为16～160μg/ml（即分别为8mg/500ml和8mg/50ml）时，下列药物可通过枢复宁给药装置的Y形管来给药：顺铂、5－FU，卡铂、依托泊苷、环磷酰胺、多柔比星及头孢噻甲羧肟等。

药物过量　虽有少数病人发生用药过量，对于这方面的资料所知较少。曾有两位病人分别接受了静脉输入本品 84mg 和 145mg，得知用药过量后会出现下列现象：视觉障碍、严重便秘、低血压。这些现象可得到完全纠正。对本品无特异的解毒药，当怀疑用药过量时，应适当地采取对症疗法和支持疗法。不推荐用吐根治疗本品用药过量，因为患者会因本品自身具有的止吐作用，而不反应。

（三）胃肠解痉及胃动力药

丁溴东莨菪碱胶囊　可出现口渴、视力调节障碍、嗜睡、心悸、面部潮红、恶心、呕吐、眩晕、头痛等反应。

禁忌症　1. 严重心脏病、器质性幽门狭窄或麻痹性肠梗阻患者禁用；2. 青光眼、前列腺肥大患者慎用。

注意事项　1. 本品应用出现过敏反应时应停药；2. 本品不宜用于胃溃疡患者，因之导致胃排空减慢，胃内容物淤积，会加重胃溃疡的症状；3. 禁与碱、碘及鞣酸配伍。

药物相互作用　1. 与其他抗胆碱能药、吩噻嗪类等药物合用时会增加毒性；2. 可拮抗甲氧氯普胺、多潘立酮等的促胃肠动力作用；3. 某些抗心律失常药（如奎尼丁、丙吡胺等）与本品合用要谨慎，因前者具有阻滞迷走神经作用，故能增强本品的抗胆碱能效应，导致口干、视力模糊、排尿困难，老年人尤当注意；4. 本品与拟肾上腺素能药物合用（如右旋苯丙胺 5mg），可增强止吐作用，减少本品的嗜睡作用，但口干更显著；5. 与三环类抗抑郁药（阿米替林等）合用时，两者均具有抗胆碱能效应，口干、便秘、视力模糊等副作用加剧，可使老年患者发生尿潴留、诱发急性青光眼及麻痹性肠梗阻等，故而禁止这两种药物合用；6. 本品分别与地高辛、呋喃妥因、维生素 B_2 等合用时，会明显增加后者的吸收；7. 应用本品或其他抗胆碱能药物期间，舌下含化硝酸甘油预防或治疗心绞痛时，因唾液减少使后者崩解减慢，从而影响其吸收，作用有可能推迟及（或）减弱。

多潘立酮片 1. 偶见瞬时性、轻度腹部痉挛。2. 有时血清泌乳素水平会升高，但停药后即可恢复正常。该作用与其他许多药物出现的情况相似。

西沙必利片 1. 药理活性相一致，瞬时性腹部痉挛、腹鸣和腹泻可能发生，服用20mg发生腹部痉挛时，可减半剂量；当腹泻发生在幼儿或婴儿时应酌减剂量。2. 偶有过敏、轻度短暂的头痛或头晕以及与剂量相关的尿频的报道。3. 罕见可逆性肝功能异常的报道，可伴或不伴胆汁淤积。虽然有男性乳房女性化和乳溢的病例报道，但在大规模的监测研究中发生率（$<0.1\%$）未超过普通人群的常见值，所有这些事件都是可逆的。其因果关系尚不明确。4. 个别报道其影响中枢神经系统，即惊厥性癫痫、锥体外系反应和尿频。

（四）肝胆病用药

蛋氨酸片 可引起恶心、呕吐及精神障碍。

鹅去氧胆酸 可抑制肠道吸收水分，常有腹泻，约2周后适应自愈。个别有血清转氨酶升高，头晕、恶心等。

禁忌症 慢性肝病、溃疡病、肠炎及肾功能不全者禁用。糖尿病者禁用。

注意事项 1. 个别可诱发胆绞痛和肝功能异常，急性胆囊炎及肝病者不宜用此药；2. 可抑制肠道吸收水分，常有腹泻，肠炎者禁用；3. 服药量较大，腹泻发生率高，且对肝脏有一定毒性，目前已少用。

孕妇及哺乳期妇女禁用本品。

谷氨酸钾注射液 1. 静滴过快可引起流涎、皮肤潮红和呕吐。小儿可见震颤等。2. 静滴期间应注意电解质平衡，可能时测血二氧化碳结合力及钾、钠、氯含量。3. 合并焦虑状态者可有晕厥、心动过速、流泪及恶心等。

本品过量可致碱血症，故有碱血症者慎用或禁用。

注意事项　1. 肾功能不全者或无尿病人慎用谷氨酸。2. 本品与抗胆碱药合用有可能减弱后者的药理作用。3. 不与谷氨酸钠合用时应注意产生高血钾症。

拉米夫定片　常见的不良反应有上呼吸道感染样症状、头痛、恶心、身体不适、腹痛和腹泻，症状一般较轻并可自行缓解。

注意事项　1. 治疗期间应对患者的临床情况及病毒学指标进行定期检查。2. 少数患者停止使用本品后，肝炎病情可能加重。因此如果停用本品，要对患者进行严密观察，若肝炎恶化，应考虑重新使用本品治疗。3. 患者肾功能不全会影响拉米夫定的排泄，对于肌酐清除率 <30ml/min 的患者，不建议使用本品。肝脏损害不影响拉米夫定的药物代谢过程。4. 本品治疗期间不能防止病人将乙型肝炎病毒通过性接触或血源性传播方式感染他人，故仍应采取适当防护措施。5. 目前尚无资料显示孕妇服用本品后可抑制乙型肝炎病毒的母婴传播。故仍应对新生儿进行常规的乙型肝炎免疫接种。妊娠 3 个月内的患者不宜使用本品。妊娠 3 个月以上的患者使用本品需权衡利弊。哺乳期妇女服用本品时应暂停哺乳。

（赵　岚　张　梅）

第九章 血液及造血系统用药不良反应

氨基己酸片 1. 本药有一定的副作用，剂量增大，不良反应增多，症状加重而且药效维持时间较短，现已逐渐少用。2. 常见的不良反应为恶心、呕吐和腹泻，其次为眩晕、瘙痒、头晕、耳鸣、全身不适、鼻塞、皮疹、红斑、不泄精等。当每日剂量超过16g时，尤易发生。3. 可因血管扩张而发生体位性低血压、结膜和鼻黏膜充血等。4. 本品从尿排泄快，尿浓度高，能抑制尿激酶的纤溶作用，可形成血凝块，阻塞尿路。因此，泌尿科术后有血尿的患者应慎用。5. 易发生血栓和心、肝、肾功能损害，有血栓形成倾向或有栓塞性血管病史者禁用或慎用。

氨甲苯酸注射液 本品与6－氨基己酸相比，抗纤溶活性强5倍。不良反应极少见。长期应用未见血栓形成，偶有头昏、头痛。有心肌梗死倾向者应慎用。

酚磺乙胺注射液 本品毒性低，可有恶心、头痛、皮疹、暂时性低血压等，偶有静脉注射后发生过敏性休克的报道。

凝血酶 1. 偶可致过敏反应，应及时停药。2. 外科止血中应用本品曾有致低热反应的报道。

肾上腺色腙片 本品毒性低，可产生水杨酸样反应，如恶心、呕吐、头晕、耳鸣、视力减退等。对癫痫病人可引起异常脑电活动。

低分子量肝素钙注射液 出血倾向低，但用药后仍有出血的危险，本品偶可发生过敏反应（如皮疹、荨麻疹）；罕见中度血小板减少症和注射部位轻度血肿和坏死。

肝素钠注射液 毒性较低，主要不良反应是用药过多可致自发性出血，故每次注射前应测定凝血时间。如注射后引起严重出血，可静注硫酸鱼精蛋白进行急救（1mg 硫酸鱼精蛋白可中和 150U 肝素）。偶可引起过敏反应及血小板减少，常发生在用药初 5~9 天，故开始治疗 1 个月内应定期监测血小板计数。偶见一次性脱发和腹泻。尚可引起骨质疏松和自发性骨折。肝功能不良者长期使用可引起抗凝血酶-Ⅲ耗竭而产生血栓形成倾向。

输血用枸橼酸钠注射液 在正常输血速度下，本品不会出现不良反应，当输血速度太快或输血量太大（1000ml）以上时，因枸橼酸盐不能及时被氧化，可致低钙血症，引起抽搐和心肌收缩抑制。

右旋糖酐 20 葡萄糖注射液 1. 过敏反应。少数患者可出现过敏反应，表现为皮肤瘙痒、荨麻疹、恶心、呕吐、哮喘，重者口唇发绀、虚脱、血压剧降、支气管痉挛，个别患者甚至出现过敏性休克，直至死亡。过敏反应的发生率约 0.03%~4.7%。过敏体质者用前应做皮试。2. 偶见发热、寒颤、淋巴结肿大、关节炎等。3. 出血倾向。可引起凝血障碍，使出血时间延长，该反应常与剂量有关。

藻酸双酯钠片 不良反应的发生率为 5%~23%，可有发热、白细胞及血小板减少、血压降低、肝功能及心电图异常、子宫或眼结膜下出血、过敏反应、头痛、心悸、烦躁、乏力、嗜睡等。

琥珀酰明胶注射液 偶见过敏反应，可出现轻微荨麻疹。本品引起严重不良反应的发生率在 1/6000 和 1/13000 之间，由血管活性物质释放引起。病人通常表现为变态反应。如病人已处于过敏状态，如哮喘，则出现反应的机会增加，程度也会加重，应慎用。一旦出现过敏反应，应立即停止输注，并根据病人情况做相应处理：更换容量替代液；抬高双腿；增加供氧；监测电解质；给予肾上腺素（1:1000 浓度 0.5~1.0ml 肌注，必要时每 15 分重复一次或 1:10000 浓度 5~10ml 缓慢静滴）及大剂量肾上腺皮质激素（如泼尼松龙 250~1000mg）；也可使用抗菌素组胺药（如氯苯那敏 10~20mg 缓慢静滴）及钙剂（小心病人服过强心苷）；必要时可用利尿剂加快液体排出。

复方硫酸亚铁片 个别病例有轻度胃肠道反应，如恶心、呕吐、胃痛、腹泻、铁锈味等。

禁忌症 血色病或含铁血黄素沉着症及不伴缺铁的贫血。

注意事项 1. 下列情况应慎用：（1）酒精中毒；（2）肝炎；（3）急性感染；（4）肠道炎症；（5）胰腺炎；（6）消化性溃疡。2. 用药期间应定期作下列检查，以观察治疗反应：（1）血红蛋白测定；（2）网织红细胞计数；（3）血清铁蛋白测定。3. 本品禁止与下列药物合用：碳酸氢钠、磷酸盐类、茶及含鞣酸的药物、四环素类药物。4. 贫血纠正后，不宜长期服用，否则可引起铁负荷过度。

山梨醇铁注射液 注射后有金属味，注射局部疼痛及药物外渗；少数患者可有发热、心动过速及关节痛等过敏反应；有报道，个别病人因肌肉注射本品出现过敏性休克和/或心脏毒性而死亡。

叶酸片 不良反应较少，罕见过敏反应。长期用药可以出现畏食、恶心、腹胀等胃肠症状。大量服用叶酸时，可使尿呈黄色。

阿司匹林肠溶胶囊 一般用于解热镇痛的剂量很少引起不良反应。长期大量用药（如治疗风湿热）、尤其当药物血浓度大于 200μg/ml 时较易出现不良反应。血药浓度愈高，不良反应愈明显。1. 较常见的有恶心、呕吐、上腹部不适或疼痛（由于本品对胃黏膜的直接刺激引起）等胃肠道反应（发生率 3%~9%），停药后多可消失。长期或大剂量服用可有胃肠道出血或溃疡。2. 中枢神经系统：出现可逆性耳鸣、听力下降，多在服用一定疗程，血药浓度达 200~300μg/L 后出现。3. 过敏反应：出现于

0.2%的病人，表现为哮喘、荨麻疹、血管神经性水肿或休克。多为易感者，服药后迅速出现呼吸困难，严重者可致死亡，称为阿司匹林哮喘。有的是阿司匹林过敏、哮喘和鼻息肉三联症，往往与遗传和环境因素有关。4. 肝、肾功能损害，与剂量大小有关，尤其是剂量过大使血药浓度达250μg/ml时易发生。损害均是可逆性的，停药后可恢复。但有引起肾乳头坏死的报道。

盐酸噻氯匹定片　1. 偶见轻微胃肠道反应。2. 罕见的反应：恶心、腹泻、皮疹、瘀斑、齿龈出血、白细胞减少、胆汁淤积、轻度氨基转移酶升高、黏膜皮肤出血倾向。3. 以上不良反应均在停药后消失。

注射用奥扎格雷　胃肠道反应和过敏反应，如恶心、呕吐、荨麻疹、皮疹等，但程度都较轻，经适当处理后得到缓解。少数可出现BUN升高，颅内、消化道、皮下出血及血小板减少等。

（赵继国　马先军）

第十章 泌尿系统用药不良反应

一、利尿药

氨苯蝶啶片 1. 常见的主要是高钾血症。2. 少见的有：(1) 胃肠道反应，如恶心、呕吐、胃痉挛和腹泻等；(2) 低钠血症；(3) 头晕、头痛；(4) 光敏感。3. 罕见的有：(1) 过敏，如皮疹、呼吸困难；(2) 血液系统损害，如粒细胞减少症甚至粒细胞缺乏症、血小板减少性紫癜、巨幼红细胞性贫血(干扰叶酸代谢)；(3) 肾结石，有报道长期服用本药者肾结石的发生率为1/1500。其机理可能是由于本药及其代谢产物在尿中浓度过饱和，析出结晶并与蛋白基质结合，从而形成肾结石。

苄氟噻嗪片 大多数不良反应与剂量和疗程有关。1. 水、电解质紊乱所致的副作用较为常见。低钾血症较易发生与噻嗪利尿药排钾作用有关，长期缺钾可损伤肾小管，严重失钾可引起肾小管上皮的空泡变化，以及引起严重快速性心律失常等异位心律。尚可引起低氯性碱中毒或低氯、低钾性碱中毒。此外低钠血症不罕见，导致中枢神经系统症状及加重肾损害，脱水造成血容量和肾血流量减少亦可引起肾小球滤过率降低。上述水、电解质紊乱的临床常见反应有口干、烦渴、肌肉痉挛、恶心、呕吐和极度疲乏无力等。2. 高糖血症。可使糖耐量降低，血糖升高，这可能与抑制胰岛素释放有关。3. 高尿酸血症。干扰肾小管排泄尿酸，少数可诱发痛风发作。由于通常无关节疼痛，故高尿酸血症易被忽视。4. 过敏反应，如皮疹、荨麻疹等，但较为少见。5. 血白细胞减少或缺乏症、血小板减少性紫癜等亦少见。6. 其他，如胆囊炎、胰腺炎、性功能减退、光敏感、色觉障碍等，但较罕见。

注意事项 1. 交叉过敏：与磺胺类药物、呋塞米、布美他尼、碳酸酐酶抑制剂有交叉过敏。2. 对诊断的干扰：可致糖耐量再减低、血糖、尿糖、血胆红素、血钙、血尿酸、血胆固醇、甘油三酯和低密度脂蛋白浓度升高，血镁、钾、钠及尿钙降低。3. 下列情况慎用：（1）无尿或严重肾功能减退者，因本类药效果差，应用大剂量时可致药物蓄积，毒性增加；（2）糖尿病；（3）高尿酸血症或有痛风病史者；（4）严重肝功能损害者，水、电解质紊乱可诱发肝昏迷；（5）高钙血症；（6）低钠血症；（7）红斑狼疮，可加重病情或诱发活动；（8）胰腺炎；（9）交感神经切除术（降压作用加强）；（10）有黄疸的婴儿。4. 随访检查：（1）血电解质；（2）血糖；（3）血尿酸；（4）血肌酐，尿素氮；（5）血压。5. 应从最小有效剂量开始用药，以减少副作用的发生，减少反射性肾素和醛固酮分泌。6. 每日用药一次时，应在早晨用药，以免夜间排尿次数增多。间歇用药（非每日用药）能减少电解质紊乱发生的机会。7. 有低钾血症倾向的患者，应酌情补钾或与保钾利尿药合用。

布美他尼片 常见者与水、电解质紊乱有关、尤其是大剂量或长期应用时，如体位性低血压、休克、低钾血症、低氯血症、低氯性碱中毒、低钠血症、低钙血症以及与此有关的口渴、乏力、肌肉酸痛、心律失常等。少见者有过敏反应（包括皮疹、甚至心脏骤停）、头晕、头痛、纳差、恶心、呕吐、腹痛、腹泻、胰腺炎、肌肉强直等。骨髓抑制导致粒细胞减少、血小板减少性紫癜和再生障碍性贫血。尚有肝功能损害、指（趾）感觉异常、高糖血症、尿糖阳性、原有糖尿病加重、高尿酸血症。耳鸣、听力障碍多见于大剂量静脉快速注射时（每分钟剂量大于4~15mg），多为暂时性，少数为不可逆性，尤其当与其他有耳毒性药物同时应用时。在高钙血症时，可引起肾结石。尚有报道本药可加重特发性水肿。偶见未婚男性遗精和阴茎勃起困难。大剂量时可发生肌肉酸痛、胸痛。对糖代谢的影响可能小于呋塞米。

注意事项　1. 交叉过敏。对磺胺药和噻嗪类利尿药过敏者，对本药可能亦过敏。2. 对诊断的干扰：可致血糖升高、尿糖阳性，尤其是糖尿病或糖尿病前期患者。过度脱水可使血尿酸和尿素氮水平暂时性升高。血 Na^{+}、Cl^{-}、K^{+}、Ca^{2+} 和 Mg^{2+} 浓度下降。3. 下列情况慎用：(1) 无尿或严重肾功能损害者，后者因为需要加大剂量，故用药间隔时间应延长，以免出现耳毒性等副作用；(2) 糖尿病；(3) 高尿酸血症或有痛风病史者；(4) 严重肝功能损害者，因水、电解质紊乱可诱发肝昏迷；(5) 急性心肌梗死，过度利尿可促发休克；(6) 胰腺炎或有此病史者；(7) 有低钾血症倾向者，尤其是应用洋地黄类药物或有室性心律失常者；(8) 前列腺肥大。4. 随访检查：(1) 血电解质。尤其是合用洋地黄类药物或皮质激素类药物、肝肾功能损害者；(2) 血压。尤其是用于降压，大剂量应用或用于老年人；(3) 肾功能；(4) 肝功能；(5) 血糖；(6) 血尿酸；(7) 酸碱平衡情况；(8) 听力。5. 动物实验提示本药能延缓胎儿生长和骨化。对新生儿和哺乳母亲的情况尚不清楚。能增加尿磷的排泄量，可干扰尿磷的测定。

孕妇及哺乳期妇女用药　1. 本药可通过胎盘屏障，孕妇尤其是妊娠前 3 个月应尽量避免应用。对妊娠高血压综合征无预防作用。动物实验表明本品可致胎仔肾盂积水，延缓胎儿生长和骨化，流产和胎仔死亡率升高。2. 本药可经乳汁分泌，哺乳期妇女应慎用。

呋塞米片　常见者与水、电解质紊乱有关、尤其是大剂量或长期应用时，如体位性低血压、休克、低钾血症、低氯血症、低氯性碱中毒、低钠血症、低钙血症以及与此有关的口渴、乏力、肌肉酸痛、心律失常等。少见者有过敏反应（包括皮疹、间质性肾炎，甚至心脏骤停）、视觉模糊、黄视症、光敏感、头晕、头痛、纳差、恶心、呕吐、腹痛、腹泻、胰腺炎、肌肉强直等，骨髓抑制导致粒细胞减少、血小板减少性紫癜和再生障碍性贫血。尚有肝功能损害、指（趾）感觉异常、高糖血症、尿糖阳性、原有糖尿病加重、高尿酸血症。耳鸣、听力障碍多见于大剂量静脉快速注射时（每分钟剂量大于4～15mg），多为暂时性，少数为不可逆性，尤其当与其他有耳毒性的药物同时应用时。在高钙血症时，可引起肾结石。尚有报道本药可加重特发性水肿。

注意事项　1. 交叉过敏。对磺胺药和噻嗪类利尿药过敏者，对本药可能亦过敏。2. 对诊断的干扰：可致血糖升高、尿糖阳性，尤其是糖尿病或糖尿病前期患者，过度脱水可使血尿酸和尿素氮水平暂时性升高。血 Na^+、Cl^-、K^+、Ca^{2+} 和 Mg^{2+} 浓度下降。3. 下列情况慎用：（1）无尿或严重肾功能损害者，后者因为需要加大剂量，故用药间隔时间应延长，以免出现耳毒性等副作用；（2）糖尿病；（3）高尿酸血症或有痛风病史者；（4）严重肝功能损害者，因水、电解质紊乱可诱发肝昏迷；（5）急性心肌梗死，过度利尿可促发休克；（6）胰腺炎或有此病史者；（7）有低钾血症倾向者，尤其是应用洋地黄类药物或有室性心律失常者；（8）红斑狼疮，本药可加重病情或诱发活动；（9）前列腺肥大。4. 随访检查：（1）血电解质。尤其是合用洋地黄类药物或皮质激素类药物、肝肾功能损害者；（2）血压。尤其是用于降压、大剂量应用或用于老年人；（3）肾功能；（4）肝功能；（5）血糖；（6）血尿酸；（7）酸碱平衡情况；（8）听力。5. 药物剂量应从最小有效剂量开始，然后根据利尿反应调整剂量，以减少水、电解质紊乱等副作用的发生。6. 存在低钾血症或低钾血症倾向时，应注意补充钾盐。7. 与降压药合用时，后者剂量应酌情调整。8. 少尿或无尿患者应用最大剂量后24小时仍无效时应停药。

氯噻酮片 大多数不良反应与剂量和疗程有关。1. 水、电解质紊乱所致的副作用较为常见。低钾血症较易发生与噻嗪类利尿药排钾作用有关，长期缺钾可损伤肾小管，严重失钾可引起肾小管上皮的空泡变化，以及引起严重快速性心律失常等异位心律。尚有低氯性碱中毒或低氯、低钾性碱中毒，噻嗪类特别是氢氯噻嗪常明显增加氯化物的排泄。此外低钠血症亦不罕见，导致中枢神经系统症状及加重肾损害。脱水造成血容量和肾血流量减少亦可引起肾小球滤过率降低。上述水、电介质紊乱的临床常见反应有口干、烦渴、肌肉痉挛、恶心、呕吐和极度疲乏无力等。2. 高糖血症。可使糖耐量降低，血糖升高，这可能与抑制胰岛素释放有关。3. 高尿酸血症。干扰肾小管排泄尿酸，少数可诱发痛风发作。由于通常无关节疼痛，故高尿酸血症易被忽视。4. 过敏反应，如皮疹、荨麻疹等，但较为少见。5. 血白细胞减少或缺乏症、血小板减少性紫癜等亦少见。6. 其他，如胆囊炎、胰腺炎、性功能减退、光敏感、色觉障碍等，但较罕见。

螺内酯片 1. 常见的有：（1）高钾血症，最为常见，尤其是单独用药、进食高钾饮食、与钾剂或含钾药物如青霉素钾等合用以及存在肾功能损害、少尿、无尿时。即使与噻嗪类利尿药合用，高钾血症的发生率仍可达 8.6%~26%，且常以心律失常为首发表现，故用药期间必须密切随访血钾和心电图；（2）胃肠道反应，如恶心、呕吐、胃痉挛和腹泻；尚有报道可致消化性溃疡。2. 少见的有：（1）低钠血症，单独应用时少见，与其他利尿药合用时发生率增高；（2）抗雄激素样作用或对其他内分泌系统的影响，长期服用本药在男性可致男性乳房发育、阳萎、性功能低下，在女性可致乳房胀痛、声音变粗、毛发增多、月经失调、性机能下降；（3）中枢神经系统表现，长期或大剂量服用本药可发生行走不协调、头痛等。3. 罕见的有：（1）过敏反应，出现皮疹甚至呼吸困难；（2）暂时性血浆肌酐、尿素氮升高，主要与过度利尿、有效血容量不足、引起肾小球滤过率下降有关；（3）轻度高氯性酸中毒；（4）肿瘤，有报道5例患者长期服用本药和氢氯噻嗪发生乳腺癌。

氢氯噻嗪片　大多不良反应与剂量和疗程有关。1. 水、电解质紊乱所致的副作用较为常见。低钾血症较易发生与噻嗪类利尿药排钾作用有关，长期缺钾可损伤肾小管，严重失钾可引起肾小管上皮的空泡变化，以及引起严重快速性心律失常等异位心律。尚有低氯性碱中毒或低氯、低钾性碱中毒，噻嗪类特别是氢氯噻嗪常明显增加氯化物的排泄。此外低钠血症亦不罕见，导致中枢神经系统症状及加重肾损害。脱水造成血容量和肾血流量减少亦可引起肾小球滤过率降低。上述水、电解质紊乱的临床常见反应有口干、烦渴、肌肉痉挛、恶心、呕吐和极度疲乏无力等。2. 高糖血症。本药可使糖耐量降低，血糖升高，这可能与抑制胰岛素释放有关。3. 高尿酸血症。干扰肾小管排泄尿酸，少数可诱发痛风发作。由于通常无关节疼痛，故高尿酸血症易被忽视。4. 过敏反应，如皮疹、荨麻疹等，但较为少见。5. 血白细胞减少或缺乏症、血小板减少性紫癜等亦少见。6. 其他，如胆囊炎、胰腺炎、性功能减退、光敏感、色觉障碍等，但较罕见。

注意事项　1. 交叉过敏：与磺胺类药物、呋塞米、布美他尼、碳酸酐酶抑制剂有交叉反应。2. 对诊断的干扰：可致糖耐量降低，血糖、尿糖、血胆红素、血钙、血尿酸、血胆固醇、甘油三酯、低密度脂蛋白浓度升高，血镁、钾、钠及尿钙降低。3. 下列情况慎用：（1）无尿或严重肾功能减退者，因本类药效果差，应用大剂量时可致药物蓄积，毒性增加；（2）糖尿病；（3）高尿酸血症或有痛风病史者；（4）严重肝功能损害者，水、电解质紊乱可诱发肝昏迷；（5）高钙血症；（6）低钠血症；（7）红斑狼疮，可加重病情或诱发活动；（8）胰腺炎；（9）交感神经切除者（降压作用加强）；（10）有黄疸的婴儿。4. 随访检查：(1) 血电解质；(2) 血糖；(3) 血尿酸；(4) 血肌酶，尿素氮；(5) 血压。5. 应从最小有效剂量开始用药，以减少副作用的发生，减少反射性肾素和醛固酮分泌。6. 有低钾血症倾向的患者，应酌情补钾或与保钾利尿药合用。

盐酸阿米洛利片 1. 单独使用时高钾血症较常见。2. 本药偶可引起低钠血症、高钙血症、轻度代谢性酸中毒。3. 胃肠道反应可有口干、恶心、呕吐、腹胀等不良反应。4. 还可见到头痛、头晕、胸闷、性功能下降等不良反应。5. 过敏反应主要表现为：皮疹甚至呼吸困难。

注意事项 1. 给药应个体化，从最小有效剂量开始使用，以减少电解质紊乱等副作用。2. 对诊断的干扰，可使下列测定值升高：血糖（尤其是糖尿病患者）、血肌酐、尿酸和尿素氮（尤其是老年人和已有肾功能损害者）、血钾、镁及血浆肾素浓度。血钠浓度下降。3. 下列情况慎用：（1）少尿；（2）肾功能损害；（3）糖尿病；（4）酸中毒和低钠血症。4. 用药前应了解血钾浓度，但在某些情况下血钾浓度并不能真正反应体内钾潴量，如酸中毒时钾从细胞内转移至细胞外而易出现高钾血症，酸中毒纠正后血钾浓度即可下降。5. 服药期间如发生高钾血症，应立即停药，并作相应处理。长期应用本品应定期查血钾、钠、氯水平。6. 应于进食时或餐后服药，以减少胃肠道反应。7. 如每日给药 1 次，应于早晨给药以免夜间排尿数增多。

环戊噻嗪片 1. 长期服用可发生低血钾、高尿酸血症、高脂血症和高血糖症等；2. 偶发紫癜、光敏性皮炎、粒细胞减少、甲状腺机能亢进、胆汁淤积性肝炎、坏死性脉管炎和急性胰腺炎等。

注射用依他尼酸钠 胃肠道反应、水样腹泻和耳毒性较呋噻米多见。尚可引起血尿和消化道出血。对糖代谢影响较呋噻米轻。常见不良反应与水、电解质紊乱有关，尤其是大剂量或长期应用时，如体位性低血压、休克、低钾血症、低氯血症、低氯性碱中毒、低钠血症、低钙血症以及与此有关的口渴、乏力、肌肉酸痛、心律失常等。少见者有过敏反应（包括皮疹、间质性肾炎，甚至心脏骤停）、视觉模糊、黄视症、光敏感、头晕、头痛、纳差、恶心、呕吐、腹痛、腹泻、胰腺炎、肌肉强直等，骨髓抑制导致粒细胞减少、血小板减少性紫癜和再生障碍性贫血，尚有肝功能损害、指（趾）感觉异常、高糖血症、尿糖阳性、原有糖尿病加重、高尿酸血症。耳鸣、听力障碍多见于大剂量静脉快速注射时（每分钟剂量大于4～15mg），多为暂时性，少数为不可逆性，尤其当与其他有耳毒性的药物同时应用时。在高钙血症时，可引起肾结石。尚有报道本药可加重特发性水肿。

二、前列腺疾病用药

爱普列特片　可见恶心、食欲减退、腹胀、腹泻、口干、头昏、失眠、全身乏力、皮疹、性欲下降、勃起功能障碍、射精量下降、耳鸣、耳塞、髋部痛等，其发生率约为6.63%。本品Ⅳ期临床研究中，实验室检查异常发生率为2.49%，包括肝功能异常（氨基转移酶升高、总胆红素升高）、肾功能异常（尿素氮升高、肌酐升高）、血常规异常（血红蛋白降低、白细胞降低、血小板降低），其中肾功能与血常规异常与本品的关系尚未确定。

盐酸奥昔布宁片　少数患者可出现口干、少汗、视力模糊、心悸、嗜睡、头晕、恶心、呕吐、便秘、阳痿、抑制泌乳等抗胆碱能药物所产生的类似症状，个别患者可见过敏反应或药物特异反应，如荨麻疹和其他皮肤症状。

盐酸黄酮哌酯胶囊　个别患者可出现胃部不适、恶心、呕吐、口渴、嗜睡、视力模糊、心悸及皮疹等。

盐酸坦索罗辛胶囊　一般无严重不良反应，偶可出现头晕及蹒跚感，多可自愈。极少数人偶可出现皮疹，需停药。少数人有胃肠道不适，饭后服药多可避免。

注意事项 1. 本品主要针对尿道、膀胱颈及前列腺平滑肌，并无缩小前列腺体积之作用，如前列腺体积过大，梗阻症状明显时，要与5 - α 还原酶抑制剂同时服用，待3～6个月前列腺体积明显缩小后，再根据症状决定服药与否。2. 如治疗效果不明显时宜及时更换治疗方法。3. 体位性低血压患者慎用。4. 同用降压药时，须注意血压变化，以免发生低血压。

三、其他

醋羟胺酸胶囊 1. 可见溶血性贫血和缺铁性贫血。2. 焦虑和压抑等神经系统反应。3. 其他：头痛、胃肠道紊乱、脱发、皮疹和震颤等。

枸橼酸西地那非片 头痛、潮红、消化不良、鼻塞及视觉异常等。视觉异常为轻度和一过性的，主要表现为视物色淡、光感增强或视物模糊。

禁忌症 服用任何剂型硝酸酯类药物的患者，无论是规律或间断服用，均为禁忌症。对西地那非（万艾可）中任何成分过敏的患者禁用。

注意事项 西地那非 - 硝酸酯类药物影响血压的相互作用，可从给药开始持续到整个6小时的观察期内。所以，在任何情况下，联合给予西地那非和有机硝酸酯类药物或提供NO类药物（如硝普钠）均属禁忌。以下患者慎用西地那非：阴茎解剖畸形（如阴茎偏曲、海绵体纤维化、Peyronie氏病），易引起阴茎异常勃起的疾病（如镰状细胞性贫血、多发性骨髓瘤、白血病）。其他治疗勃起功能障碍的方法与本品合用的安全性和有效性尚未研究，不推荐联合使用。在已有心血管危险因素存在时，用药后性活动有发生非致命性/致命性心脏事件的危险。在性活动开始时如出现心绞痛、头晕、恶心等症状，须终止性活动。国外批准本品上市后，有少量勃起时间延长（超过 4 小时）和异常勃起（痛性勃起超过 6 小时）的报告。如持续勃起超过 4 小时，患者应立即就诊。如异常勃起未得到即刻处理，阴茎组织将可能受到损害并可能导致永久性勃起功能丧失。西地那非对性传播疾病无保护作用。

盐酸苯丙哌林片　偶见：指 0.1% 以下发生率。有时：指 0.1%~5% 以下发生率。常见：指 5% 以上发生率或频度不明。1. 严重的不良反应。（1）本药的不良反应：A. 急性青光眼发作。偶见眼内压增高，引起青光眼急性发作，眼痛、视力低下并伴有恶心、头痛，应注意观察。出现以上症状要及时停药，给以适当处置。B. 尿闭。有时可引起尿闭，应注意观察，及时停药并给以适当处置。C. 麻痹性肠梗阻。偶见麻痹性肠梗阻，注意观察，出现明显便秘、腹部胀满应停药，进行适当处置。D. 幻觉、谵妄。偶引起幻觉、谵妄，注意观察，并及时停药。（2）类似药的不良反应，如房室传导阻滞、室性心动过速。服用类似药盐酸双苯丁胺，有引起心动过缓、QT 间期延长、房室传导阻滞的报导。2. 其他不良反应。（1）过敏反应。偶有瘙痒、荨麻疹、药疹发生，注意及时停药。（2）循环系统。有时可引起心悸，偶见心动过缓、心律不齐、胸部不适，应注意观察，若发现异常，及时停药，并进行适当处理。（3）神经系统。有时可引起眩晕、头痛、困倦、麻木等症状。此外，偶见帕金森氏综合征的下肢僵直、小碎步行走以及震颤等症状，若发现，应停药，进行适当处理。（4）泌尿系统。有时可引起排尿困难、无尿意、尿液残留等现象。（5）眼。有时可引起眼调节障碍。（6）消化系统。口渴，有时可引起便秘、腹痛、恶心、腹泻、消化不良、呕吐、食欲不振。（7）肝脏。有时可引起 GOT、GPT 值升高。（8）肾脏。有时可引起 BUN、肌酸值升高。（9）血液。有时可引起白细胞减少。（10）其他。有时可引起浮肿、倦怠、无力、腰痛、声音嘶哑、痰液黏稠。

禁忌症　以下情况禁用本品：1. 幽门、十二指肠及肠管闭塞的患者（抑制胃肠平滑肌收缩及蠕动，可能使病症加剧）。2. 下部尿路闭塞的患者（松弛逼尿肌，使症状加重）。3. 青光眼患者（抗胆碱作用使眼压增高，症状加重）。4. 严重的心脏病患者（文献报导该药可引起心脏期外收缩，使病症加剧）。5. 对本品过敏者.

注意事项　以下情况慎用本品：1. 本药可引起眼调节障碍、困倦及眩晕。服药者不可驾驶汽车及进行有危险性的机械操作。2. 孕妇、哺乳期妇女及小儿未进行安全性评价，最好不要给药。3. 因高龄者肝、肾功能多低下，为安全期间，应以 10mg/日开始。4. 药物相互作用。抗胆碱药、三环类抗抑郁药、吩噻嗪类药、单胺氧化酶抑制剂可能增强抗胆碱作用。

盐酸黄酮哌酯片　个别患者可出现胃部不适、恶心、呕吐、口渴、嗜睡、视力模糊、心悸及皮疹等。

禁忌症　1. 胃肠道梗阻或出血、贲门失弛缓症、尿道阻塞失代偿者禁用。2. 有神经精神症状者及心、肝、肾功能严重受损者禁用。

注意事项　1. 泌尿生殖道感染患者，需进行抗感染治疗。2. 青光眼、白内障及残余尿量较多者慎用。3. 勿与大量维生素 C 或钾盐合用。4. 司机及高空作业人员等禁用。

（鲁　侠　张　惠）

第十一章　抗过敏用药不良反应

阿司咪唑片　1. 心血管系统：根据国外文献报道，超量服用本品可发生 Q－T 间期延长或室性心律失常，包括表现为晕厥的尖端扭转型室性心动过速。2. 偶见体重增加，过敏反应（如血管性水肿、支气管痉挛、光敏感、瘙痒、皮疹），且有个别惊厥、良性感觉异常、肌痛/关节痛、水肿、情绪紊乱、失眠、恶梦、氨基转移酶升高和肝炎的报道。其中大部分病例是否与息斯敏有直接关系尚不明确。

禁忌症　1. 对本品过敏者禁用。2. 妊娠妇女禁用。3. 由于本品广泛经肝脏代谢，故有严重肝功能障碍者禁用。4. 存在 Q－T间期延长和低钾血症患者禁用。5. 禁忌与已有心律失常者的某些治疗药物合用。如抗心律失常药、安定药（Neuroleptic）、三环类抗抑郁药、特非那丁。6. 禁忌与艾滋病病毒蛋白酶抑制剂（如利托那韦、茚地那韦）、Mibefradil（一种新型的钙拮抗剂）、治疗剂量的奎宁合用。7. 禁忌超剂量服用。

注意事项　1. 因阿司咪唑广泛地经肝脏代谢，患有显著肝功能障碍的患者应尽量避免服用本品。2. 具有心电图 Q－T 间期延长倾向的患者服用阿司咪唑有可能导致 Q－T 间期延长和/或室性心律失常。因此建议患有先天性 Q－T 综合征或同服可能延长 Q－T 间期的药物（包括抗心律失常药和特非那丁）及低血钾症的患者应尽量避免服用本品。

茶苯海明含片　1. 常见有表情滞呆、思睡、注意力不集中、疲乏、头晕、头昏、也有恶心、呕吐、食欲不振。2. 少见的有幻觉、幻想、夜间视力下降、实体视觉降低、出现锥体外系症状或皮疹。3. 逾量的表现有呕吐、眩晕、惊厥、青紫、昏迷甚至呼吸衰竭。中毒量时可出现类似阿托品中毒样的严重谵妄，并伴有锥体外系症状，可用氯氮䓬（利眠宁）和输液作对症治疗。

注意事项 1. 孕妇在妊娠初期4个月内服用本药，胎儿的先天性心血管异常和腹股沟疝的发生率可能增高，与用药的关系尚有待证实。新生儿及早产儿禁用。妊娠初期不宜服用。2. 老年人服用后发生呆滞或头晕等不良反应的机率较一般成年人高。3. 本品的镇吐效应，可给阑尾炎和药源性反应的诊断增添困难。4. 用药后可发生嗜睡、注意力不集中等，不宜驾驶车、船等，亦不宜从事高难度、有危险性的机器操作。5. 服药后不得饮酒，不得与其他中枢神经抑制药服用。6. 本品可使乙醇、中枢神经抑制剂、三环类抗抑郁药等增效。能短暂地影响巴比妥类和磺胺醋酰钠等吸收；与对氨基水杨酸钠同用时，使后者的血药浓度降低。

富马酸氯马斯汀片 一般有嗜睡、眩晕、食欲不振、恶心、呕吐、口干等，尚可见低血压、心悸、心动过速、疲乏、神经质、不安、震颤、失眠、欣快、视觉模糊、抽搐、尿频、排尿困难、月经提前、痰液黏稠、鼻塞、胸闷、血小板减少、粒细胞减少、溶血性贫血、皮肤瘙痒、荨麻疹、过敏性休克等。

硫酸羟氯喹片 4-氨基喹啉类化合物在长期治疗时可能发生下列反应，但不同化合物的不良反应类型和发生率可能有所不同。1. 中枢神经系统反应：兴奋、神经过敏、情绪改变、梦魇、精神病、头痛、头昏、眩晕、耳鸣、眼球震颤、神经性耳聋、惊厥、共济失调。2. 神经肌肉反应：眼外肌麻痹、骨骼肌软弱、深肌腱反射消失或减退。3. 眼反应：（1）睫状体：调节障碍，伴视觉模糊的症状。该反应具剂量相关性，停药后可逆转。（2）角膜：一过性水肿、点状至线状混浊、角膜敏感度减小。常见可逆性伴或不伴症状（视觉模糊，在光线周围出现光晕、畏光）

的角膜改变。角膜沉着可能早在开始治疗后3周即已出现。羟氯喹所致角膜改变及视觉副反应的发生率似比氯喹低得多。（3）视网膜：黄斑水肿、萎缩，异常色素沉着［轻度色素小点出现“牛眼（bull's - eye）”外观］，中心凹反射消失，在暴露于明亮光线（光应激试验）之后黄斑恢复时间增加，在黄斑、黄斑旁及周围视网膜区对红光的视网膜阈提高。其他眼底改变包括视神经乳头苍白和萎缩、视网膜小动脉变细、视网膜周围细颗粒状色素紊乱以及晚期出现凸出型脉络膜。（4）视野缺损：中心周围或中心旁盲点、中心盲点伴视敏度下降、罕见视野狭窄。归因于视网膜病变的最常见的视觉症状是阅读及视物困难（遗漏词、字母或部分物体）、畏光、远距视觉模糊、中心或周围视野有区域消失或变黑、闪光及划线。视网膜病变似具有剂量相关性，在每日1次治疗数月（罕见）至数年时出现；少数病例在抗疟药治疗停止后数年有报道。用4 - 氨基喹啉化合物治疗疟疾每周给药1次，长期应用未见视网膜病变。视网膜改变患者可能有视觉症状或者没有症状（伴或不伴视野改变），罕见不伴视网膜明显改变的视觉盲点或视野缺损。视网膜病变即使停药后仍会有进展。有许多患者早期的视网膜病变（黄斑色素沉着，有时伴中心、视野缺损）在治疗中止后完全消失或缓解。对红色视标出现中心、旁盲点（有时称前黄斑病变）是早期视网膜机能障碍的征兆，停药后通常是可逆的。少数视网膜改变的病例，据报道发生在仅接受羟氯喹的患者，通常包括在定期眼科检查中发现的视网膜色素沉着改变，某些病例也存在视野缺损，已报道1例延迟性视网膜病变伴随视觉缺失，发生在停用羟氯喹后。5. 皮肤反应：头发变白、脱发、瘙痒、皮肤及黏膜色素沉着、皮疹（荨麻疹、斑丘疹、紫癜、离心形环形红斑和剥脱性皮炎）。6. 血液学反应：如再生障碍性贫血、粒细胞缺乏、白细胞减少、血小板减少、葡萄糖 -6 - 磷酸脱氢酶（G6PD）缺乏的个体发生溶血。7. 胃肠道反应：食欲不振、恶心、呕吐、腹泻及腹部痛性痉挛。8. 其他：体重减轻、倦怠、卟啉症恶化或加速以及非光敏性牛皮癣。局部报道罕见心肌病变，其与羟氯喹的关系尚不明确。

禁忌症 1. 对任何4-氨基喹啉化合物治疗可引起的视网膜或视野改变的患者禁用；2. 已知对4-氨基喹啉化合物过敏的患者禁用。3. 孕妇及哺乳期妇女禁用。

注意事项 1. 本品应放在儿童无法取到的地方。2. 牛皮癣患者及卟啉症患者使用本品均可使原病症加重。故本品不应使用于这些患者，除非根据医师判断，患者的得益将超过其可能的风险。3. 医师在开出本品处方前应当完全熟悉本说明书的全部内容。4. 接受长期或高剂量治疗的某些患者，已观察到有不可逆视网膜损伤，据报道视网膜病变具有剂量相关性。5. 服用本品应进行初次（基线）以及定期（每3个月1次）的眼科检查（包括视敏度、输出裂隙灯、眼底镜以及视野检查）。6. 如果视敏度、视野或视网膜黄斑区出现任何异常的迹象（如色素变化、失去中心凹反射）或出现任何视觉症状（如闪光和划线），且不能用调节困难或角膜混浊完全解释时，应当立即停药，并密切观察其可能的进展。即使在停止治疗之后，视网膜改变（及视觉障碍）仍可能进展。7. 使用本品长期治疗的所有患者应定期随访和检查，包括检查膝和踝反射，以及发现肌肉软弱的任何迹象。如发现肌软弱，应当停药。8. 肝病或醇中毒患者，或者与已知有肝脏毒性的药物合用时，应慎用。9. 对长期接受本品治疗的患者应定期作血细胞计数。如出现不能归因于所治疾病的任何严重血液障碍，应当考虑停药。缺乏G6PD（葡萄糖-6-磷酸脱氢酶）的患者应慎用本药。10. 服用本品可出现皮肤反应，因此对接受有产生皮炎的明显倾向的药物的任何患者给予本品时，应适当注意。11. 早期诊断“硫酸羟氯喹视网膜病变”的推荐方法，包括（1）用眼底镜检查黄斑是否出现细微的色素紊乱或失去中心凹反射，以及（2）用小的红色视标检查中心，视野是否有中心周围或中心房的盲点，或者确定对于红色的视网膜阈。任何不能解释的视觉症状如闪光或划线，也应当怀疑是视网膜病变的可能表现。12. 因过量或过敏而出现严重中毒症状时，建议给予氯化铵口服（成人每日 8g，分次服用），每周 3 或 4 日，在停止治疗后使用数月，因为尿液酸化可使 4－氨基喹啉化合物的肾排泄增加 20%～90%，然而对肾功能损伤的患者及或代谢性酸中毒患者应当谨慎。

氯雷他定片 主要包括头痛、嗜睡、疲乏、口干、视觉模糊、血压降低或升高、心悸、晕厥、运动机能亢进、肝功能改变、黄疸、肝炎、肝坏死、脱发、癫痫发作、乳房肿大、多形性红斑及全身性过敏反应。

曲尼司特片 1. 肝脏：偶尔出现肝功能异常，需注意观察，可采取减量、停药等适当措施。2. 胃肠道：食欲缺乏、恶心、呕吐、腹痛、腹胀、便秘、腹泻、胃部不适，偶有胃部不消化感。3. 血液系统：有时红细胞数和血红蛋白量下降。4. 精神/神经系统：有时头痛、头昏、偶有头沉重感。

注意事项 1. 本品不同于其他对症治疗药，它能阻断过敏反应发生的环节，在易发季节前半月服用，能起到预防作用。2. 本品的特性不同于支气管舒张剂以及肾上腺皮质激素，对已经发作的症状，不能迅速起效。当哮喘大发作时，可联合使用支气管舒张剂或肾上腺皮质激素服药 1～4 周，其他对症治疗药可逐渐减量，直至撤除而单用。一般 2～3 个月为一个疗程。3. 可与其他平喘药并用，以本品作为基础处方药，有规则地连续服用，可长期控制哮喘的发作。4. 激素依赖性患者使用时，激素用量应慢慢减少，不可突然停用。

特非那丁分散片 1. 心血管系统：根据国外文献报导罕见

有下列不良反应发生。如室性心律不齐、尖端扭转型室性心动过速、室性心动过速、心室颤动、心脏骤停、低血压、心房扑动、晕厥、眩晕、QT间期延长等，以上反应多数由于药物相互作用引起。2. 中枢神经系统：如头痛、头晕、疲乏等。3. 胃肠系统：腹部不适、恶心、呕吐、食欲增加、大便习惯改变等。4. 其他：口干、鼻干、咽干、皮疹等。

（吴 慧 刘聿慧）

第十二章　激素及内分泌系统用药不良反应

注射用尿促性素　主要为卵巢过度刺激综合征，表现为下腹不适或胀感、腹痛、恶心、呕吐、卵巢增大。严重可致胸闷、气急、尿量减少、胸水、腹水、甚至卵泡囊肿破裂出血等。此外尚有多胎妊娠和早产等。

禁忌症　过敏、卵巢早衰、绝经、原因不明的阴道出血、子宫肌瘤、卵巢囊肿、卵巢增大患者禁用。

注意事项　1. 应在有经验的妇科内分泌医生指导下用药。用药期间应定期进行全面检查：B 型超声波（监测卵泡发育）、宫颈黏液检查、雌激素水平测定和每日基础体温测量。2. 如出现重度卵巢过度刺激综合征，应立即停药。3. 哮喘、心脏病、癫痫、肾功能不全、垂体肿瘤或肥大、甲状腺或肾上腺皮质功能减退患者慎用。

倍他米松磷酸钠注射液　糖皮质激素在应用生理剂量替代治疗时无明显不良反应，不良反应多发生在应用药理剂量时，而且与疗程、剂量、用药种类、用法及给药途径等有密切关系。常见不良反应有以下几类：1. 长程使用可引起以下副作用：医源性库欣综合征面容和体态、体重增加、下肢浮肿、紫纹、易出血倾向、创口愈合不良、痤疮、月经紊乱、肱或股骨头缺血性坏死、骨质疏松及骨折（包括脊椎压缩性骨折、长骨病理性骨折）、肌无力、肌萎缩、低血钾综合征、胃肠道刺激（恶心、呕吐）、胰腺炎、消化性溃疡或穿孔、儿童生长受到抑制、青光眼、白内障、良性颅内压升高综合征、糖耐量减退和糖尿病加重。2. 患者可出现精神症状：欣快感、激动、谵妄、不安、定向力障碍，也可表现为抑制。精神症状易发生于患慢性消耗性疾病的人及以往有过精神不正常者。3. 并发感染为肾上腺皮质激素的主要不良反应。以真菌、结核菌、葡萄球菌、变形杆菌、绿脓杆菌和各种疱疹病毒为主。4. 糖皮质激素停药综合征。有时患者在停药后出现头晕、昏厥倾向、腹痛或背痛、低热、食欲减退、恶心、呕吐、肌肉或关节疼痛、头疼、乏力、软弱，经仔细检查如能排除肾上腺皮质功能减退和原来疾病的复燃，则可考虑为对糖皮质激素的依赖综合征。

醋酸地塞米松片 本品较大剂量易引起糖尿病、消化道溃疡和类柯兴综合征症状，对下丘脑－垂体－肾上腺轴抑制作用较强。并发感染为主要的不良反应。

醋酸可的松注射液 1. 长期使用可引起类库欣综合征。2. 大量应用可引起谵妄、不安、定向力障碍、抑郁等精神症状。3. 并发感染：以真菌、结核菌、葡萄球菌、变形杆菌、绿脓杆菌和各种疱疹病毒为主。4. 停药综合征：长期大剂量应用该药会引起下丘脑－垂体－肾上腺皮质功能的严重抑制。停药后出现下丘脑－垂体－肾上腺皮质功能低下，表现为乏力、软弱、恶心，严重时可出现肾上腺皮质危象。

注射用氢化可的松琥珀酸钠 糖皮质激素在应用生理剂量替代治疗时无明显不良反应，不良反应多发生在应用药理剂量时，而且与疗程、剂量、用药种类、用法及给药途径等有密切关系。常见不良反应有以下几类：1. 长程使用可引起以下副作用：医源性库欣综合征面容和体态、体重增加、下肢浮肿、紫纹、易出血倾向、创口愈合不良、痤疮、月经紊乱、肱或股骨头缺血性坏死、骨质疏松或骨折（包括脊椎压缩性骨折、长骨病理性骨折）、肌无力、肌萎缩、低血钾综合征、胃肠道刺激（恶心、呕吐）、胰腺炎、消化性溃疡或穿孔、儿童生长受到抑制、青光眼、白内障、良性颅内压升高综合征、糖耐量减退和糖尿病加重。2. 患者可出现精神症状：欣快感、激动、谵妄、不安、定向力障碍，也可表现为抑制。精神症状易发生于患慢性消耗性疾病的人及以往有过精神不正常者。3. 并发感染为肾上腺皮质激素的主要不良反应。以真菌、结核菌、葡萄球菌、变形杆菌、绿脓杆菌和各种疱疹病毒为主。4. 糖皮质激素停药综合征。有时患者在停药后出现头晕、昏厥倾向、腹痛或背痛、低热、食欲减退、恶心、呕吐、肌肉或关节疼痛、头疼、乏力、软弱，经仔细检查如能排除肾上腺皮质功能减退和原来疾病的复燃，则可考虑为对糖皮质激素的依赖综合征。5. 静脉迅速给予大剂量，可能发生全身性的过敏反应，包括面部、鼻黏膜、眼睑肿胀，寻麻疹，气短，胸闷，喘鸣。

苯丙酸诺龙注射液　1. 本品有轻微男性化作用，妇女使用后，可能会长胡须、粉刺增多、多毛症、声音变粗、阴蒂肥大、闭经或月经紊乱等反应。2. 男性：长期使用可能会有痤疮、精子减少、精液减少。3. 肝脏：GOP、GTP 上升、黄疸。4. 消化系统：恶心、呕吐、消化不良、腹泻。5. 电解质：水钠潴留。6. 皮肤：皮疹、颜面潮红。

甲睾酮片　1. 长期大剂量应用易致胆汁淤积性肝炎，出现黄疸、肝功能异常。舌下给药可致口腔炎，表现为疼痛、流涎等症状。2. 女性：可能引起痤疮、多毛、声音变粗、闭经、月经紊乱，应停药。3. 男性：睾丸萎缩、精子生成减少、精液减少，应停药。4. 电解质：水钠潴留。

司坦唑醇片　1. 女性：长期使用可能会有痤疮、多毛、阴蒂肥大、闭经或月经紊乱等症。2. 男性：长期使用可能会有痤疮、精子减少、精液减少。3. 肝脏：GOP、GTP 上升、黄疸。4. 消化系统：恶心、呕吐、消化不良、腹泻。5. 电解质：水钠潴留、水肿。6. 皮肤：皮疹、颜面潮红。

达那唑胶囊 1. 较多见的不良反应：闭经，突破性子宫出血，并可有乳房缩小、音哑、毛发增多；可出现痤疮、皮肤或毛发的油脂增多、下肢浮肿或体重增多，症状与药量有关，是雄激素效应的表现。2. 较少见的不良反应：血尿、鼻衄、牙龈出血、白内障（视力逐渐模糊）、肝功能异常、颅内压增高（表现为严重头痛、视力减退、复视、呕吐）、白细胞增多症、急性胰腺炎、多发性神经炎等。3. 罕见的不良反应有：女性阴蒂增大、男性睾丸缩小；肝脏功能损害严重时，男女均可出现巩膜或皮肤黄染。4. 以下反应如果持续出现需引起注意：（1）由于雌激素效能低下，可使妇女有阴道灼热、干枯及瘙痒，或阴道出血。（2）可出现皮肤发红、情绪或精神状态的改变、神经质或多汗。（3）有时可出现肌痉挛性疼痛，属于肌肉中毒症状。

复方庚酸炔诺酮注射液 少数使用者可发生月经改变，如周期缩短、经量减少、不规则出血及闭经。偶有恶心、头晕、乳胀等，一般均较轻微，不需处理。必要时可对症处理。

复方己酸羟孕酮注射液 1. 少数病人在用药后有恶心、呕吐、头昏、有乳房涨痛、乏力、疲乏等反应，一般反应较轻，不需处理。个别可发生高血压，停药后多可恢复正常。2. 使用过程中，如乳房有肿块出现，应立即停止；个别可有过敏反应，不可再注射。

枸橼酸氯米芬胶囊 1. 较常见的不良反应有：肿胀、胃痛、盆腔或下腹部痛（卵巢增大或囊肿形成或卵巢纤维瘤增大、较明显的卵巢增大，一般发生在停药后数天）。2. 较少见的有：视力模糊、复视、眼前感到闪光、眼睛对光敏感、视力减退、皮肤和巩膜黄染。3. 下列反应持续存在时应予以注意：潮热、乳房不适、便秘或腹泻、头昏或晕眩、头痛、月经量增多或不规则出血、食欲和体重增加、毛发脱落、精神抑郁、精神紧张、好动、失眠、疲倦、恶心呕吐、皮肤红疹、过敏性皮炎、风疹块、尿频等，也可有体重减轻。国外有极个别发生乳腺癌、睾丸癌的报告。

米非司酮片 1. 部分早孕妇女服药后，有轻度恶心、呕吐、眩晕、乏力和下腹痛、肛门坠胀感和子宫出血。2. 个别妇女可出现皮疹。3. 使用前列腺素后可有腹痛，部分对象可发生呕吐、腹泻。少数有潮红和发麻现象。

米索前列醇片 部分早孕妇女服药后有轻度恶心、呕吐、眩晕、乏力和下腹痛。极个别妇女可出现潮红、发热及手掌瘙痒，甚至过敏性休克。

尼尔雌醇片 1. 轻度胃肠道反应，表现为恶心、呕吐、腹胀、头痛、头晕；2. 突破性出血；3. 乳房胀痛，白带增多；4. 高血压；5. 偶有肝功能损害。

注意事项 本品的雌激素活性虽较低，但仍有使子宫内膜增生的危险，故应每两个月给予孕激素10日以抑制雌激素的内膜增生作用，一般孕激素停用后可产生撤药性子宫出血。如使用者已切除子宫，则不需加用孕激素。

曲安西龙片 类同于其他糖皮质激素，如：1. 胃肠道反应：中上腹不适、腹胀、厌食、恶心，少数患者有可能诱发胃、十二指肠溃疡甚至并发出血、穿孔；2. 内分泌、代谢异常：长期应用可诱发内分泌异常（如类固醇性糖尿病、月经不规则、儿童生长抑制）；电解质紊乱；类柯兴氏综合征：毛发分布异常、满月脸、水牛背、皮肤紫纹、肌肉萎缩、高血压、低血钾性碱中毒；骨质疏松；肌无力；3. 神经精神异常：兴奋、失眠、轻度抑郁、嗜睡，少数可诱发头痛、颅内压升高、惊厥或精神失常；4. 眼科并发症：角膜下白内障，眼压升高及青光眼。

孕三烯酮片 少数人有头晕、乏力、胃部不适、痤疮、多毛及脂溢性皮炎、腿肿、体重增加、乳房缩小松弛等；也有月经周期缩短或延长、闭经、经量减少、不规则出血，但一般会自行减少。突破性出血发生率约5%。国内临床观察见有氨基转移酶升高。

左炔诺孕酮硅胶棒 主要表现为月经紊乱（月经过频、经期延长、月经稀发、闭经或点滴出血等）、类早孕反应（恶心、头晕、乏力、嗜睡等）、乳房胀痛，偶见体重增加、血压上升、痤疮、精神抑郁或性欲改变等以及个别埋植局部发生感染。

（袁令芹 武慧敏）

第十三章　治疗代谢病药不良反应

阿卡波糖片　常有胃肠胀气和肠鸣音，偶有腹泻，极少见有腹痛。如果不控制饮食，则胃肠道副作用可能加重。如果控制饮食后仍有严重不适的症状，应咨询医生以便暂时或长期减小剂量。个别病例可能出现诸如红斑、皮疹和荨麻疹等皮肤过敏反应。

伏格列波糖片　据国外文献资料，在服用 1 日 0.6mg 或 0.9mg 的 965 例中有 154 例（16.0%）、上市后的使用结果调查（1997 年 8 月为止）的 2,855 例中有 316 例（11.1%）出现了包括临床检查异常值在内的副作用。以下的副作用是上述调查或自发报告可看到的。1. 严重的副作用：（1）与其他糖尿病药物并用时有时出现低血糖（不到 0.1%~5%）。另外，也有报告不并用其他糖尿病药物也偶见低血糖（不到 0.1%）。本品可延迟双糖类的消化、吸收，如出现低血糖症状时不应给予蔗糖而应给予葡萄糖进行适当处理。（2）有时出现腹部胀满、肠排气增加（不到 0.1%~5%）等，由于肠内气体等的增加，偶尔出现肠梗阻样症状（不到 0.1%），应充分进行观察，出现症状应进行停药等适当处理。（3）偶尔出现伴随黄疸、GOT、GPT 上升等的严重肝功能障碍（不到 0.1%），另外，有报导，因同类药物（阿卡波糖）有过暴发性肝炎（不到 0.1%）的发生，故应充分观察，出现异常时应进行停止给药等适当处理。（4）严重肝硬化病例给药时，因有伴随以便秘等的高氨血症恶化、意识障碍（频率不明），所以应充分观察排便等状况，发现异常应立即进行停止给药等适当处理。

2. 其他副作用：(1) 消化系统：腹泻、软便、腹鸣、腹痛、便秘、食欲不振、恶心、呕吐、烧心（发生率在0.1%~5%以下）、口腔炎、口渴、味觉异常（发生率在0.1%以下）；(2) 过敏症：皮疹、瘙痒（发生率在0.1%以下）；(3) 肝脏：GOT、GPT、LDH、ALP上升（发生率在0.1%~5%以下）；(4) 精神神经系统：头痛、眩晕、蹒跚、困倦（发生率在0.1%以下）；(5) 其他：麻痹、颜面等浮肿、朦胧眼、发热感、倦怠感、乏力感、高钾血症、血清淀粉酶上升、高密度脂蛋白降低、发汗、脱毛（发生率在0.1%~5%以下），出现这些情况时，应停止用药。

格列吡嗪缓释片 1. 较常见的为胃肠道症状（如恶心、上腹胀满）、头痛等，减少剂量即可缓解。2. 个别患者可出现皮肤过敏。3. 偶见低血糖，尤其是年老体弱者、活动过度者、不规则进食、饮酒或肝功能损害者。4. 亦偶见造血系统可逆性变化的报道。

格列齐特胶囊 偶有轻度恶心、呕吐、上腹痛、便秘、腹泻、红斑、荨麻疹、血小板减少、粒性白细胞减少、贫血等，大多数于停药后消失。

亚莫利格列美脲片 依据对格列美脲片及其他磺脲类药物的经验，应考虑下列不良反应：

免疫系统：个别病例轻微的过敏反应可发展成导致威胁生命的严重情况，如呼吸困难、血压降低，有时发展为休克。极个别病例可出现过敏性血管炎。

同其他磺脲类、磺胺类或相关物质可能有交叉过敏性。

血液和淋巴系统：在格列美脲片治疗的过程中血液学变化罕见，中、重度的血小板减少、白细胞减少、红细胞减少症、粒细胞减少、粒细胞缺乏、溶血性贫血和全血细胞减少曾有报道。

通常停药后即可恢复。

代谢系统：在极少数病例已观察到服用格列美脲片后出现了低血糖反应，低血糖反应通常立即发生，可能非常严重，有时难以矫正。与其他降血糖疗法一样，低血糖反应基于个体因素，如饮食习惯和用药剂量（见“注意事项”）。

眼：尤其是在治疗开始阶段，由于血糖的改变，可能对视力产生暂时性影响。

胃肠道：胃肠道主诉，如恶心、呕吐和腹泻、胃内压迫或饱胀感和腹痛非常少见，极少导致治疗的中断。

肝胆系统：可出现肝酶的升高，极个别肝功能损害病例（如胆汁淤积和黄疸）可能进展，如肝炎，可能发展成肝功能衰竭。

皮肤和皮下组织：可出现皮肤过敏反应，如瘙痒、皮疹和荨麻疹。极个别病例可出现对光过敏。

化验指标：观察到个别病例发生血钠浓度降低。

禁忌症

1. 对本品任何成份过敏者。

2. 1型糖尿病、糖尿病昏迷、酮症酸中毒、严重的肾脏或肝功能损害，对格列美脲、其他磺脲类、磺胺类或赋形剂过敏者。

3. 对于严重肾脏或肝功能损害的病人，应改用胰岛素治疗。

4. 格列美脲片禁用于妊娠和哺乳病人。

孕妇及哺乳期妇女用药

妊娠　妊娠期禁用格列美脲片。妊娠期病人应换成使用胰岛素。对计划怀孕的病人，应通知她们的医生。

哺乳　由于磺脲类衍生物，如格列美脲可从乳汁中排出，哺乳妇女禁用。

儿童用药　尚缺乏本品儿童用药安全性和有效性的研究资料。

老年患者用药　没有特别指导，或遵医嘱。

注意事项　格列美脲片必须在进餐前即刻或进餐中服用。

用格列美脲片治疗时，不定时进餐或不进餐会引起低血糖。低血糖可能的症状有：头痛、极度饥饿感、恶心、呕吐、无力、有睡意、睡眠障碍、烦躁不安、攻击行为、注意力不集中、反应迟缓、抑郁、意识模糊、视觉受损、语无伦次、失语症、震颤、轻瘫、感觉紊乱、头晕、无助感、失去自我控制、谵妄、脑性惊厥、嗜睡及丧失知觉，甚至出现昏迷、呼吸表浅及心动过缓。

另外，还可出现肾上腺素能反向调节的体征，如：大汗、皮肤湿冷、焦虑、心动过速、高血压、心悸、心绞痛和心律失常。

严重低血糖发作的症状可与脑卒中相类似。立即口服碳水化合物（糖类）后上述低血糖症状几乎全部消失。人工甜味剂对治疗低血糖无效。

从其他磺脲类药物获知，尽管开始能成功地控制低血糖，但低血糖仍会复发。

严重或长期低血糖患者，常规数量的糖只能暂时控制症状，需要紧急治疗，某些情况下，病人需要住院治疗。

导致低血糖的因素包括：不愿或者无能力合作（多见于老年患者）；营养不良，进食时间不规律，不进餐或定期的禁食；饮食改变；体力消耗和碳水化合物的摄入之间不平衡；使用酒精性饮料，尤其在不进餐的情况下；肾功能损害；严重肝功能不全；过量服用格列美脲片；某些影响碳水化合物代谢或低血糖反向调节的失代偿性内分泌系统疾病（如某些甲状腺功能紊乱和垂体前叶或肾上腺皮质功能不全）；与其他某些药物合用（见“药物相互作用”）。

应用格列美脲片治疗期间，必须定期监测血糖及尿糖。另外，建议定期检查糖化血红蛋白。

在用格列美脲片治疗期间，需定期进行肝功能和血液学检查

（尤其是白细胞和血小板）。

在应激的情况下（如事故后、急诊手术、感染发热等）可能需要临时改用胰岛素治疗。

对严重肝功能损伤或透析的病人尚无用格列美脲片治疗的经验。严重肝、肾功能损伤的病人应改用胰岛素治疗。

对驾驶和操纵机器的影响：

由于低血糖或高血糖，或视觉障碍的原因，可能导致病人的注意力和反应能力下降，在对这些能力要求很高的特殊环境下，如驾车或操纵机器，可能导致危险。

必须警告患者驾车时应预防低血糖反应发生，对于经常发生低血糖或对低血糖警觉性认识不够的患者，这一点尤其重要，在这种情况下应慎重考虑该患者是否能够驾车或操纵机器。

药物相互作用　如果格列美脲片和其他某些药物同时服用，可能会增强或者减弱格列美脲的降糖作用。因此，应在医生知情或者指导下服用其他药物。

根据使用格列美脲片和其他磺脲类药物的经验，需注意下列药物之间相互作用：

服用下列潜在导致血糖下降的药物之一，在某些情况下会导致低血糖的发生，例如保泰松、阿扎丙宗、羟布宗、胰岛素和口服降糖药物、二甲双胍、水杨酸、对氨基水杨酸、类固醇及雄性激素、氯霉素、香豆素抗凝剂、芬氟拉明、氯贝特、ACE 抑制剂、氟西汀、别嘌醇、抗肾上腺素能制剂、环磷酰胺，异环磷酰胺、磺吡酮、长效磺胺类、四环素族、单胺氧化酶抑制剂、喹诺酮类、丙磺舒、咪康唑、己酮可可碱（胃肠外高剂量给药）、曲托喹啉。

服用下列减弱降血糖的作用药物之一，可能会升高血糖水平，例如：雌激素和孕激素、噻嗪利尿药、促甲状腺激素、糖皮质激素、吩噻嗪及其衍生物、氯丙嗪、肾上腺素和其他拟交感神经药物、烟酸（高剂量）及其衍生物、轻泄药（长期使用时）、苯妥英、二氮嗪、高血糖素、巴比妥类、利福平、乙酰唑胺。

H_2受体拮抗剂、β受体阻滞剂、可乐定和利血平可能会增强或减弱降血糖效果。

在抗交感神经药物如β受体阻滞剂、可乐定、胍乙啶和利血平的作用下，低血糖的肾上腺素能反向调节征象可能会减弱甚至消失。

饮酒可能增强或者减弱格列美脲片的降血糖作用，但是不可预料。

格列美脲可能增强或减弱香豆素衍生物的作用。

药物过量　过量服用格列美脲片可导致低血糖，持续时间为12至72小时，第一次恢复后低血糖可能会再次发生。症状可能直到过量服用药物后的24小时才出现。通常建议送入医院观察。可能出现恶心、呕吐和上腹部疼痛。低血糖常伴有神经症状如不安、震颤、视觉紊乱、共济失调、嗜睡、昏迷和惊厥等。

治疗主要是采取防止吸收的措施，先刺激呕吐，然后喝水或者带活性炭的柠檬水（吸附剂）和硫酸钠（泻药）。如果服用了大量的格列美脲片，应洗胃，然后口服活性炭和硫酸钠。严重过量的病例需送入医院重症监护室。尽快给予葡萄糖，必要时静脉注射50%葡萄糖溶液50ml，然后静脉滴注10%葡萄糖溶液，并严密检测血糖，并进一步对症治疗。

尤其在对婴儿和儿童误服格列美脲片后低血糖的治疗，葡萄糖的剂量必须小心控制。以避免危险的高血糖发生的可能性，应严密检测血糖。

诺和龙瑞格列奈片　瑞格列奈及其他降血糖药物的临床应用显示，服用瑞格列奈可能发生以下不良反应：

根据不良反应的发生率分别定义如下：

罕见不良反应：

发生率＞1/10000，＜1/1000。

非常罕见不良反应：

发生率＜1/10000。

1. 代谢及营养失调。

罕见不良反应：低血糖。

同其他降血糖药物一样，服用瑞格列奈有可能发生低血糖。这些反应通常较轻微，通过给予碳水化合物较易纠正。若较严重，可输入葡萄糖。与其他任何糖尿病治疗方法一样，这种现象的发生与患者个人的因素有关，如饮食习惯、用药剂量、锻炼以及压力（详见“注意事项”）。根据上市后的经验，瑞格列奈与二甲双胍或噻唑烷二酮类药物合用时，曾收到出现低血糖反应的个案报告。

2. 胃肠道不适。

罕见：腹痛、恶心。

非常罕见：腹泻、呕吐和便秘。

临床试验中有报告发生胃肠道反应，如腹痛、腹泻、恶心、呕吐和便秘。同其他口服促胰岛素分泌的药物相比，这些症状出现的频率以及严重程度均无差别。

3. 皮肤及皮下组织异常。

罕见：过敏反应。

可发生皮肤过敏反应、如瘙痒、皮疹、荨麻疹。由于化学结构不同，没有理由怀疑可能发生与磺脲类药物之间的交叉过敏反应。

4. 眼睛异常。

非常罕见：视觉异常。

已知血糖水平的改变可导致暂时性的视觉异常，尤其是在治疗开始时。在瑞格列奈治疗初期过后，此种现象极少有报道。在临床试验中没有因此而停用瑞格列奈的病例。

5. 肝脏异常。

非常罕见：肝功酶指标升高。

个别病例报告用瑞格列奈治疗期间肝功酶指标升高。多数病例为轻度和暂时性，因肝酶指标升高而停止治疗的病人极少。只有极其罕见的病例报道发生严重肝功能异常，可是这些病例存在其他的因素，不能确定是服用瑞格列奈引起的。

禁忌症　已知对瑞格列奈或本品中任何赋形剂过敏的患者；1 型糖尿病患者（胰岛素依赖型 - IDDM，C - 肽阴性糖尿病患者）；伴随或不伴昏迷的糖尿病酮症酸中毒患者；妊娠或哺乳妇女；12 岁以下儿童；严重肝功能不全的患者。

注意事项

同其他大多数口服促胰岛素分泌降血糖药物一样，瑞格列奈也可致低血糖。

与二甲双胍合用会增加发生低血糖的危险性。如果合并用药后仍发生持续高血糖，则不能再用口服降糖药控制血糖，而需改用胰岛素治疗。

在发生应激反应时，如发热、外伤、感染或手术，可能会出现高血糖。

瑞格列奈尚未在肝功能不全的患者中进行过研究。也未在 18 岁以下或 75 岁以上的患者中进行研究。

应尽量避免将瑞格列奈与吉非贝齐合用。如果必须合用，应严密监测患者的血糖水平。因为可能需要减少瑞格列奈的用药剂量。

对驾驶和机械操作能力的影响与其他口服降糖药一样，患者必须慎用以避免开车时发生低血糖。

孕妇及哺乳期妇女用药　尚未在怀孕期或哺乳期妇女中进行研究。因此怀孕期及哺乳期妇女禁用瑞格列奈。

儿童用药　瑞格列奈尚未在 18 岁以下患者中进行研究。

老年患者用药　瑞格列奈尚未在75岁以上的患者中进行研究。

药物相互作用　已知一些药物会影响糖代谢。因此医生应考虑可能的药物间相互作用。

下列药物可增强和/或延长瑞格列奈的降血糖作用：

吉非贝齐、克拉霉素、伊曲康唑、酮康唑、其他类型抗糖尿病药物、单胺氧化酶抑制剂（MAOI）、非选择性β受体阻滞剂、血管紧张素转换酶（ACE）抑制剂、非甾体抗炎药、水杨酸盐，奥曲肽。酒精以及促合成代谢的激素。

吉非贝齐是一种CYP2C8抑制剂，与瑞格列奈同服，可使健康志愿者血液中瑞格列奈AUC增加8.1倍，Cmax增加2.4倍，生物半衰期从1.3小时延长到3.7小时。服药7小时后的瑞格列奈血浆浓度增加28.6倍。

酮康唑是一种CYP3A4强力竞争性的原型抑制剂，其对瑞格列奈药代动力学的影响，已在健康人体内进行了详细的研究。服用瑞格列奈者同时服用酮康唑200mg，可使瑞格列奈AUC增加15%，Cmax增加16%。

在健康志愿者体内进行的研究发现，同服伊曲康唑100mg，可使瑞格列奈AUC增加40%，但没有观察到其对血糖水平有显著影响。

在健康志愿者体内进行药物间相互作用的研究表明，同时服用克拉霉素250mg。通过其对CYP3A4的抑制作用机理，可使瑞格列奈AUC增加40%，Cmax增加67%，血清胰岛素AUC平均值增加51%，峰浓度增加61%。这两种药物之间相互作用的确切机理，目前仍不十分清楚。

β受体阻滞剂可能会掩盖低血糖症状。对健康人多次给药研究显示，瑞格列奈与其他依赖于CYP3A4代谢的药物如西米替丁、尼莫地平或雌激素合用，瑞格列奈的吸收和分布没有明显改变。一个在健康志愿者体内进行的药物相互作用研究表明，辛伐他汀不改变瑞格列奈的用药。然而，平均 Cmax 增加 25%，变异性 95%（可信区间 0.95 ~ 1.68）。此发现的临床相关性还不清楚。

在健康志愿者体内进行药物间相互作用的研究表明，利福平减少瑞格列奈 25% AUC。此发现的临床相关性不清楚。给予健康志愿者瑞格列奈，结果显示瑞格列奈不影响地高辛、茶碱和华法林稳定状态时的药代动力学特性。因此上述药物与瑞格列奈合用时不用调整剂量。

下列药物可减弱瑞格列奈的降血糖作用：口服避孕药、噻嗪类药物、皮质激素、达那唑、甲状腺激素和拟交感神经药。

当服用瑞格列奈的病人开始或停止服用上述药物时，应密切观察血糖的变化。

当瑞格列奈与其他象瑞格列奈一样主要由胆汁分泌的药物合并用药时，应注意任何潜在的相互作用。

药物过量　与其他口服降糖药一样，用药过量可能导致低血糖症状，例如眩晕、出汗、震颤、头痛等。一旦出现这些反应，应采取有效措施纠正低血糖，如口服碳水化合物。严重的低血糖发作，意识丧失或昏迷，应静脉输入葡萄糖。

甲苯磺丁脲片　可有腹泻、恶心、呕吐、头痛、胃痛或不适；1. 较少见的有皮疹；2. 少见而严重的有黄疸、肝功能损害、骨髓抑制、粒细胞减少（表现为咽痛、发热、感染）、血小板减少症（表现为出血、紫癜）等。

精蛋白锌胰岛素注射液　1. 低血糖反应：为胰岛素使用不当所致，胰岛素过量、注射胰岛素后未及时进餐或进行较剧烈的体力活动（肌肉摄取葡萄糖增加）时，易发生低血糖反应。低血糖反应的早期症状为无力、饥饿、眼花、出冷汗、皮肤苍白、心悸、兴奋、手抖、神经过敏、头痛、颤抖等类似交感神经兴奋的症状；进一步发展为抑郁、注意力不集中、嗜睡、缺乏判断和自制力、健忘，也可有偏瘫、共济失调、心动过速、复视、感觉异常，严重者可惊厥和昏迷。2. 过敏反应：过敏反应可为全身性及局部性的过敏，局部性过敏表现为注射部位出现红斑、丘疹、硬结，一般发生在注射胰岛素后几小时或数天。全身性过敏反应在注射胰岛素后立即发生，全身出现荨麻疹，可伴有或不伴有血管神经性水肿、呼吸道症状（如哮喘、呼吸困难）以及极为少见的低血压、休克甚至死亡。因而，首次注射本品时，应密切注意病人对本品的敏感程度，防止过敏反应。3. 注射部位脂肪萎缩：多见于年轻妇女，多为胰岛素制剂不纯所引起的脂肪溶解反应。4. 注射部位的脂肪增生：为胰岛素所致的脂肪生成反应，于不同部位轮流注射可减少此种反应。

马来酸罗格列酮片　1. 本品单独应用甚少引起低血糖（发生率 $<2\%$）。2. 对肝脏影响：在治疗 2 型糖尿病的对比试验中，丙氨酸氨基转移酶（ALT）水平升高的发生率大于正常 3 倍。3. 轻至中度浮肿及轻度贫血，皆为老年患者（≥ 65 岁），较 65 岁以下者为多见，浮肿发生率为 7.5%∶3.5%，贫血为 2.5%∶1.7%。

盐酸苯乙双胍片　1. 常见的有：恶心、呕吐、腹泻、口有金属味；2. 可有乏力、疲倦、体重减轻、头晕、皮疹；3. 亦可发生乳酸性酸中毒，临床表现为呕吐、腹痛、过度换气、神志障碍，血液中乳酸浓度增加而不能用尿毒症、酮症酸中毒或水杨酸中毒解释；4. 可减少肠道吸收维生素 B_{12}，使血红蛋白减少，产生巨幼红细胞性贫血，也可引起吸收不良。

盐酸二甲双胍肠溶片　1. 胃肠道反应，表现为食欲不振、恶心、呕吐、腹泻、胃痛、口中金属味。2. 有时有乏力、疲倦、体重减轻、头晕、皮疹。3. 乳酸性酸中毒虽然发生率很低，但应予注意。临床表现为呕吐、腹痛、过度换气、神志障碍，血液中乳酸浓度增加而不能用尿毒症、酮症酸中毒或水杨酸中毒解释。4. 可减少肠道吸收维生素 B_{12}，使血红蛋白减少，产生巨幼红细胞贫血，也可引起吸收不良。

胰岛素注射液 1. 过敏反应，注射部位红肿、瘙痒、寻麻疹、血管神经性水肿。2. 低血糖反应，出汗、心悸、乏力，重者出现意识障碍、共济失调、心动过速甚至昏迷。3. 胰岛素抵抗，日剂量需超过 200 单位以上。4. 注射部位脂肪萎缩、脂肪增生。5. 眼屈光失调。

丙硫氧嘧啶片 常见有头痛、眩晕、关节痛、唾液腺和淋巴结肿大以及胃肠道反应；也有皮疹、药热等过敏反应，有的皮疹可发展为剥落性皮炎。个别病人可致黄疸和中毒性肝炎。最严重的不良反应为粒细胞缺乏症，故用药期间应定期检查血象。白细胞数低于 $4\times10^9/L$ 或中性粒细胞低于 $1.5\times10^9/L$ 时，应按医嘱停用或调整用药。

复方碘口服溶液 1. 过敏反应不常见。可在服药后立即发生，或数小时后出现血管性水肿，表现为上肢、下肢、颜面部、口唇、舌或喉部水肿，也可出现皮肤红斑或风团、发热、不适。2. 关节疼痛、嗜酸细胞增多、淋巴结肿大，不常见。3. 长期服用，可出现口腔、咽喉部烧灼感、流涎、金属味、齿和齿龈疼痛、胃部不适、剧烈疼痛等碘中毒症状；也可出现高钾血症，表现为神志模糊、心律失常、手足麻木刺痛、下肢沉重无力。4. 腹泻、恶心、呕吐和胃痛等消化道不良反应，不常见。5. 动脉周围炎、类白血病样嗜酸性粒细胞增多，罕见。

甲硫氧嘧啶片 常见有头痛、眩晕、关节痛、唾液腺和淋巴结肿大以及胃肠道反应；也有皮疹、药热等过敏反应，有的皮疹可发展为剥落性皮炎。个别病人可致黄疸和中毒性肝炎。最严重的不良反应为粒细胞缺乏症，故用药期间应定期检查血象。白细胞数低于 $4\times10^9/L$ 或中性粒细胞低于 $1.5\times10^9/L$ 时，应按医嘱停用或调整用药。

甲巯咪唑片　较多见皮疹或皮肤瘙痒及白细胞减少；较少见严重的粒细胞缺乏症；可能出现再生障碍性贫血；还可能致味觉减退、恶心、呕吐、上腹部不适、关节痛、头晕、头痛、脉管炎、红斑狼疮样综合征。罕致肝炎、间质性肺炎、肾炎和累及肾脏的血管炎，少见致血小板减少、凝血酶原减少。

甲状腺片　甲状腺片如用量适当无任何不良反应。使用过量则引起心动过速、心悸、心绞痛、心律失常、头痛、神经质、兴奋、不安、失眠、骨骼肌痉挛、肌无力、震颤、出汗、潮红、怕热、腹泻、呕吐、体重减轻等类似甲状腺功能亢进的症状。减量或停药可使所有症状消失。

卡比马唑片　较多见皮疹或皮肤瘙痒及白细胞减少；较少见严重的粒细胞缺乏症；可能出现再生障碍性贫血；还可能致味觉减退、恶心、呕吐、上腹部不适、关节痛、头晕、头痛、脉管炎、红斑狼疮样综合征。罕致肝炎、间质性肺炎、肾炎和累及肾脏的血管炎，少见致血小板减少、凝血酶原减少。

左甲状腺素钠片　剂量过度的表现有心绞痛、心律失常、心悸、腹泻、呕吐、震颤、兴奋、头痛、不安、失眠、多汗、潮红、体重减轻、骨骼肌痉挛等，通常在减少用量或停药数日后，上述表现消失。

阿法骨化醇胶囊　小剂量单独使用（$<1.0\mu g/d$）一般无不良反应，长期大剂量用药或与钙剂合用可能会引起高钙血症和高钙尿症。

阿仑膦酸钠片　腹痛、腹泻、恶心、便秘、消化不良，如不按规定方法服用者可有食道溃疡，偶有血钙降低、短暂白细胞升高、尿红细胞、白细胞升高。

鲑降钙素注射液　1. 可以出现恶心、呕吐、头晕、轻度的面部潮红伴发热感。这些不良反应与剂量有关，静脉注射比肌肉注射或皮下注射给药更常见。2. 罕见的多尿和寒颤已有报告。

在罕见的病例中，给予本品可导致过敏反应，包括注射部位的局部反应或全身性皮肤反应。据报道个别的过敏反应可导致心动过速、低血压和虚脱。

氯屈膦酸二钠片 1. 少数情况下会出现眩晕和疲劳，但往往随治疗的继续而消失。2. 有时可出现血清乳酸脱氢酶等肝酶水平升高、白细胞减少及肾功能异常等不良反应。

帕米膦酸二钠注射液 少数病人可出现轻度恶心、胸痛、胸闷、头晕乏力及轻微肝肾功能改变等，偶见发热反应。

依降钙素注射液 1. 休克：偶见休克，故应密切观察，若有症状出现，应立即停药并及时治疗。2. 过敏症：若出现皮疹、荨麻疹等时，应停药。3. 循环系统：偶见颜面潮红、热感、胸部压迫感、心悸。4. 消化系统：恶心、呕吐、食欲不振、偶见腹痛、腹泻、口渴、胃灼热等。5. 神经系统：偶见眩晕、步态不稳，偶见头痛、耳鸣、手足抽搐。6. 肝脏：少见 GOT、GPT 上升。7. 电解质代谢：偶见低钠血症。8. 注射部位：偶见疼痛。9. 其他：瘙痒，偶见哮喘、出汗、指端麻木、尿频、浮肿、视力模糊、咽喉部有含薄荷类物质后感觉、发热、寒颤、无力感、全身乏力等。

盐酸妥拉唑啉注射液 1. 常见的不良反应为（1）胃肠道出血：该反应可能致命，可通过对胃内容物化验得到证实。（2）体循环低血压：新生儿中常见，可突然发生，此时患儿应取头低位及静脉补液。不宜用肾上腺素或去甲肾上腺素，以免血压过度下降引起随后血压过度反跳。如果扩容不能维持血压，给予多巴胺（可能需要大剂量）与本品同时静脉滴注。（3）急性肾功能不全：少尿、血尿。（4）血小板减少。2. 较少见的不良反应为（1）恶心、呕吐、腹泻和上腹痛。（2）麻刺感、寒冷、发抖、出汗；竖毛活动增加，引起鸡皮现象。（3）周围血管扩张，皮肤潮红。（4）反射性心动过速，曾有发生心律失常和心肌梗死的报道。3. 罕见的不良反应：瞳孔扩大。动脉内注射时，注射肢体有烧灼感。

注射用尿促性素　主要为卵巢过度刺激综合征，表现为下腹不适或胀感、腹痛、恶心、呕吐、卵巢增大。严重可致胸闷、气急、尿量减少、胸水、腹水、甚至卵泡囊肿破裂出血等。此外尚有多胎妊娠和早产等。

（李维红　张彦国）

第十四章 水电解质类，血容量扩张和营养药不良反应

复方电解质葡萄糖 MG3 注射液 1. 急速给药时，可能出现肺水肿、脑水肿、肢体水肿、水中毒、高钾血症。2. 可能偶然出现血栓性静脉炎。

复方电解质葡萄糖 R2A 注射液 急速大量给药时，有可能出现脑水肿、肺水肿、末梢浮肿、高钾血症。

复方电解质注射液 输液时由于溶液或操作可能产生发热反应、注射部位局部感染、静脉栓塞、静脉炎、液体外渗和循环血容量过多。如有任何不良反应发生，应立即停止输液，对病人进行评估以制定适当的治疗方案。如有必要，保留剩余药液以供测试。

复方氯化钠注射液 1. 输液过多、过快，可致水钠潴留，引起水肿、血压升高、心率加快、胸闷、呼吸困难，甚至急性左心衰竭。2. 过多、过快给予低渗氯化钠注射液可致溶血、脑水肿等。

复方葡萄糖酸钙口服溶液 可见嗳气，便秘，腹部不适。大剂量服用可见高钙血症，表现为厌食、恶心、呕吐、便秘、腹痛、肌无力、心律失常以及骨石灰沉着等。

复方乳酸钠葡萄糖注射液 快速大量给药时，可能出现水钠潴留，引起水肿、血压升高、心率加快、胸闷、呼吸困难、甚至急性左心衰竭。

腹膜透析液（乳酸盐）腹膜透析液常见不良反应有：1. 脱水；2. 低钾血症；3. 高糖血症；4. 低钠、低氯血症、代谢性碱

中毒；5. 化学性腹膜炎。

果糖酸钙注射液　皮下注射或肌注有局部刺激；静注可有全身发热感；注射速度过快可出现心律失常、恶心、呕吐等；药液外溢可引起静脉炎。

氯化钾缓释片　1. 口服偶可有胃肠道刺激症状，如恶心、呕吐、咽部不适、胸痛（食道刺激）、腹痛、腹泻、甚至消化性溃疡及出血。在空腹、剂量较大及原有胃肠道疾病者更易发生。2. 高钾血症。应用过量、或原有肾功能损害时易发生。表现为软弱、乏力、手足口唇麻木、不明原因的焦虑、意识模糊、呼吸困难、心率减慢、心律失常、传导阻滞、甚至心脏骤停。心电图表现为高而尖的 T 波、并逐渐出现 P－R 间期延长、P 波消失、QRS 波变宽、出现正弦波。一旦出现高钾血症，应立即处理：（1）立即停止补钾、避免应用含钾饮食、药物及保钾利尿药。（2）静脉输注高浓度葡萄糖注射液和胰岛素，以促进 K^+ 进入细胞，10%~25% 葡萄糖注射液每小时 300~500ml。每 20g 葡萄糖加正规胰岛素 10 单位。（3）若存在代谢性酸中毒，应立即使用 5% 碳酸氢钠注射液，无酸中毒者可使用 11.2% 乳酸钠注射液，特别是 QRS 波增宽者。（4）应用钙剂对抗 K^+ 的心脏毒性。当心电图提示 P 波缺乏、QRS 波变宽、心律失常，而不应用洋地黄类药物时，可给予 10% 葡萄糖酸钙注射液 10ml，静脉注射 2 分钟，必要时间隔 2 分钟重复使用。（5）口服降钾树脂以阻滞肠道 K^+ 的吸收，促进肠道排 K^+。（6）伴有肾功能衰竭的严重高钾血症。可行血液透析或腹膜透析，而以血透清除 K^+ 效果好，速度快。（7）应用袢利尿药，必要时同时补充生理盐水。

氯化钾注射液　1. 静脉滴注浓度较高、速度较快或静脉较细时，易刺激静脉内膜引起疼痛。2. 滴注速度较快或原有肾功能损害时，应注意发生高钾血症。一旦出现高钾血症，应紧急处理。

葡萄糖氯化钠注射液　1. 输注过多、过快，可致水钠潴留，引起水肿、血压升高、心率加快、胸闷、呼吸困难，甚至急性左心衰竭。2. 不适当地给予高渗氯化钠注射液可致高钠血症。3. 过多、过快给予低渗氯化钠注射液可致溶血、脑水肿等。4. 静脉炎：发生于高渗葡萄糖注射液滴注时。改用大静脉滴注，静脉炎发生率下降。5. 高浓度溶液注射，若外渗，可致局部肿痛。6. 反应性低血糖：合并使用胰岛素过量、原有低血糖倾向及全静脉营养疗法突然停止时易发生。7. 高血糖非酮症昏迷：多见于糖尿病、应激状态、使用大剂量糖皮质激素、尿毒症腹膜透析患者腹膜内给予高渗葡萄糖溶液及全静脉营养疗法时。8. 电解质紊乱：长期单纯补给葡萄糖时易出现低钾、低钠及低磷血症。

乳酸钠注射液　1. 有低钙血症者（如尿毒症），在纠正酸中毒后易出现手足发麻、疼痛、搐搦、呼吸困难等症状，是由于血清钙离子浓度降低所致。2. 心率加速、胸闷、气急等肺水肿、心力衰竭表现等。3. 血压升高。4. 体重增加、水肿。5. 逾量时出现碱中毒。6. 血钾浓度下降，有时出现低钾血症表现。

碳酸氢钠注射液　1. 大量注射时可出现心律失常、肌肉痉挛、疼痛、异常疲倦虚弱等，主要由于代谢性碱中毒引起低钾血症所致。2. 剂量偏大或存在肾功能不全时，可出现水肿、精神症状、肌肉疼痛或抽搐、呼吸减慢、口内异味、异常疲倦虚弱等。主要由代谢性碱中毒所致。3. 长期应用时可引起尿频、尿急、持续性头痛、食欲减退、恶心呕吐、异常疲倦虚弱等。

右旋糖酐40氯化钠注射液　1. 过敏反应：少数患者可出现过敏反应，表现为皮肤瘙痒、荨麻疹、恶心、呕吐、哮喘，重者口唇发绀、虚脱、血压剧降、支气管痉挛，个别患者甚至出现过敏性休克，直至死亡。过敏反应的发生率约0.03%~4.7%。过敏体质者用前应做皮试。2. 偶见发热、寒颤、淋巴结肿大、关节炎等。3. 出血倾向：可引起凝血障碍，使出血时间延长，该反应常与剂量有关。

琥珀酰明胶注射液　偶见过敏反应，可出现轻微荨麻疹。本品引起严重不良反应的发生率在1/6000和1/13000之间，由血管活性物质释放引起。病人通常表现为变态反应。如病人已处于过敏状态，如哮喘，则出现反应的机会增加，程度也会加重，应慎用。一旦出现过敏反应，应立即停止输注，并根据病人情况做相应处理：更换容量替代液；抬高双腿；增加供氧；监测电解质；给予肾上腺素（1∶1000浓度0.5～1.0ml肌注，必要时每15分重复一次或1∶10000浓度5～10ml缓慢静滴）及大剂量肾上腺皮质激素（如泼尼松龙250～1000mg）；也可使用抗组胺药（如氯苯那敏10～20mg缓慢静滴）及钙剂（小心病人服过强心苷）；必要时可用利尿剂加快液体排出。

复方氨基酸注射液（14AA）　滴注速度过快易产生心悸、胸闷、胃肠道反应、发热、头痛等。

脑蛋白水解物注射液　本品一般耐受性良好。体内及体外实验、毒理实验均显示无任何潜在的致畸、致敏或致癌作用。注射过快会有轻度热感，极少数病例会出现寒颤、轻度发热，且多与病人体质有关。迄今尚未发现用药后持久的不良反应或危及生命的病例。大剂量使用时，注射过快，少数病例会引起发热。

盐酸精氨酸注射液　1. 可引起高氯性酸中毒，以及血中尿素、肌酸、肌酐浓度升高。2. 静脉滴注速度过快会引起呕吐、流涎、皮肤潮红等。

脂肪乳注射液（10%、20%、30%）可引起体温升高，偶见发冷畏寒以及恶心、呕吐。其他副作用比较罕见，包括：1. 即刻和早期副作用：高过敏反应（过敏反应、皮疹、荨麻疹），呼吸影响（如呼吸急促）以及循环影响（如高血压/低血压）。溶血、网织红细胞增多、腹痛、头痛、疲倦、阴茎异常勃起等。2. 迟发副作用：长期输注本品，婴儿可能发生血小板减少。另外，长期静脉营养时即使不用本品也会有短暂的肝功能指标的异常。偶可发生静脉炎、血管痛及出血倾向。3. 病人脂肪廓清能力减退时，尽管输注速度正常仍可能导致脂肪超载综合征。脂肪超载综合征偶尔也可发生于肾功能障碍和感染患者。脂肪超载综合征表现为：高脂血症、发热、脂肪浸润、脏器功能紊乱等，但一般只要停止输注，上述症状即可消退。

（吕成之　庄福国）

第十五章　维生素类药不良反应

大家都知道，维生素是人类维持正常新陈代谢和生命活动必不可少的重要营养素，一但缺乏就会影响身体健康。

某些特殊人群，如婴幼儿在发育阶段、老年人体弱多病或某些消耗性慢性疾病以及从事高强度体力劳动的人群，都必须添加比常人量大得多的各种维生素，以便弥补生理不足或预防因维生素缺失导致的各类疾患。这在医学保健上已是防治常识和应对原则。近年来，又有人提出，使用大剂量维生素可以预防癌症，能治疗高脂血症和动脉硬化等等，出现了所谓“大剂量维生素疗法”。这些都增加了人们服用过量维生素的机会和理由。

然而，凡事都有利有弊，维生素一旦使用不当或过量使用，可导致某些不良反应和毒副作用，或者叫“维生素中毒”。这在日常生活和临床上并非罕见。要做到合理使用，就要了解各种维生素的作用、用途及维生素缺乏症的特点，以便做到对症下药，缺什么补什么，避免滥用。尤其不能把它误作为补益品而长期服用，以免使维生素变成了“危身素”。

维生素中毒的症状，因服用的维生素不同，而有差异。

维生素A　维生素A本是防治干眼症、夜盲症的良药，于是不少人就把他当作营养品滥补，导致中毒。维生素A的急性中毒症状，主要有倦睡、头痛、呕吐、视乳头水肿等；婴儿有前囟膨出。慢性中毒的症状，主要有皮肤干燥、粗糙、呈鱼鳞状，脱发、唇干裂、瘙痒、口舌疼痛、杵状指、骨肥厚、眼球震颤、指甲易碎、高钙血症、肝脾肿大等，甚至出现颅内压升高和低热。大剂量维生素A还会致畸。科学家指出，每天服用25 000～50 000

国际单位（IU）连续服用 8 个月以上，可能引起中毒。成人一次服用的中毒剂量为 150 000IU。

维生素 B 服用过量的维生素 B_1、B_2、烟酸（维生素 B_5），也是有害的。大量使用维生素 B_1，会引起头痛、眼花、烦躁、心律失常、浮肿和神经衰弱。临床妇女大量使用维生素 B_1 可引起出血不止。过量服用烟酸以后，可引起面部潮红、皮肤瘙痒、肝功能损害、黄疸、低血压，甚至引起胃溃疡。

维生素 B_6 维生素 B_{12}很安全，几乎没有副作用。

维生素 C 被人们称为“万能解毒剂”的维生素 C（抗坏血酸），是解毒、抗毒、防治感冒和上呼吸道炎症及坏血病，促进组织细胞新陈代谢的良药。也常因使用不当（过量或者贮存不当变质），反而诱生一些不测的毒副反应：轻者恶心、呕吐、腹泻、腹痛；重度中毒者还会诱发血尿、肾结石发生和降低某些妇女生育能力，造成事与愿违、适得其反的恶果。有人主张长期服用大剂量维生素 C 预防感冒和癌症及降血脂等，但应严防过量中毒。现有报告，每日服用 1 克，有的人会发生腹泻；一次服 4 克导致尿酸尿；长期大剂量服用使一些病人形成尿道草酸盐结石，并使葡萄糖 - 6 - 磷酸脱氢酶（G6PD）缺乏症病人出现溶血。孕妇服用大剂量维生素 C 后，可使婴儿出现坏血病。另外，服用大剂量维生素 C 还可降低口服抗凝剂的效果。

维生素 D 维生素 D 常用于防治佝偻病和骨质疏松症，俗称补钙剂，是一类用途颇广的保健药品，但过量或使用不当，造成的恶果却比佝偻病更加危险，在所有维生素中是最容易使人中毒的一种。临床上，有些因长期滥服滥补维生素 D 引起低热、烦躁、哭闹不安、厌食吐奶、营养不良、体重下降而来就诊的孩子就不少；有些心血管病或糖尿病患者不注意药物配伍和机体吸收机理滥用钙剂引起肝脾肿大、肾脏损害，甚至加重心肌梗死和心衰程度，突发死亡事故也时有发生。每天服用维生素D 60 000IU

（1.25 毫克）就可以出现中毒症状。

维生素 E　一般来说，长期服用较大剂量的维生素 E 不容易引起中毒，但是，每天服用 300～800 毫克就有出现中毒症状的可能。本来维生素 E 是抗氧化剂，对机体组织细胞有促生作用，临床上作为不育症、习惯性流产、进行心肌营养和心血管病、脂肪肝、皮肤病变的防治药物。却也有人因作为“补药”长期服用过量反而产生强氧化作用，引起发育过度、性早熟及性征改变，肌无力、疲倦、头痛和恶心等不良反应，造成了终身痛苦和不应有的浪费。

维生素宜饭后服。

在人们心目中，维生素类药物都是“补品”，是蔬菜、水果的“代用品”，副作用少、安全性大，因此，不少人吃维生素类药犹如吃蔬菜、水果，非常随便，有时饭前吃，有时饭后服，没有规律。多数医师也不明确告诉患者，维生素到底应在饭前服还是在饭后服。而多数维生素类药生产厂家在瓶签上也只标有用法与用量，没有标明注意事项，亦无饭前服还是饭后服的说明。

其实，服用维生素类药和服用其他药一样，也有一定的规定、要求和注意事项，那就是饭后服。因维生素类药口服后主要由小肠吸收，若在饭前服用，因胃肠道没有食物，空腹服用时药物被迅速吸收入血，致使维生素在血液中的浓度增高，尚未被人体利用之前即经过肾脏通过尿道排出体外，使药效明显降低。

如维生素 B_1、B_2 和 B_6 空腹服利用率减少，而饭后服吸收率稳定，吸收率随给药量上升而直线上升。

维生素 B_{12} 与维生素 C 两药饭后服更利于吸收，但两者不能同时服，若同时服可使 B_{12} 的生物利用度降低，药效大减。为避免 B_{12} 缺乏，两者应相隔 2～3 小时服用。

同样，口服维生素 D 亦宜饭后服，最好先吃一些油脂性食品（如油条、猪肉等），以利于该药的溶解、吸收。若用于治疗婴儿手足搐搦症，应首先补充钙剂。

维生素AD（鱼肝油丸）、维生素E及维生素PP（烟酸、尼克酸）也应于饭后服。维生素AD丸适宜于饭后15分钟服，并进食油脂性食物，以助吸收。

（王红珍　满清霞）

第十六章 生物制品用药不良反应

麻疹疫苗

接种反应及禁忌症

1. 接种反应：常见的接种反应是在注射部位出现短时间的烧灼感及刺痛，个别受种者可在接种疫苗5～12日出现发热(38.3℃或以上）或皮疹。罕见的接种反应包括一些轻度的局部反应，如红斑、硬结和触痛、喉痛及不适、恶心、呕吐、腹泻等。极其罕见的有过敏反应、一过性的关节炎和关节痛。

2. 禁忌症：妊娠期的妇女。对新霉素和鸡蛋有过敏史或类过敏反应者。伴有发热的呼吸道疾病、活动性结核、血液病、恶病质和恶性肿瘤等。原发性和继发性免疫缺陷病人或接受免疫抑制剂治疗者。个人或家族有惊厥史和脑外伤史。

注意事项 1. 育龄期妇女在接种疫苗3个月内应避免妊娠。2. 疫苗为冻干制剂，使用前应用稀释液稀释，并充分摇匀后方可使用。3. M－M－RⅡ疫苗可与百白破混合制剂、脊髓灰质炎疫苗同时使用，但与百白破混合制剂同时接种时，应使用不同的注射器在不同的部位注射。4. M－M－RⅡ疫苗可与百白破混合制剂、脊髓灰质炎疫苗同时使用，但不能与免疫球蛋白同用。

脊髓灰质炎减毒活疫苗 只有极少数婴幼儿服用脊髓灰质炎疫苗后发生一过性腹泻，可不治自愈。

禁忌症 有免疫缺陷症禁服；在接受免疫抑制剂治疗期间禁服。对牛乳及牛乳制品过敏者禁服糖丸型疫苗，可服液体疫苗。

注意事项 本疫苗只供口服；本品系活疫苗，切勿加在热开水或热的食物内服用；偶尔超剂量多剂次服疫苗对人体无害。

腮腺炎疫苗

接种反应及禁忌症

1. 接种反应：注射后一般无局部反应。在注射后6~10天时少数人可能发热，但一般不超过2天。

2. 禁忌症：发热、有严重疾病、急性及慢性感染及有过敏史者、孕妇等禁用。

注意事项　1. 安瓿有裂纹、标签不清、冻干疫苗变红或溶解后混浊者，均不可使用。2. 启开安瓿和注射时切勿使消毒剂接触疫苗。3. 安瓿开启后，疫苗应在1小时内用完，如未用完应废弃。4. 注射过丙种球蛋白者，间隔1个月后方可接种腮腺炎疫苗。5. 近期使用免疫抑制剂者不应接种该疫苗，至少应间隔2~4周再接种。

贮运条件和有效期　腮腺炎疫苗应于2~8℃条件下贮运。疫苗自病毒滴定合格之日起有效期为1年半。

乙脑疫苗

接种反应及禁忌症

1. 接种反应：大多数人接种无反应，仅个别儿童注射后，局部出现红肿、疼痛，1~2天内消退。少有发热，一般均在38℃以下。少数有头晕、头痛、不适等自觉症状。偶有皮疹、血管性水肿和过敏性休克，发生率随接种次数增多而增加。一般发生在注射后10~30分钟，很少有超过24小时者。此类接种反应多见于反复加强注射的对象，尤以7岁以上儿童加强注射较为多见。

2. 禁忌症：1. 发热及急性疾病。2. 严重慢性病。3. 脑及神经系统疾病。4. 过敏性疾病，既往对抗生素、疫苗有过敏史者。

注意事项　1. 疫苗混浊、变色（变黄）、安瓿有裂纹、有异物者均不可使用。2. 为减少注射时疼痛，在疫苗中加入适量亚硫酸氢钠，疫苗由橘红色变为黄色，即可注射。3. 疫苗注射后在现场休息片刻，以防副反应发生。4. 应备有 1∶1000 肾上腺素，以供偶发休克时急救用。5. 我国大部分地区为乙脑流行区，人群隐性感染率很高。10 岁以上人群已普遍因隐性感染而获得免疫力，故无必要再接种疫苗。

贮存方法　流行性乙脑灭活疫苗于 2～8℃贮运，自效力检定合格之日起有效期 2 年。

甲肝疫苗

注射疫苗后少数可能出现局部疼痛、红肿，一般在 72 小时内自行缓解。偶有皮疹出现，不需特殊处理，必要时可咨询医生或对症治疗。

禁忌症

1. 正在患急性传染病或其他严重疾病。
2. 发热、体温超过 37.5 摄氏度。
3. 免疫缺陷或正接受免疫抑制药物治疗。
4. 过敏性体质。

乙肝疫苗

乙型肝炎（乙肝）是严重影响人们身体健康的传染病。为了控制乙肝的流行，目前已广泛使用乙肝疫苗进行免疫，以预防乙肝的发生和流行。使用时应注意如下几点：

使用范围　除已经感染过乙肝病毒或 HBsAg 阳性者外，均可使用乙肝疫苗进行注射免疫，尤其适用于乙肝高发区 3 岁以下的幼儿，年龄越小，免疫应答越好（40 岁以上者则免疫应答较差）。此外，HBsAg 阳性的产妇所生的婴儿、易受感染的医院工作人员及输血和使用血液制品的病人也是乙肝疫苗接种的对象。

使用方法　除新生儿外，使用乙肝疫苗前均应取血检验肝功，如果 HBsAg，抗 - HBs，抗 - HBc，三项均阴性者，方可使用。婴儿出生时（2 小时内），生后 1 个月和 6 个月，各注射 30

微克，应注射在上臂三角肌肉内，皮下注射或臀部注射都可降低免疫效果。

禁忌症　乙肝疫苗不宜与麻疹疫苗同时接种（因其可干扰和延迟抗体形成）。乙肝疫苗是灭活的HBsAg蛋白，并含有微量氢氧化铝、尿素和甲醛等，对有过敏史、发热或严重急慢性疾病者禁用。

注意事项　乙肝疫苗只用于预防乙型肝炎的发生，而不能将体内已有的乙肝表面抗原消灭。因此HBsAg阳性者即使接种也不能使阳性转阴性。对HBsAg和HBeAg双阳性产妇所生的婴儿，如将乙肝疫苗与乙肝免疫球蛋白（HBIG）联合应用，可提高预防效果。乙肝疫苗的反应很轻微，少数人可发生局部疼痛、恶心、头痛和短期低热等。

流感疫苗

我国目前使用三种流感疫苗：全病毒灭活疫苗、裂解疫苗和亚单位疫苗。每种疫苗均含有甲1亚型、甲3亚型和乙型3种流感灭活病毒或抗原组份。这三种疫苗各有特点：全病毒灭活疫苗免疫原性不错但副作用较大；亚单位疫苗副作用较小但免疫原性一般；裂解疫苗免疫原性和副作用比较理想，也是目前世界及中国使用最为普遍的流感疫苗。

预防和控制流感的主要措施之一就是接种流感疫苗。在流感流行季节前对人群进行流感疫苗预防接种，可以减少接种者感染流感的机会或者减轻流感症状，降低因流感流行引起的人群超额住院率和超额死亡率，减少流感流行造成的危害，减轻流感的疾病负担。流感疫苗预防接种遵循自愿的原则。

水痘疫苗

接种反应及禁忌症

1. 接种反应：在所有年龄组均有很低的综合反应原性，注射后偶见低热和轻微皮疹，但不良反应通常是轻微的且自行消失。

2. 禁忌症：急性严重发热性疾病患者应推迟接种。对新霉素全身过敏者、白细胞计数少于 1200/mm^3 者及孕妇，不得接种。

贮存方法和有效期　疫苗应在 2～8℃ 条件下贮存。在 2～8℃条件下有效期为 2 年。在 21℃条件下贮存 1 周、37℃下贮存 4 天，效价没有明显损失。

卡介苗

接种 2 周左右，局部可出现红肿浸润。若随后化脓，形成小溃疡，可用 1% 龙胆紫涂抹，以防感染。一般 8～12 周后结痂，为正常反应。如遇淋巴结肿大，可用热敷处理。如已软化形成脓疱，可用灭菌注射器抽脓，不要切开。如一次抽脓未愈，还可重复抽脓，直至痊愈为止。如已破溃，则愈合时间较长，可扩大创口引流，并同时用异烟肼或对氨基柳酸软膏外敷，每 2～3 天换敷料一次，这样可缩短治疗和愈合时间。

禁忌症　凡患有结核病、急性传染病、肾炎、心脏病、湿疹、免疫缺陷症或其他皮肤病者均不予接种。

注意事项　严禁皮下或肌肉内注射；接种含有吸附剂的制品后 4 周内同臂不能接种卡介苗，接种卡介苗后 4 周内同臂不能接种其他疫苗。

风疹疫苗

接种反应及禁忌症

1. 接种反应：冻干风疹活疫苗接种后反应极少。小儿接种后 6～11 天，少数人有低热、皮疹、淋巴结炎。皮疹多为不明显的斑疹，可迅速消退。淋巴结炎症状轻，很少见。成人接种疫苗后 2～4 周，少数人可发生暂时性关节炎症状，尤其是接种前即患有此类疾病者。青春期后女性关节反应随年龄增加而明显增加，持续 1 天至 3 周，可对症处理，无后遗症。尚有极少数的人出现皮疹和淋巴结肿大，此症状为一过性的，能自行消失，无需治疗。

2. 禁忌症：孕妇禁用。育龄期妇女在接种疫苗后3个月内应避孕。患严重疾病、发热或有过敏史者不得接种。神经系统疾患和精神病（癫痫、癔症、脑炎后遗症、抽搐等疾患）或有既往史者，免疫缺陷症及正进行免疫抑制治疗、放射治疗及抗代谢药物治疗期间，不能接种风疹疫苗。

注意事项　1. 安瓿有裂纹、标签不清、冻干疫苗变为红色或溶解不好者，均不可使用；2. 启开安瓿和注射时，切勿使消毒剂接触疫苗；3. 由于是活疫苗，溶解后要1小时内用完，并且避免热源和日光直射。

贮运条件和有效期　应于2～8℃条件下暗处贮运。有效期1年半。

免疫球蛋白　是一组具有抗体活性的蛋白质，主要存在于生物体血液、组织液和外分泌液中，是检查机体体液免疫功能的一项重要指标。人类的免疫球蛋白分为五类，即lgG、lgA、lgM、IgD和lgE，其中IgD和IgE含量很低，故我们常规所测定的Ig主要为lgG、lgA、IgM三项。血清中免疫球蛋白异常，主要可分为三类：

1. 几种不同的Ig水平增加：主要见于感染、肿瘤、自身免疫病、慢性活动性肝炎、肝硬化及淋巴瘤等。自身免疫病中，如系统性红斑狼疮（SLE）以lgG、lgA、IgM升高多见，类风湿性关节炎以IgG、IgM升高多见。

2. 单一的Ig水平增加：又称为“M”蛋白病，主要见于：

（1）多发性骨髓瘤（MM），表现为仅有某一种Ig异常增高，而其他种Ig明显降低或维持正常。其中以IgG型MM最常见，血清中lgG含量可高达70g/L，IgA型次之，IgD型较少见，IgE型最为罕见。

(2) 巨球蛋白血症，是产生 IgM 的浆细胞恶性增生，血清中 IgM 可高达 20g/L 以上。

3. 一种或多种 Ig 水平减少：分为原发性或继发性的，前者属于遗传性，如瑞士丙种球蛋白缺乏症，选择性 IgA、IgM 缺乏症等。继发性缺损见于网状淋巴系统的恶性疾病、慢性淋巴细胞性白血病、肾病综合征、大面积烧伤烫伤患者、长期大剂量使用免疫抑制剂或放射线照射所致。lgD 升高主要见于 lgD 型 MM。流行性出血热、过敏性哮喘、特应性皮炎患者 IgD 升高。妊娠末期、吸烟者中 IgD 也可出现生理性升高。IgE 升高常见于超敏反应性疾病，如过敏性鼻炎、外源性哮喘、枯草热、慢性荨麻疹，以及寄生虫感染、急慢性肝炎、药物所致的间质性肺炎、支气管肺曲菌病、类风湿性关节炎和 IgE 型 MM 等。

美国新英格兰 Baptist 医院 Hamrock 医师发表文章，告诫广大医师应关注与免疫球蛋白静脉注射（IGIV）有关的不良反应。

除了美国 FDA 批准的适应症外，IGIV 现正在被广泛用于多种自身免疫性疾病的治疗。虽然 IGIV 已被安全应用多年，但是其副作用或不良反应也一直时有发生。

IGIV 常见的轻度副作用包括头痛、身体不适、恶心、低热、荨麻疹、关节痛以及肌痛。这些症状可以在几天缓解。尽管少见，但 IGIV 也存在严重并有潜在致死危险的不良反应，包括过敏反应、无菌性脑膜炎、急性肾衰、卒中、心梗以及其他血栓性并发症。

丙种球蛋白　使用多了会引起不良反应。丙种球蛋白毕竟是一种“异物”，反复注射后就会引起不良反应。轻者如发热，头晕，恶心等；重者可见荨麻疹、哮喘、紫绀等表现；如果误入静脉，还可以引起血压下降、休克等过敏反应。

（史秀芬　石义英）

第十七章　特殊解毒药不良反应

二巯丙醇注射液　本品有特殊气味。常见不良反应依次有恶心、呕吐、头痛、唇和口腔灼热感、咽和胸部紧迫感、流泪、流涕、流涎、多汗、腹痛、肢端麻木和异常感觉、肌肉和关节酸痛。剂量超过5mg/kg时出现心动过速、高血压、抽搐和昏迷，暂时性血清丙氨酸氨基转移酶［ALT（SGPT）］和门冬氨酸氨基转移酶［AST（SGOT）］增高，持续应用可损伤毛细血管，引起血浆渗出，导致低蛋白血症、代谢性酸中毒、血浆乳酸增高和肾脏损害。儿童不良反应与成人相同，但可有发热和暂时性中性粒细胞减少。一般不良反应常在给药后10分钟出现，30～60分钟后消失。

二巯丙磺钠注射液　本品比二巯丙醇毒性低。但静注速度过快时有恶心、心动过速、头晕及口唇发麻等，一般10～15分钟即可消失。偶有过敏反应，如皮疹、寒颤、发热、甚至过敏性休克、剥脱性皮炎等。一旦发生应立即停药，并对症治疗。轻症者可用抗组胺药，反应严重者应用肾上腺素或肾上腺皮质激素。

依地酸钙钠注射液　1. 头昏、前额痛、食欲不振、恶心、畏寒、发热，组胺样反应有鼻黏膜充血、喷嚏、流涕和流泪。2. 少数有尿频、尿急、蛋白尿、低血压和心电图T波倒置。3. 过大剂量可引起肾小管上皮细胞损害，导致急性肾功能衰竭。肾脏病变主要在近曲小管，亦可累及远曲小管和肾小球。4. 有患者应用本品出现高血钙症，应予以注意。5. 不良反应和肾脏损害一般在停药后恢复。

注射用二巯丁二钠　约有50%患者在静脉注射本品过程中

出现轻度头昏、头痛、四肢无力、口臭、恶心、腹痛、少数患者有皮疹，皮疹呈红色丘疹，有搔痒，以面、额、胸前处为多见。其他不良反应有咽喉干燥、胸闷、胃纳减退等。个别患者有血清丙氨酸氨基转移酶和门冬氨酸氨基转移酶暂时增高。本品对肾脏无损害。不良反应大多与静脉注射速度有关，停用本药后可自行消失。

硫代硫酸钠注射液　本品静注后除有暂时性渗透压改变外，尚未见其他不良反应。

亚硝酸钠注射液　有恶心、呕吐、头昏、头痛、出冷汗、紫绀、气急、昏厥、低血压、休克、抽搐。不良反应的程度除剂量过大外，还与注射本品速度有关。

亚硝酸异戊酯吸入剂　常引起面红、头痛与头晕、恶心与呕吐、低血压、不安和心动过速。本品可增加眼内压和颅内压，因此青光眼、近期脑外伤或脑出血患者禁用。

贝美格注射液　可引起恶心、呕吐。中毒症状：恶心、呕吐、肌腱反射亢进、肌肉抽动，甚至惊厥等。也可以引起精神错乱、幻视等迟发毒性反应。处理：对症治疗和支持疗法。

碘解磷定注射液　注射后可引起恶心、呕吐、心率增快、心电图出现暂时性 S－T 段压低和 Q－T 时间延长。注射速度过快引起眩晕、视力模糊、复视、动作不协调。剂量过大可抑制胆碱酯酶、抑制呼吸和引起癫痫发作。口中苦味和腮腺肿胀与碘有关。

注意事项　1. 对碘过敏患者，禁用本品，应改用氯解磷定。2. 老年人的心、肾潜在代偿功能减退，应适当减少用量和减慢静脉注射速度。3. 有机磷杀虫剂中毒患者越早应用本品越好。皮肤吸收引起中毒的患者，应用本品的同时要脱去被污染的衣服，并用肥皂清洗头发和皮肤。眼部用 2.5% 碳酸氢钠溶液和生理氯化钠溶液冲洗。口服中毒患者用 2.5% 碳酸氢钠溶液彻底洗胃。由于有机磷杀虫剂可在下消化道吸收，因此口服患者应用本品至少要维持48～72小时，以防引起延迟吸收后加重中毒，甚至致死。昏迷患者要保持呼吸道通畅，呼吸抑制应立即进行人工呼吸。4. 用药过程中要随时测定血胆碱酯酶作为用药监护指标。要求血胆碱酯酶维持在50%～60%以上。急性中毒患者的血胆碱酯酶水平与临床症状有关，因此密切观察临床表现亦可及时重复应用本品。

药物相互作用　1. 本品系胆碱酯酶复活剂。可间接减少乙酰胆碱的积聚，对骨骼肌神经肌肉接头处作用明显。而阿托品有直接拮抗积聚乙酰胆碱的作用，对植物神经的作用较强，二药联合应用临床效果显著。本品有增强阿托品的生物效应，故在二药同时应用时要减少阿托品剂量。阿托品首次剂量：一般中毒为2～4mg，每10分钟一次，严重中毒为4～6mg，每5～10分钟一次，肌肉或静脉注射，直到出现阿托品化。阿托品化要维持48小时，以后逐渐减少阿托品剂量或延长注射时间。2. 本品在碱性溶液中易分解，禁与碱性药物配伍。3. 首次剂量：一般中毒患者用0.8g，严重患者用1.6g，以后按临床症状和血胆碱酯酶水平，每2～6小时重复注射1次，或静脉滴注每分钟100～300mg，共2～3次。严重和口服中毒患者本品的治疗需要持续数天。

氯解磷定注射液　注射后可引起恶心、呕吐、心率增快、心电图出现暂时性S－T段压低和Q－T时间延长。注射速度过快引起眩晕、视力模糊、复视、动作不协调。剂量过大可抑制胆碱酯酶、抑制呼吸和引起癫痫样发作。

注意事项　1. 有机磷杀虫剂中毒患者越早应用本品越好。皮肤吸收引起中毒的患者，应用本品的同时要脱去被污染的衣服，并用肥皂清洗头发和皮肤。眼部用2.5%碳酸氢钠溶液和生理氯化钠溶液冲洗。口服中毒患者用2.5%碳酸氢钠溶液彻底洗胃。由于有机磷杀虫剂可在下消化道吸收，因此口服患者应用本品至少要维持48～72小时，以防引起延迟吸收后加重中毒，甚至致死。昏迷患者要保持呼吸道通畅，呼吸抑制应立即进行人工呼吸。2. 用药过程中要随时测定血胆碱酯酶作为用药监护指标。要求血胆碱酯酶维持在50%～60%以上。急性中毒患者的血胆碱酯酶水平与临床症状有关，因此密切观察临床表现亦可及时重复应用本品。

药物相互作用　1. 本品系胆碱酯酶复活剂，可间接减少乙酰胆碱的积蓄，对骨骼肌神经肌肉接头处作用明显。而阿托品有直接拮抗积聚乙酰胆碱的作用，对植物神经的作用较强，二药联合应用临床效果显著。本品有增强阿托品的生物效应，故在二药同时应用时要减少阿托品剂量。阿托品首次剂量：一般中毒为2～4mg，每10分钟一次，严重中毒为4～6mg，每5～10分钟一次，肌肉或静脉注射，直到出现阿托品化。阿托品化要维持48小时，以后逐渐减少阿托品剂量或延长注射时间。2. 本品在碱性溶液中易分解，禁与碱性药物配伍。

亚甲蓝注射液　本品静脉注射过速，可引起头晕、恶心、呕吐、胸闷、腹痛、剂量过大，除上述症状加剧外，还出现头痛、血压降低、心率增快伴心律失常、大汗淋漓和意识障碍。用药后尿呈蓝色，排尿时可有尿道口刺痛。

注意事项　本品不能皮下、肌肉或鞘内注射，前者引起坏死，后者引起瘫痪。葡萄糖－6－磷酸脱氢酶缺乏患者和小儿应用本品剂量过大可引起溶血。对肾功能不全患者应慎用。本品为1%溶液，应用时需用25%葡萄糖注射液40ml稀释，静脉缓慢注射（10分钟注射完毕）。对化学物和药物引起的高铁血红蛋白血症，若30～60分钟皮肤黏膜紫绀不消退，可重复用药。先天性还原型二磷酸吡啶核苷高铁血红蛋白还原酶缺陷引起的高铁血红蛋白血症，每日口服300mg和大剂量维生素C。

盐酸纳洛酮片 本品有轻度嗜睡，偶见恶心、呕吐、心动过速、高血压及烦躁不安。

注意事项 1. 心功能障碍，高血压患者慎用。2. 本品应严格遵医嘱使用。

孕妇及哺乳期妇女用药 本品属于妊娠危险C级的药物，所以孕妇和哺乳期妇女应用本品应物别慎用。

药物相互作用 纳洛酮促进乙醇从胃肠道吸收，所以口服本品后不得再用乙醇。

盐酸纳曲酮片 1. 纳曲酮的每日用量达到300mg时可引起肝细胞损害。2. 除肝损害外，不良反应发生率在10%以上的反应有：睡眠困难、焦虑、易激动、腹痛/痉挛、恶心和/或呕吐、关节肌肉痛、头痛。3. 发生率在10%以下的不良反应有：食欲不振、腹泻、便秘、口渴、头晕。4. 发生率在1%以下的不良反应。呼吸系统：鼻充血、发痒、流鼻涕、咽痛、黏液过多、声音嘶哑、咳嗽、呼吸短促。心血管系统：鼻出血、静脉炎、浮肿、血压升高、非特异性心电改变、心悸、心动过速。胃肠道：产气过多、便血、腹泻、溃疡。肌肉骨骼：肩、下肢和膝关节疼痛、震颤。皮肤：油皮肤、瘙痒、痤疮、唇疱疹。泌尿生殖系统：排尿不适增多、性欲降低。精神方面：抑郁、忘想狂、疲倦、不安、精神错乱、幻觉、恶梦。

（张彦国 刘乃清）

第十八章　诊断用药不良反应

胆影葡胺注射液　1. 应用高浓度造影剂和注射速度过快均可增加不良反应的发生和严重程度。2. 由于本品具有渗透性利尿作用，可加重病人的失水状况，对某些病人如婴幼儿、老年人、氮质血症以及失水或虚弱患者可诱发虚脱。3. 本品在使用一般临床的剂量时，常可引起血压下降，平均降低值为15%左右。4. 注射本品后可出现热感和皮肤潮红，偶见寒颤、眩晕、头痛、恶心、出汗和流涎，在注射速度较快时易出现，一般自行消失；注射过快还可出现胸闷、不安、呕吐、血压下降、瘙痒等反应，偶有抽搐、休克甚至死亡。5. 下列症状可能是严重反应的先兆，应予及时处理和严密观察：皮疹、荨麻疹、面部或皮肤水肿、喘鸣、胸闷和呼吸困难（以上反应较少发生）、惊厥、肺水肿、心律失常、喉头水肿、严重而异样的倦怠无力（以上罕见，可在静注后数分钟出现）。

禁忌症　1. 对本品有过敏反应者；2. 甲状腺功能亢进者；3. 严重肝、肾功能不全者；4. 心血管功能不全者；5. 免疫球蛋白IgM紊乱者，如巨球蛋白血症，应用本品可能在血中发生凝状变。

注意事项　1. 对碘或其他含碘造影剂过敏者对本品也可能发生过敏。因此，造影前应先做碘过敏试验。2. 由于本品具有渗透性利尿作用，可使婴幼儿脱水状况加重，对已有脱水、多尿、少尿或糖尿病患者、老年人、虚弱病人须加注意，宜在注射本品前补充足量水分，失水可加重由造影剂渗透性利尿作用所致的反应。3. 本品能通过胎盘，可以引起婴儿的蛋白结合碘升高，甚至持续数年，偶可致先天性甲状腺功能减退；此外在造影时腹部多次接受X线曝射对胎儿不利；虽然本品尚未见有关临床或动物试验报告，但孕妇应用时仍应权衡利弊。4. 老年人对造影剂毒性影响较敏感，对由高浓度造影剂进入体内后引起的血流动力学改变的耐受性较差，须引起注意。5. 对诊断的干扰：（1）酚磺酞排泄实验，严重肾功能损害者接受本品后可减少酚磺酞从肾小管泌出，而使试验结果受影响，不宜与酚磺酞排泄试验同时进行；（2）甲状腺功能测定，在应用本品后一周到数月内可以引起血清蛋白结合碘增高，放射性碘摄取减少，但对三碘甲状腺原氨酸树脂摄取试验等则无影响；（3）尿液分析可能产生异常结果，尿液检查应在血管内应用本品后间隔2天以上进行。6. 下列情况应慎用：（1）有过敏体质或过敏性疾病（如哮喘等）病史者；（2）婴幼儿和老年人；（3）肝、肾功能损害；（4）严重高血压；（5）严重心脏疾病，心功能不全；（6）活动性结核；（7）甲状腺功能亢进；（8）嗜铬细胞瘤、镰状细胞病和多发性骨髓瘤患者，可分别诱发严重高血压、促进细胞镰状化和导致肾功能衰竭。7. 静注必须缓慢，注射时间不少于5分钟，以减少不良反应，增加显影效果，如注射过快，可出现不安、上腹发闷、恶心、呕吐等反应。8. 在注射本品时，以及1小时内，必须严密观察，操作现场应有急症抢救人员并备有复苏抢救器械和药品。对造影剂有严重反应史者可在造影前使用肾上腺皮质激素或抗组胺药物，以预防或减轻造影反应，但效果并不肯定。9. 在24小时内不宜重复使用。

碘苯酯注射液 1. 少数病人出现过敏反应，常见为荨麻疹和血管神经性水肿等症状。2. 脑室造影后出现头痛、轻中度发热和呕吐等症状，进入颅内蛛网膜下腔可致颅神经刺激症状。个别报道可引起脑散在性坏死。3. 椎管蛛网膜下腔造影后出现下列症状：原有神经症状加剧（如瘫痪和腰臀部疼痛加重）、坐骨神经痛、尿潴留、性功能减退等。约10%~30%患者出现头痛、呕吐和轻度发热。症状均属暂时性，少数病人出现肺梗死。4. 本品长期潴留在体内可致慢性荨麻疹、反复发生过敏反应、局限性癫痫等症状，抽去残留药液后症状可缓解或消失。晚期反应有蛛网膜炎、神经根炎、肉芽肿、粘连和颅神经功能障碍，这种反应在血性脑脊液时更趋严重。个别报道可导致甲状腺功能亢进和致盲，后者发生在脊髓造影后35天，并发现本品沿视神经分布。

禁忌症 1. 对碘或本品过敏者禁用。2. 有脑脊髓疾患者禁用。3. 孕妇禁用。4. 下列情况禁用本品作蛛网膜下腔造影：禁作腰椎穿刺的各种情况、中枢神经系统炎症、蛛网膜下腔出血；两周内作过腰椎穿刺者，可致本品漏出蛛网膜下腔，影响诊断和引起椎管内油质瘤或肉芽肿和粘连等并发症；疑为或患有多发性硬化症者。

注意事项 1. 对碘发生过敏者对本品也可过敏，因此，使用造影剂前应先做碘过敏试验。2. 本品注入血管内，可引起血管栓塞。3. 有哮喘史或其他过敏性疾病史者慎用。4. 本品密度较脑脊液大，注入蛛网膜下腔后不与脑脊液混合，向低处流动。可以利用改变病员体位和姿势控制造影剂的流向和分布部位，以显示病变节段。但本品表面张力大，易在脑脊液中分散成油珠或节段状，影响诊断。为避免药液分散，翻动病人或改变体位时宜十分缓慢。5. 本品对脑脊膜有慢性刺激，存留在体内可反复引起过敏反应、无菌性蛛网膜炎和粘连等，造影后要尽可能抽出药液。脑室或脑池造影后可采取体位将本品引流至骶部盲囊后抽出或在手术中吸出。6. 腰椎穿刺时要尽量避免损伤血管，防止血液进入蛛网膜下腔内。7. 造影后要取头高足低位卧床24小时以上，并补充水分，可减轻术后头痛。

碘番酸片 1. 口服本品，可出现恶心、呕吐、胃部烧灼感、腹绞痛、腹泻以及排尿灼痛或困难等症状，严重者需对症治疗。

2. 少数病人出现瘙痒、皮疹、荨麻疹、皮肤水肿以及其他碘过敏反应，需及时处理。3. 偶见急性肾功能衰竭，主要发生在严重肝脏病变、胆管阻塞、失水、超剂量服用或同时使用其他造影剂时。4. 有引起血小板减少和紫癜的报道。

禁忌症　1. 严重肝、肾疾病禁用；2. 肾功能严重损害（可致急性肾功能衰竭）禁用；3. 碘过敏者禁用。4. 胃肠道病变，如急性胃肠炎、幽门梗阻等能影响造影剂的吸收，一般不采用口服法造影。5. 胆囊炎急性发作。6. 胆囊胆道手术后。

注意事项　1. 对碘或其他含碘造影剂过敏者对本品也可能发生过敏。因此，造影前应先做碘过敏试验。2. 由于造影时腹部要多次接受 X 线曝射，对胎儿不利，孕妇应用时应权衡利弊。3. 老年人对本品毒性影响较敏感，应避免在数日内连续使用或大剂量使用。在失水情况下服用本品可能导致急性肾功能衰竭。肝肾疾病患者、老年人应特别注意补充水分，摄入本品前应补充适量水分，避免在失水状态下给药，必要时在服用造影剂后再补充水分。4. 下列情况可影响胆囊显影。(1) 考来烯胺（消胆胺，cholestyramine）为一种碱性阴离子交换树脂，有强烈吸附作用；在服用本品同时使用考来烯胺可阻碍本品从肠道吸收，导致胆囊显影淡，甚至不显影；服用本品前至少停用考来烯胺 12 小时以上。(2) 胃肠功能紊乱，如吸收障碍性疾病、小肠炎性病变和腹泻、呕吐等影响本品吸收，可导致胆囊显影淡或不显影。(3) 严重肝功能损害，胆红素浓度 >3mg% 时胆囊可不显影。(4) 肝管或胆囊管阻塞，造影剂无法进入胆囊。5. 对诊断的干扰。(1) 肝功能测定，可增加磺溴酞钠潴留，磺溴酞钠潴留试验至少应在胆囊造影两天后方可进行；(2) 甲状腺功能测定，在应用本品后一周至数月内可以引起血清蛋白结合碘增高，放射性碘摄取减少，但其他试验，如三碘甲状腺原氨酸树脂摄取试验等并不受影响；(3) 尿液分析，可能在服用本品 3 天内尿蛋白测定出现假阳性结果；(4) 服用本品后可在数天内引起血清胆红素浓度和尿内磺溴酞钠浓度增高。6. 下列情况慎用本品：(1) 有过敏体质或过敏性疾病（如哮喘等）病史者；(2) 肝功能严重损害（增加肾脏排泄负担和毒性影响）；(3) 肾功能减退（有引起急性肾功能衰竭的危险）；(4) 失水，尤其是老年人或肝、肾疾病患者（增加发生急性肾功能衰竭的危险）；(5) 冠心病（有出现低血压、心动过缓和急性冠状动脉血供不足的危险），近期有冠心病发作史者检查前可给阿托品；(6) 甲亢；(7) 胆管炎；(8) 高尿酸血症（增加产生尿酸结石和肾功能减退的危险，可给足量水分补充，并使尿液碱化以预防）；(9) 近期胃肠功能障碍者不宜使用本品（影响药物吸收）。

碘海醇注射液　1. 少数病人可能会产生一些轻微的反应，例如：短暂的温感、微痛、脸红、恶心/呕吐、轻微胸口作痛、皮肤瘙痒及风疹等。2. 头痛、恶心及呕吐都是脊髓造影中最常见的不良反应。持续数天的剧烈头痛，可能间断发生。迄今发现的其他轻微不良反应有短暂的头晕、背痛、颈痛或四肢痛楚以及各种感觉异常现象。也曾发生脑电图记录显示不明确的短暂变化（慢波）。用水溶性造影剂作脊髓造影后曾发现无菌性脑膜炎。使用本品作脊髓造影也曾报道过类似情况，但十分轻微且持续时间短暂。3. 有的病人在造影后数小时至数日内出现迟发性不良反应的报道也有。4. 严重不良反应甚少出现，但休克、惊厥、昏迷、重度喉头水肿或支气管痉挛、肾功能衰竭、死亡等也有报道。据日本片山教授等收集的 30 万病例统计，非离子造影剂（包括碘海醇）轻度不良反应发生率约为 3.08%，中度不良反应发生率约为 0.04%，重度不良反应发生率约为 0.004%。

禁忌症　1. 有明显的甲状腺病症患者。2. 对碘海醇注射液有严重反应既往史者。3. 有癫痫病史的人，不宜在蛛网膜下腔使用碘海醇。4. 有严重的局部感染或全身感染，而可能形成菌血症的患者，禁忌腰椎穿刺术。5. 鉴于怀孕期间应尽量避免接触放射线，故需权衡 X 线检查的利弊关系。除非医生认为必要，否则孕妇应禁用。6. 由于剂量限制，对造影失败者，也不宜即时进行重复造影。

注意事项 1. 含碘造影剂可能会引起过敏性反应或其他过敏现象。虽然碘海醇引起剧烈反应的风险甚微，但仍应事先制定紧急救治程序，以便发生严重的反应时能马上进行治疗。有过敏症或气喘病史，或是曾对含碘造影剂有不良反应的病人，使用此造影剂时需要特别小心。必须造影时，可考虑在造影前使用皮质类固醇及抗组胺剂。2. 一旦发现有大量造影剂流入病人脑内的迹象，可考虑使用巴比妥酸盐进行抗惊厥治疗。（1）术前护理及术前用药：倘若病人需要镇静剂，可使用苯甲二氮䓬。病人若感觉到强烈的痛楚，可服用止痛药。须确保病人在进行检查前有充足的水分。（2）术后护理及术后用药：病人接受脊髓造影后，须仰卧病床，头部保持高抬至少 6 小时，并在 24 小时内不得自行移动。若怀疑病人的癫痫发病阈有所降低，需密切监护。倘若癫痫发作，须马上给予抗癫痫治疗，例如把 10mg 苯甲二氮䓬缓慢地注射入静脉。要防止复发，可在停止发病 20 ~ 30 分钟后，在肌肉内注射 200mg 苯巴比妥。鼓励病人进食流质食品和可以接受的固体食物。若发生持续性恶心或呕吐现象，应立即考虑进行静脉输液，以更换体液。必要时，可给予止吐剂。（3）后备术后护理：在脊髓造影后，病人挺身端坐在轮椅上，可能会减少发生不良反应。这种挺身端坐姿势，可能有助于延迟造影剂向上身散播，并加强腰部蛛网膜的吸收能力。要告诫病人切记在术后 24 小时内不可弯身下俯。同时要指导病人，应尽量避免移动身体，以减少脑脊液泄漏。3. 体外试验表明非离子型造影剂对止血（即血凝固机理）的抑制作用比浓度相似的离子型造影剂为低。因此，血管造影应按标准步骤进行。血管造影导管应经常冲洗并避免血液和造影剂在注射器及导管中长时间接触。4. 对高危病人如患有严重肝脏或肾脏机能不全、甲状腺病及白血病的病人，使用时应特别小心，给予特别监护，且应避免脱水。必要时术后进行透析治疗。5. 碘造影剂可加重重症肌无力的症状。嗜铬细胞瘤患者进行静脉注射时，应预防性地给予 α 受体阻断剂，以避免出现高血压危象。血清内肌酸酐浓度超过 500μmol/L 的糖尿病患者，应避免用此造影剂（除非检查为病人带来的益处明显超过冒险成分）。6. 确保病人在接受造影剂前后有良好的水电解质平衡。7. 所有含碘造影剂均可能妨碍甲状腺功能的检查。甲状腺组织的碘结合能力可能会受造影剂影响而降低，并且需要数日甚至两星期才能完全恢复。8. 孕妇及哺乳期妇女应尽量避免使用。虽然动物实验并未显示碘海醇会损害生育能力或导致畸形婴儿，但怀孕期间应尽量减少使用，直至在病人中进行严格控制的研究有明确的结论为止。此造影剂被排入母乳的程度，虽然估计是相当轻微，但实际情况尚未确定。9. 造影剂也不应与其他药物混合，应使用专用的注射针和针筒。10. 每瓶碘海醇只应供一名病人使用，剩余的部分应弃掉。11. 造影前 2 小时应禁食。12. 本品如有变色、沉淀则不能使用。

碘曲伦注射液 与其他造影剂一样，作脊髓造影后，脑脊液的细胞计数稍增高，尚无引起蛛网膜炎的病例报道。最常见的反应有头痛、恶心和呕吐，但经验证实其发生率并不比椎管穿刺所致蛛网膜下腔压力下降引起者高。基于此点，应仅抽出与本品拟定注入量相等的脑脊液，反之，本品注入量超过所抽出的脑脊液量时，蛛网膜下腔压力并不增高，但有时严重的头痛可持续数天，较轻的反应为背、颈和肢体疼痛或原有的疼痛加重，极少数有短暂的非特异性的脑电图改变。非离子型水溶性造影利用于脊髓造影应注意，极少见表现为发热、颈强直、头痛及脑脊液细胞计数增高的无菌性脑膜炎。所有症状通常在一周内消失。极少数病例在注射造影剂后2～6小时可出现轻度肌紧张或感觉异常。

禁忌症 1. 明显的甲状腺功能亢进；2. 妊娠期和急性盆腔炎患者禁作子宫输卵管造影。3. 脑性抽搐为蛛网膜下腔造影的相对禁忌症。如有必要作此检查，需事先将抗惊厥的设备和药品备好。由于精神抑制药和抗抑郁药可降低癫痫发作阈值，故应在检查前48小时停用。因嗜酒者和吸毒者可能有类似情况，需加以注意。

注意事项 1. 如发生抽搐，应立即缓慢静脉注射安定10ml，抽搐停止后20～30分钟肌注苯巴比妥0.2g以防复发。当出现反射亢进或肌肉颤搐时即应静脉注射安定。其快速的作用可预防严重颤搐发生。2. 经验表明有过敏体质者较易发生过敏反应，也不能排除发生包括休克在内的过敏反应，但只要按适应症选择病例，过敏反应罕见。为能及时处理紧急情况，应准备好适当的药物、气管插管及呼吸机。3. 对碘造影剂过敏者、隐匿性甲状腺机能亢进者和甲状腺温结节患者使用本品应慎重。4. 碘曲伦对孕妇的安全性尚未证实。而且孕妇都应尽可能避免接触放射线，因此无论是否使用造影剂，X线检查都应仔细权衡利弊。

碘他拉葡胺注射液 1. 血管内注射给药后可出现恶心、呕吐、热感、皮肤潮红、头晕、头痛、出汗、寒颤、口干、视觉模糊、流泪、唾液腺肿胀、皮肤瘙痒、口内异味等症状，一般较短暂，但需要密切观察，它们可能是严重不良反应的先兆，如果症状严重而持续存在，可对症治疗。出现以下症状时应给予治疗：皮疹或荨麻疹、皮肤或颜面肿胀、舌厚麻木、喘鸣、呼吸困难、胸闷、极度软弱无力（低血压）等。少数患者出现严重反应，包括：惊厥、喉头水肿、支气管痉挛、肺水肿、心率失常、休克、心绞痛等需作抢救处理。2. 下列情况可出现严重反应。(1)严重糖尿病、肾病、心脏病变者大剂量血管内注射造影剂可引起急性肾功能衰竭。(2)脊髓动脉内注射可导致剧痛和不同程度的脊髓损伤，表现为肌无力、截瘫、感觉障碍、尿潴留等。(3) 脑动脉内注射可产生偏瘫、失语、感觉异常、肌肉抽搐、惊厥、昏迷以至死亡等。(4) 冠状动脉内注射可产生窦性心动过缓、窦性停博、心脏传导阻滞、各种早博、心动过速、心室颤动和心室舒张末压升高等。这些反应可发生在注射造影剂当时，也可迟至数小时后。经逆行胰胆管插管直接注入本品可诱发急性胰腺炎。3. 造影剂反应的处理：以对症治疗为主。轻度过敏反应除皮下或肌内注射肾上腺素外，还可静脉输注抗组胺类药物或甾体类皮质激素。严重反应除采用一般抗过敏治疗和给氧、补液外，还应针对不同情况采取相应的急救措施，如维持血压、恢复心律、解痉、抗惊厥和心肺复苏等。一般不宜使用呼吸兴奋剂，也不宜在缺氧情况下用肾上腺素。4. 造影剂误入蛛网膜下腔或脊髓动脉造影后引起严重反应可辅以脑脊液生理氯化钠溶液换洗治疗。

禁忌症　1. 碘过敏者禁用；2. 高胱氨酸尿症者不宜作血管造影，否则会引起血栓形成或栓塞；3. 本品严禁注入脑室、颅内、椎管内蛛网膜下腔、与蛛网膜下腔交通的囊腔和瘘道。

注意事项　1. 使用造影剂前应先做过敏试验。2. 本品注入冠状动脉易诱发心室颤动，不宜用作选择性冠状动脉造影。3. 本品黏稠度较大，不利于快速注射，注射剂浓度最高 60%，不宜作心脏大血管造影。4. 下列情况应慎用：(1) 过敏体质或哮喘史者（易发生过敏反应）；(2) 肝功能严重损害（增加对肾脏的毒性影响）；(3) 肾功能损害（易引起急性肾功能衰竭，必须使用本品时应补充足量水分，避免在失水状态下给药）；(4) 严重心脏疾患、心功能不全（造影剂高渗透压引起血容量增大，心脏负担加重）；(5) 甲状腺功能亢进（易发生甲状腺危象）；(6) 活动性结核；(7) 严重糖尿病；(8) 全身状况严重不良或高热；(9) 嗜铬细胞瘤（可诱发高血压危象，必须使用时应限制用量）；（10）多发性骨髓瘤（可促使骨髓瘤蛋白沉积于肾小管内引起急性肾功能衰竭，必须应用本品时应补充足量水分，限制用量，并使尿液碱化；（11）镰状细胞病者。5. 某些特殊部位造影时，有下列情况者亦慎用。（1）脑血管造影：1）严重动脉粥样硬化；2）近期发生的脑栓塞；3）蛛网膜下腔出血；4）严重高血压。（2）周围血管造影：1）闭塞性脉管炎、肢体严重缺血（诱发严重动脉或静脉痉挛）；2）静脉炎、静脉内血栓形成等。（3）静脉尿路造影：无尿或糖尿病（易引起急性肾功能衰竭）。（4）脑 CT 增强扫描：1）原发或继发脑内病变（可能引起癫痫发作）；2）颅内蛛网膜下腔出血（可能引起死亡）。6. 造影当时和造影后 30～60 分钟内必须严密观察病人有无造影剂反应，现场必须配备抢救人员、器材和药品。7. 造影前宜禁食一餐，防止因呕吐发生胃内容物吸入气道，但一般可饮水，避免在失水状态下使用本品。8. 对婴、幼儿、老年人、氮质血症者使用本品前应给予充足的水分补充。本品有渗透性利尿作用，可加剧机体失水状态，静脉、尿路造影前不必禁水。9. 在造影时腹部多次接受 X 线曝射对胎儿不利；虽然本品尚未见有关临床或动物试验报告，但孕妇应用仍应权衡利弊。

药物相互作用 1. 在服用胆囊造影剂后紧接血管内注射本品，会增加对肾脏的毒性影响，尤其在肝功能已有损害患者中显著。2. 在主动脉造影时应用血管加压药物虽可提高造影对比度，但由于内脏血管收缩，迫使多量造影剂进入脊髓血管而增大本品的神经毒性，可致截瘫。4. 本品忌与抗组胺药品混合注射，与盐酸异丙嗪、盐酸苯海拉明、马来酸氯苯那敏（扑尔敏）等混合可发生沉淀。

复方泛影葡胺注射液 可能出现恶心、呕吐、流涎、眩晕、荨麻疹等反应。

禁忌症 1. 对碘过敏者禁用；2. 肝肾功能减退、活动性肺结核、多发性脊髓瘤及甲亢者禁用；3. 高胱氨酸尿症者不宜作血管造影，否则会引起血栓形成或栓塞；4. 本品严禁注入脑室、颅内、椎管内蛛网膜下腔、与蛛网膜下腔交通的囊腔和瘘管。

注意事项　1. 本品和其他含碘造影剂可引起过敏反应，并有交叉过敏现象，在应用前应做碘过敏试验。2. 本品可通过胎盘并分布到胎儿组织中，造影时腹部多次接受 X 线曝射，对胎儿不利，孕妇使用时应权衡利弊。3. 婴儿注入后较易产生惊厥，紫绀婴儿注入本品后易发生呼吸困难、心率缓慢、心律失常、显著疲怠。4. 使用后出现恶心、呕吐、流涎、眩晕、荨麻疹等反应时，应减慢注射速度，反应严重者停止注射。5. 由于本品具有渗透性利尿作用，可使脱水状况加重，对已有脱水状况、多尿、尿少或糖尿病患者须加以注意，宜在注射前补充足量水分。6. 对诊断的干扰：（1）甲状腺功能测定，在应用本品后一周到数月内可以引起血清蛋白结合碘增高，放射性碘摄取减少，但对其他不依赖碘测定的甲状腺功能试验，如三碘甲状腺原氨酸树脂摄取试验等无影响。（2）酚磺酞排泄试验，在肾功能严重损害时，本品可影响酚磺酞从肾排泄，接受酚磺酞排泄试验者不宜同时血管内应用本品。（3）血液中白细胞、红细胞计数可以减少。（4）凝血酶原时间、凝血激酶时间延长。（5）血清转氨酶（ALT、AST）可有暂时性轻度升高。（6）用直接法胰胆管造影后，由于本品进入胰管，血清淀粉酶可在 6～18 小时内出现增高。

药物相互作用　1. 在服用胆囊造影剂后紧接血管内注射本品，会增加对肾脏的毒性影响，尤其在肝功能已有损害患者中显著。2. 在主动脉造影时应用血管加压药物虽可提高造影对比度，但由于内脏血管收缩，迫使多量造影剂进入脊髓血管而增大本品的神经毒性，可致截瘫。3. 本品忌与抗组胺药品混合注射，与盐酸异丙嗪、盐酸苯海拉明、马来酸氯苯那敏（扑尔敏）等混合可发生沉淀。

钆喷酸葡胺注射液 磁共振造影剂不良反应极少，个别患者给药后可出现面部潮红、荨麻疹、恶心、呕吐、味觉异常，注射部位轻度热、痛感，支气管痉挛、心悸、头晕、头痛、寒颤、惊厥、低血压等不良反应，个别患者有过敏、喉头水肿、休克等反应。亦有重症肌无力急剧恶化的报道。

注意事项 1. 对有严重肾损害、癫痫、低血压、哮喘及其他变态反应性呼吸道疾病患者及有过敏倾向者慎用。2. 注射时注意避免药液外渗，防止引起组织疼痛。3. 部分患者用药后血清铁及胆红素值略有升高，但无症状，可在24小时内恢复正常。4. 孕妇及哺乳期妇女慎用，动物试验表明有少量药液进入乳汁。5. 本品的有效增强时间为45分钟，静脉注射后，应立即进行MRI检查。6. 一次检查后所剩下的药液应不再使用。7. 应用本品时应遵守磁共振检查中有关的安全规定。

硫酸钡（Ⅰ型）干混悬剂 口服钡剂可引起恶心、便秘、腹泻等症状；使用不当也可发生肠穿孔，继而发生腹膜炎、粘连、肉芽肿，严重者也可致死。钡剂大量进入肺后，可造成机械刺激和炎症反应，早期引起异物巨细胞、上皮样细胞和单核细胞浸润，以后在沉积的钡盐周围发生纤维化，形成钡结节。

酚磺酞注射液 偶可发生过敏反应，如皮疹、瘙痒和喘鸣等特异质反应，需要注意。可用抗组胺药物或肾上腺素治疗。

禁忌症 患有严重心力衰竭或肾功能不全者，因饮多量水可能带来危险，禁用本品进行排泄试验。

注意事项 1. 由于妊娠引起输尿管潴留和扩张，排入管内的酚磺酞向外弥散，可影响本试验结果的准确性。2. 下列疾病可干扰诊断结果：（1）心力衰竭、肾脏疾病和血管性疾病（由于肾功能受损，使本品排泄减少）；（2）痛风（PSP排出受到竞争性抑制）；（3）尿路异常引流通道如瘘管（使尿液丢失）；

(4) 肝功能损害、血白蛋白减少和多发性骨髓瘤（经肾排出的PSP增多)。3. 水肿、休克、脱水等由于尿量减少，影响检查结果。4. 由于PSP在血和尿中显色，影响其他比色测试结果的准确性，如血清磺溴酞、肌酐、尿肌酐、肌酸、丙酮、尿酮和香草扁桃酸（vanillylmandelic acid）等的测定。PSP在碱性尿液中呈粉红到红色。5. PSP排泄试验（肾功能测定）：静脉注射给药者在注射后15、30、60分钟和120分钟分别收集尿液。肌肉注射者在60分钟和120分钟分2次收集。将各次收集的全部尿液分别稀释成1000ml，搅匀，各取10ml稀释液于试管中，加10%氢氧化钠溶液2~3滴，与标准比色管比色测定尿液中PSP的浓度，计算出排泄量的百分数。如每次收集的尿液量少于40ml将影响结果准确性。如PSP排出量在以后各次尿液中增加，超过15分钟尿液内含量时则提示尿液潴留，可能为尿路梗塞或膀胱未能完全排空所致。PSP排泄试验结果可由于尿液异位引流（如异常瘘道）或在尿中出现干扰比色结果的物质（如血尿）而受到影响。5. 注射本品时宜用结核菌素注射器，以保证注射量精确，注射时不能将药液漏出血管。标准比色管所用的酚磺酞应与试验用药属同一批号产品。

药物相互作用　1. 吩噻嗪类利尿药、水杨酸类药物、阿托品、泛影酸、青霉素、丙磺舒等会影响本试验结果。2. 磺溴酞、呋喃妥因、非那吡啶（phenazopyridine）以及含蒽醌类药物可改变尿液颜色，影响比色测定准确性，这些药物应在做本试验24小时前停用。

磺溴酞钠注射液　1. 过敏反应包括荨麻疹、湿疹、呼吸困难、紫绀、心脏停搏、知觉丧失、溶血和固定红斑等，有引起死亡报道。2. 静脉注射可引起血栓性静脉炎。3. 皮下渗漏可导致局部刺激和坏死。

禁忌症　1. 对本品过敏者；2. 哮喘、过敏性疾病或对其他药物有过敏史者；3. 黄疸、肝癌、肝硬变、肝脂肪变性者。

注意事项 1. 个别人对本品可发生过敏反应，反复应用后较易发生。因本品有引发过敏反应可能，注射时和注射后必须严密观察病人反应，检查室内应备有急救药品和器材。2. 下列情况可妨碍 BSP 排泄，增加血中潴留：（1）血胆红素增高；（2）肝外胆管梗阻；（3）充血性心力衰竭、休克或大出血等情况致使肝血流量减少；（4）发热；（5）肥胖；（6）妊娠；（7）痛风和高尿酸血症。3. 下列情况可引起 BSP 潴留试验假阴性结果：（1）血浆容量增大；（2）血浆蛋白浓度低下。4. 下列药物可以影响 BSP 比色测定：酞类化合物、肝素及染料药。5. 对其他检查的干扰：（1）血总蛋白质测定，造成假性增高；（2）血清蛋白结合碘测定，假性增高。6. 进行本试验前病人应停用一切含有色素的药物和其他主要经肝胆系统排泄的药物。7. 本品遇冷或久置后可析出结晶，肉眼不易察觉，注入静脉可能发生严重反应，在使用本品前宜将安瓿置于水中加温、振摇，使析出的结晶溶解，以减少反应。静脉注射时必须防止药液渗出血管外，以免引起局部刺激。8. 患者需进行胆囊或胆管造影时，BSP 潴留试验应在其前或其后间隔数日进行。9. 临床已见黄疸者不宜采用 BSP 试验，否则结果不准确，但试验对黄疸出现前的肝功能减退诊断有特殊价值。

药物相互作用 碘番酸、胆影葡胺、丙磺舒、利福平、吩噻嗪类利尿药等可能干扰肝细胞对 BSP 的摄入和分泌，影响 BSP 潴留实验的结果。

磷酸组胺注射液 过量注射后可能出现面色潮红、心率加快、血压下降、支气管收缩、呼吸困难、头痛、视觉障碍、呕吐和腹泻等副作用，还可能出现过敏性休克。

锡克试验毒素 注射本品后局部有红肿、硬结、压痛、发痒，一般较轻微，全身反应如低热、嗜睡、不适、呕吐、头痛、休克等偶有发生。

荧光素钠注射液　本品过敏反应包括荨麻疹、呼吸困难、哮喘发作、呼吸停止、血压下降、休克、心脏停搏、心肌梗死、肺水肿和脑梗死等。常见反应有恶心、呕吐、眩晕，多在注射后30秒钟内发生。反应发生率和严重程度与注射剂浓度和注入量有关。一次静脉注入量 >5ml（5%），常可出现恶心和呕吐症状。本品血管造影时总的反应发生率约0.6%，严重反应约0.4%。肌肉注射后可有局部疼痛。静脉注射后皮肤和尿液暂时染色，视物有黄色或粉红色感觉。

注射用吲哚菁绿　本制剂不完全溶解时，可能发生恶心、发热、休克等反应。

注意事项　1. 为防止过敏性休克，要充分问诊，对过敏性体质者慎重使用。用药前应预先备置抗休克急救药及器具，注射ICG后要注意观察有无口麻、气短、胸闷、眼结膜充血、浮肿等症状，一旦发生休克反应立即中止ICG试验，迅速采取急救措施，如输液、给升压药、强心剂、副肾皮质激素、吸氧、人工呼吸等。2. 一定要用附带的灭菌注射用水溶解ICG，并使其完全溶解。不得使用其他溶液如生理盐水等。可用注射器反复抽吸、推注，使其完全溶解后，水平观察玻璃壁确证无残存不溶药剂，方可使用。3. 临用前调配注射液，已溶解的溶液不能保存再使用。4. 请病人早晨空腹、仰卧位、安静状态下进行该项试验检查。高脂血症、乳糜血对本试验有影响。浮肿、消瘦、肥胖及失血过多的病人可产生测定值的误差。5. 胆囊造影剂、利胆剂、利福平、抗痛风剂可造成本试验误差。6. 本试验对甲状腺放射性碘摄取率检查有影响，应间隔1周以上再检查。

（满清霞　王启盛）

第十九章 核医学科用药不良反应

锝［^{99m}Tc］比西酯注射液 无明显不良反应。偶见静脉注药后面部潮红，可自行消退。

注意事项 1. 本品应在具有《放射性药品使用许可证》的医疗单位使用。2. 制备本品应使用新鲜洗脱的锝［^{99m}Tc］发生器洗脱液。3. 本品如发生混浊、出现沉淀，应停止使用。4. 本品采用配体交换法制备，注射用比西酯、注射用亚锡葡庚糖酸钠及洗脱用氯化钠注射液，需在制备前从冰箱中取出，放置至室温，制成锝［^{99m}Tc］葡庚糖酸盐注射液后，必须立即全部转移注入到注射用比西酯瓶中。

锝［^{99m}Tc］焦磷酸盐注射液 偶有皮疹、瘙痒、荨麻疹等过敏反应。

注意事项 1. 本品如发生变色或沉淀，应停止使用。2. 高锝［^{99m}Tc］酸盐必须是24小时内淋洗过的新鲜淋洗液。

锝［^{99m}Tc］聚合白蛋白注射液 可能出现过敏反应；皮肤发绀（紫色）；肺部紧缩感、喘息或呼吸困难；经常发生面部潮红；出汗增多或恶心较少见。

禁忌症 心脏右到左分流患者禁用。肺动脉高压患者及肺血管床极度损伤者慎用。对有明显过敏史者或过敏体质者禁用。孕妇及哺乳期妇女禁用。

注意事项 1. 本品应在具有《放射性药品使用许可证》的医疗单位使用。2. 本品如颗粒分散不均匀，颗粒结集成絮状，应停止使用。3. 静脉注射必须缓慢，病人取仰卧位，遇有不良反应应停止注射。4. 静脉注射时不应抽回血，以免在注射器内形成血栓，影响肺部显像结果。

锝［^{99m}Tc］司它比注射液　无明显不良反应。给药后有一过性异腈臭味，伴口苦，偶有面部潮红，但均自行消退。第二次注射^{99m}Tc－MIBI 后 2 小时偶见较重过敏反应，包括呼吸困难，低血压，心悸，无力与呕吐。

注意事项　1. 本品仅限在具有《放射性药品使用许可证》的医疗单位使用。2. 应使用新鲜的锝［^{99m}Tc］发生器洗脱液制备本品。3. 负荷显像时必须有心脏内科医师在场，并备急救措施。4. 本品如发生混浊、变色、沉淀应停止使用。5. $^{99m}TcO_4^-$溶液加入冻干品后应马上直立沸水浴中，水溶液面应高于瓶内溶液面而低于瓶颈。

孕妇及哺乳期妇女用药　孕妇禁用。哺乳期妇女慎用，用后应停止哺乳 24 小时。

锝［^{99m}Tc］依沙美肟注射液　偶有过敏反应及血压上升发生。

注意事项　1. 本品应在具有《放射性药品使用许可证》的医疗单位使用。2. 本品的标记过程应在 15～25℃常温下进行。3. 使用新鲜洗脱的锝［^{99m}Tc］发生器洗脱液。且标记后 30 分钟内使用。4. 本品如发生混浊、变色或出现沉淀，应停止使用。

锝［^{99m}Tc］亚甲基二膦酸盐注射液　偶见皮疹，注射局部红肿、纳差、乏力、月经增多，罕见全身水肿；严重时需停药处理。

禁忌症　过敏体质（特异质），血压过低，严重肝、肾功能不良患者禁用。

注意事项　1. 本品如发生变色或沉淀，应停止使用。2. 心功能不全者慎用。

孕妇及哺乳期妇女、儿童禁用。

碘^{131}I 化钠口服溶液　1. 碘^{131}I 治疗甲状腺功能亢进症后大

多数病人无不良反应，少数在一周内有乏力、食欲减退、恶心等轻微反应，一般在数天内即可消失。服碘^{131}I后由于射线破坏甲状腺组织，释放出大量甲状腺激素进入血液，服碘^{131}I后2周左右可出现甲状腺功能亢进症状加剧的现象，个别病人甚至发生甲状腺危象，其原因可能是在电离辐射作用下甲状腺激素大量释放入血液以及精神刺激、感染等诱发之故。2. 碘^{131}I治疗甲亢最重要的并发症是永久性甲状腺功能低下症。治疗后时间越长，发生率越高，国外发病率每年约递增2%~3%，我国约为1.0%左右。3. 碘^{131}I治疗甲状腺癌转移灶，由于剂量较大可出现下列的不良反应：胃肠道反应（恶心和呕吐）、一过性骨髓抑制、放射性唾液腺炎、急性甲状腺危象。治疗后3天左右可以发生颈部疼痛和肿胀、吞咽时疼痛、喉部疼痛及咳嗽，用止痛药后往往不易生效。治疗后2~3个月可发生头发暂时性脱落等。

禁忌症　儿童、妊娠或哺乳期妇女，伴发急性心肌梗死或急性肝炎的患者。

注意事项　1. 本品仅在具有《放射性药品使用许可证》的医疗单位使用。2. 20岁以下患者慎用本药治疗。3. 很多药物和食物都可以影响甲状腺摄碘^{131}I率，服用本品前需停服一定的时间：（1）含碘中草药、化学药及食物等，如海带、紫菜、海蜇等，可以阻滞或抑制甲状腺对碘^{131}I的摄取，一般饮食中含碘每天超过0.5mg即可影响甲状腺对碘^{131}I的摄取，服用本品前，需停服上述食物及药物2~6周，复方碘溶液需停服4~5周；（2）硫氰酸盐、过氯酸盐和硝酸盐，小剂量服用后数小时能增加甲状腺的摄取功能，大剂量服用后能抑制甲状腺的摄取功能，需停服3~7天；（3）甲状腺片及含甲状腺素的药片可以抑制甲状腺对碘^{131}I的摄取，需停服2~8周，三碘甲状腺原氨酸应停服3~7天；（4）抗甲状腺药物如甲硫氧嘧啶、丙硫氧嘧啶、甲巯咪唑（他巴唑）和卡比马唑（甲亢平）等，应停药2~4周，碘^{131}I治疗前至少需要停药3～4天；（5）肾上腺皮质激素等激素类药物应停药1～4周；（6）溴剂应停药2～4周；（7）含钴的补血药和抗结核药物应停药2～4周；（8）乙酰唑胺需停药2～3天。

胶体磷^{32}P酸铬注射液　腔内放射性胶体治疗很少出现全身反应。偶有乏力、头晕或恶心等胃肠道反应，并发症有白细胞减少，误入肠道和粘连包裹腔时可引起放射性肠炎或局限性放射性炎症。

禁忌症　1. 癌肿晚期极度恶病质者；2. 胸腹腔术后已有一定时间，形成局限性粘连或包裹性积液者；3. 伤口渗液或因引流无法暂时关闭体腔者；4. 白细胞、血小板明显下降，肝肾功能极度不良者。

注意事项　1. 本品仅限在具有《放射性药品使用许可证》的医疗单位使用。2. 治疗前应检查：血常规、血小板、肝肾功能；按胶体磷^{32}P酸铬注射途径预先用^{99m}Tc胶体显像，以确定有无腹腔内粘连。3. 尽量减少腔内积液，以免使注入的放射性胶体被稀释。此外，治疗后短期内不要抽液。4. 如误注入血管内，可使肝、脾及骨髓受到有害的照射。

邻碘^{131}I马尿酸钠注射液　本品偶见不良反应，受检者可出现冷汗、腰痛、重者可能虚脱，遇不良反应，应停止注射，给以对症治疗。

注意事项　1. 本品仅在具有《放射性药品使用许可证》的医疗单位使用。2. 近期内使用磺胺类药品、肾盂造影剂、扩张及收缩血管的药品及利尿剂者，其肾功能检查将受影响。

磷^{32}P酸钠口服溶液　1. 由于^{32}P有抑制骨髓造血的功能，因此，治疗剂量过大时，可引起再生障碍性贫血、白细胞减少症及血小板减少性紫癜等。应用大量^{32}P治疗真性红细胞增多症时，可能造成急性白血病的发病率增加。2. 用^{32}P治疗后一般无特殊反应。体质较差者可有头晕、恶心、呕吐和食欲不佳等，可对症处理。一般疗效出现较为缓慢，2～4 周后才见到症状改善，一个月后才出现血细胞的明显下降，白细胞和血小板的抑制较红细胞明显。

禁忌症 1. 脑出血急性期。2. 活动性肺结核。3. 如红细胞计数少于 $2.5\times10^9/L$ 应特别注意。当网织红细胞低于 0.2%、白细胞低于 $3.0\times10^9/L$ 或血小板少于 $8.0\times10^9/L$ 时，应禁用。

注意事项 1. 治疗前后观察患者血常规，白细胞计数低于 $3.0\times10^9/L$，血小板低于 $8.0\times10^9/L$ 禁用。2. 严重肝、肾功能不全者禁用。

马蔺子素胶囊 部分患者有轻度胃肠道反应，如恶心、呕吐、腹泻等，其发生率较单纯放射治疗时高，一般不影响继续用药，个别反应患者，可减量或对症治疗，饭后服用可减少胃的反应。

注意事项 1. 本品宜避光保存。2. 在放疗期间应持续服药，以免影响疗效。3. 因本药可引起恶心、呕吐、腹泻，建议从小剂量开始服用（一日 1～2 粒）；若出现以上反应可对症治疗，对症治疗药物不影响马蔺子素的疗效。4. 本药宜饭后服用，以减少胃肠反应发生。

（石义英　杨秀芝）

第二十章 外科用药不良反应

创可贴 顾名思义，有了创伤便可贴上，它是我们日常生活中常用的一种外科用药。但是，到底应该怎样正确地使用它呢？恐怕并不是所有的人都知道，以至于经常发生创可贴越贴越坏的怪事。其实，只要认真地了解一下创可贴的结构、特点及用途，再去合理地使用它，你就会发现创可贴还真不愧是一种良好的外科用药。

创可贴，又名“止血膏布”，具有止血、护创作用。它是由一条长形的胶布，中间附以一小块浸过药物的纱条构成。由于它的结构所限，创可贴一般只能用于小块创伤的应急治疗，从而起到暂时止血、保护创面的作用。但应该注意，使用时间不宜过长。如果过久的使用它，创可贴外层的胶布不透空气，便会使伤口和伤口周围的皮肤发白、变软，导致继发感染。

斑蝥素乳膏 用药局部有轻微灼痛或灼热感。疣体脱落处有浅表糜烂，可自愈，无瘢痕形成。尚未发现全身毒性反应。

1. 疣体脱落或因涂药太厚出现的糜烂部位，暂停涂药。2. 治疗期间疣体周围的正常皮肤要加以保护。3. 心肾功能不全者慎用。4. 不要在脐凹部及破损皮肤涂布，误入眼内应及时清洗干净。5. 如果在皮肤或黏膜的凹陷处堆积太厚，2～3 小时后可出现局部烧灼痛、发红，甚至发生水疱，疱破后出现糜烂面，2～3天自愈。因此，皮肤及黏膜易因运动而使药膏聚积的部位，应细心涂布，以防局部因涂药不匀或太厚而出现的副作用。6. 若重复多疗程使用，应注意其对肾脏功能的影响。7. 尖锐湿疣有恶变的可能，用药时应注意观察。

苯甲酸雌二醇软膏 可有乳房胀感、头痛、乳头溢液、局部刺激感等，此外，治疗周期停止后，可有与月经相似的阴道出血。

禁忌症 1. 对本品过敏者、正患有血栓栓塞性疾病（静脉炎、肺栓塞等）2. 本品过量使用，可出现乳房胀痛或腹部肿胀，此时应尽快报告医生。3. 如果遗漏用药，请勿加倍使用剂量来弥补遗漏的剂量。

苯扎氯铵溶液 曾报道引起变态反应性结膜炎、视力减退、接触性皮炎，也有报道3%溶液灌肠数分钟后引起恶心、冷汗终致死亡。用作阴道冲洗亦有引起死亡的病例。

苯扎溴铵溶液 曾报道引起变态反应性结膜炎、视力减退、接触性皮炎，也有报道3%溶液灌肠数分钟后引起恶心、冷汗终致死亡。用作阴道冲洗亦有引起死亡的病例。

吡罗昔康搽剂 少数患者出现局部瘙痒或皮疹，轻微潮红或脱屑、皮疹及灼热，一般不影响治疗。

氟尿嘧啶凝胶 1. 局部的不良反应有：接触性皮炎、皮肤红肿、糜烂、炎症后色素沉着、刺激、疼痛、光敏、瘙痒、疤痕、皮疹、溃疡、甲床变黑（可恢复）。2. 白细胞减少是最经常发生的血液学不良反应。

鬼臼毒素酊 1. 多数病人用药后涂药部位可出现不同程度烧灼感或刺痛感，以及红斑、水肿和糜烂；2. 脱落后局部可出现红斑或浅表糜烂，以上均为常见的局部反应，不必停药。3. 个别患者局部反应严重，可用消炎、收敛药液冷湿敷或用霜、乳、糊剂处理，可很快显著减轻症状，对于局部出现严重溃疡、水肿、剧烈疼痛者，必要时可停止治疗。4. 少数病人治疗过程中无任何不良反应。5. 外用治疗未见系统不良反应。

对本药过敏者孕妇与哺乳期妇女、以及手术后未愈合创口禁用。

过氧化氢溶液 高浓度对皮肤和黏膜产生刺激性灼伤，形成一疼痛"白痂"。以本品连续应用漱口可产生舌乳头肥厚，属可逆性。本品溶液灌肠时，当含过氧化氢（H_2O_2）浓度≥0.75%可发生气栓或（和）肠坏疽。

本品遇光、热易分解变质。

磺胺嘧啶锌软膏 应用本品后部分病人可引起接触性皮炎，表现为短暂性疼痛和皮疹。本品自局部吸收后偶可发生与磺胺药全身应用时相同的各种不良反应，包括：1. 过敏反应较为常见，可表现为药疹，严重者可发生渗出性多形红斑、剥脱性皮炎和大疱表皮松解萎缩性皮炎等；也有表现为光敏反应、药物热、关节及肌肉疼痛、发热等血清病样反应。2. 中性粒细胞减少或缺乏症、血小板减少症及再生障碍性贫血。患者可表现为咽痛、发热、苍白和出血倾向。3. 溶血性贫血及血红蛋白尿。这在缺乏葡萄糖-6-磷酸脱氢酶的患者应用磺胺药后易发生，在新生儿和小儿中较成人为多见。4. 高胆红素血症和新生儿核黄疸。由于磺胺药与胆红素竞争蛋白结合部位，可致游离胆红素增高。新生儿肝功能不完善，故较易发生高胆红素血症和新生儿黄疸，偶可发生核黄疸。5. 肝脏损害。可发生黄疸、肝功能减退，严重者可发生急性肝坏死。6. 肾脏损害。可发生结晶尿、血尿和管型尿。偶有患者发生间质性肾炎或肾小管坏死的严重不良反应。7. 恶心、呕吐、胃纳减退、腹泻、头痛、乏力等。一般症状轻微，不影响继续用药。偶有患者发生艰难梭菌肠炎，此时需停药。8. 甲状腺肿大及功能减退偶有发生。9. 中枢神经系统毒性反应偶可发生，表现为精神错乱、定向力障碍、幻觉、欣快感或抑郁感。一旦出现均须立即停药。

禁忌症 1. 对磺胺类药物过敏者禁用。2. 孕妇、哺乳期妇女禁用。3. 2个月以下婴儿禁用。4. 肝、肾功能不良者禁用。

林旦乳膏 1. 可有局部刺激症状，数日后消退。2. 擦药后偶有头晕，1～2 日后消失。长期大量使用后，也可能由于药物经皮肤吸收后，对中枢神经系统产生较大的毒性作用，如癫痫发作等。3. 少数患者可出现荨麻疹。

双氯芬酸钠搽剂 1. 偶出现局部不良反应：过敏性或非过敏性皮炎，如丘疹、皮肤发红、水肿、瘙痒、小水泡、大水泡或鳞屑。2. 局部使用本品而导致全身不良反应的情况较少见。将其用于较大范围皮肤而长期使用，则可能出现一般性皮疹、过敏性反应（如哮喘发作、血管神经性水肿、光过敏等），如发生这种情况，应咨询医师。

（刘乃清　吕成之）

第二十一章　麻醉科用药的不良反应与相互作用

一、全身麻醉药

（一）吸入麻醉药

吸入麻醉药有两种：一种是挥发性液体，如乙醚、氟烷等；另一种是气体，如氧化亚氮。

乙醚

1. 不良反应

（1）呼吸系统：对呼吸道黏膜刺激性强，易增加腺体分泌；呼吸道如有黏液或痰等未能及时排除，就有发生肺炎的可能。

（2）生殖系统：乙醚全麻可使子宫肌松弛，因此易使分娩出血量增多，并可通过胎盘抑制胎儿呼吸。

（3）消化系统：可使胆汁分泌减少；偶可致肝损害，术后出现黄疸。

（4）心血管系统：乙醚蒸气浓度如超过30%（小儿15%，婴儿更低）可直接作用于心脏传导系统，甚至引起心脏骤停。低血容量休克的病人，心搏出量减少，肝肾等内脏供血不足，外周血管呈收缩状态，而脑组织血流量相对地增高，此时如用乙醚全麻，进入脑组织的量相应地增多增快，易产生过量中毒。

2. 禁忌症：禁用于急性上呼吸道感染、肺部炎症、酸中毒、肝功能严重损害、明显黄疸、颅内压明显增高、手术需要电灼电刀者、慢性呼吸道感染疾病。

氟烷（三氟氯溴乙烷、三氟乙烷）

1. 不良反应：与乙醚相比，毒性较大，特别是对呼吸及循环的抑制，因此用氟烷麻醉时必须避免过量。

（1）心血管系统：易引起心律失常，氟烷全麻时应禁用肾上腺素或去甲肾上腺素。

（2）消化系统：能抑制肝功能，但停药后可恢复。原有肝病的患者，或肝功能正常者反复应用氟烷麻醉，有时可引起严重的肝损害。所以重复用药至少不要短于3个月，能延长到6个月更好；而且必须查明，在氟烷第一次麻醉过程中，以及在恢复期间，病人应全无不良反应，更没有肝肾功能不全的发生。

2. 禁忌症：剖宫产、心功能不全、休克或心律失常；急慢性肝脏疾病、胆疾病以及肝胆外科手术，应慎用或禁用。

（二）静脉麻醉药

羟丁酸钠注射液 1. 麻醉诱导与苏醒过程中可引起锥体外系症状。2. 用药后呼吸道分泌物增加。3. 本品能抑制呼吸，出现呼吸频率减慢。

禁忌症 严重低钾血症。

注意事项 1. 注射15分钟后可出现血清钾一过性下降，对于低血钾病人应纠正后方能使用，在术中应监测心电图，如有U波出现，应及时处理。2. 快速、大剂量静脉注射可引起心率减慢，有传导阻滞病人及心率低于50次/分钟患者慎用。

药物相互作用 1. 与阿托品并用可减少本品对副交感神经兴奋作用，防止心率减慢发生。2. 与肌松药并用时，可增强肌松作用。3. 与巴比妥类及安定类药物并用时可减少锥体外系症状。

盐酸氯胺酮注射液 1. 麻醉恢复期可出现幻觉、躁动不安、恶梦及谵语等，且青壮年多且严重。2. 术中常有泪液、唾液分泌增多，血压、颅压及眼压升高。不能自控的肌肉收缩偶见。

(3) 偶有呼吸抑制或暂停、喉痉挛及气管痉挛，多半是在用量较大、分泌物增多时发生。

禁忌症　顽固、难治性高血压、严重的心血管疾病及甲亢病人禁用。

注意事项　1. 颅内压增高、脑出血、青光眼患者不宜单独使用。2. 静脉注射切忌过快，否则易致一过性呼吸暂停。3. 苏醒期间可出现恶梦幻觉，预先应用镇静药，如苯二氮䓬类，可减少此反应。4. 完全清醒后心理恢复正常需一定时间，24 小时内不得驾车和操作精密性工作。5. 失代偿的休克病人或心功能不全病人可引起血压剧降，甚至心搏骤停。

药物相互作用　1. 氯胺酮与苯二氮䓬类及阿片类药物并用时，可延长作用时间并减少不良反应的发生。剂量应酌情减少。2. 与氟烷等含卤全麻药同用时，氯胺酮的作用延长，苏醒迟延。3. 与抗高血压药或中枢神经抑制药合用时，尤其是氯胺酮用量偏大，静注过快，可导致血压剧降或/和呼吸抑制。4. 服用甲状腺素的病人，氯胺酮有可能引起血压过高和心动过速。

注射用硫喷妥钠　1. 本品易致呼吸抑制，静注时速度宜缓慢。2. 可引起咳嗽、喉与支气管痉挛。3. 麻醉后胃贲门括约肌松弛，易致误吸和返流。4. 剂量过大或注射速度过快，易导致严重低血压和呼吸抑制；较大剂量可出现长时间延迟性睡眠。5. 少数病例会出现异常反应，如神智持久不清、兴奋乱动、幻觉、皮肤及面部红晕、口唇或眼睑肿胀、瘙痒或皮疹、腹痛、全身发抖或局部肌肉震颤、呼吸不规则或困难、甚至出现心律失常，应立即作有效的对症治疗。6. 苏醒中常出现寒颤发抖，一般可自行消失，如长时间昏睡不够清醒、头痛以及恶心呕吐时，应引起重视，须加强监护防出意外。

禁忌症　休克低血压未纠正前及心力衰竭患者以及卟啉症等禁用。

注意事项 1. 本品水溶液不稳定，应临用前配制，如发现沉淀、浑浊或变色即不能应用。2. 本品呈强碱性，2.5% 溶液 pH 在 10 以上，静脉注射可引起组织坏死；误入动脉可出现血管痉挛、血栓形成，重者肢端坏死；肌肉注射易致深层肌肉无菌性坏死，无特殊情况不要应用。3. 用于血容量不足或脑外伤患者，易出现低血压和呼吸抑制危象，甚致心搏骤停。4. 用药时注意监测呼吸深度和频率、血压、脉搏、心律以及呼吸和循环功能等。5. 黏液水肿、阿狄森氏病、重症肌无力患者等也应慎用。6. 严重肝、肾、甲状腺功能不全及新生儿慎用。

药物相互作用 1. 与巴比妥药物间存在交叉过敏。2. 本品与酸性药物配伍即出现沉淀。3. 因有明显抑制呼吸作用，与吗啡等中枢神经抑制药合用作用加强，应适当减量。4. 与降压药并用，包括利尿剂、中枢性降压药、肾上腺素能神经末梢药如利血平等、交感神经节阻滞药如曲咪芬以及钙通道阻滞药。同时应适当减少本品用量并减慢注射速度，以免血压剧降、虚脱或休克。5. 与大量的氯胺酮同时并用，常出现呼吸慢而浅，两药均应减量。6. 与静脉注射硫酸镁并用，中枢抑制加深。7. 与吩噻嗪类药物尤其是异丙嗪并用时在血压下降的过程中，中枢神经可先出现兴奋，而后进入抑制。与下列药物配伍禁忌：阿米卡星，青霉素 G，甲氧西林，头孢匹林，克林霉素，氯霉素，葡萄糖，茶苯海拉明，苯海拉明，麻黄碱，胰岛素，转化糖，果糖，间羟胺，去甲肾上腺素，纤溶酶，喷他佐辛，普鲁卡因，丙氯拉嗪，丙嗪，碳酸氢钠，磺胺异噁唑，琥珀酰胆碱，红霉素葡庚糖酸盐，红霉素乳糖醛酸盐，四环素。

二、局部麻醉药

普鲁卡因肾上腺素注射液 本品可有高敏反应和过敏反应，个别病人可出现高铁血红蛋白血症；一旦血药浓度高或误入血管可引起一系列中枢神经系统和心血管系统中毒反应，如惊厥和心率减慢、血压下降。

禁忌症　1. 对本品过敏者、高血压患者禁用。2. 指、趾阻滞麻醉禁用。

注意事项　1. 用前需做过敏试验。2. 本品如变色或有沉淀，不可使用。3. 药液不得注入血管内，给药时应反复抽吸，不可有回血。4. 注射器械不可用碱性物质如肥皂、煤酚皂溶液等洗涤消毒，注射部位应避免接触碘，以免引起药液沉淀。

药物相互作用　1. 本品可加强肌松药的作用，使肌松作用时间延长，与肌松药合用宜减少肌松药的用量。2. 本品可削弱磺胺类药物的药效，不宜同时应用磺胺类药物。3. 本品可增强洋地黄类药物的作用，合用可导致其毒性反应。4. 新斯的明等抗胆碱酯酶药物可干扰本品代谢，使本品毒性增强。5. 本品可加深麻醉性镇痛药对呼吸的抑制及致低血压的作用。6. 本品忌与下列药品配伍：碳酸氢钠、巴比妥类、氨茶碱、硫酸镁、肝素钠、硝普钠、甘露醇、甲基硫酸新斯的明、氢化考的松、地塞米松等。

药物过量　本品过量或误入血管均会产生中毒的症状，如头昏、目眩、继之寒颤、震颤、恐慌、多言、最后可致惊厥和昏迷，为了防止过量中毒，最大剂量不超过1g，宜用最低有效浓度。应严格控制单位时间内的用量，注射药时注意观察病人，一旦出现精神症状、耳鸣、面部肌肉抽搐、意识消失等中毒症状，应立即停止注药。

碳酸利多卡因注射液　1. 本品可作用于中枢神经系统，引起嗜睡、感觉异常、肌肉震颤、惊厥昏迷及呼吸抑制等不良反应。2. 可引起低血压及心动过缓，血药浓度过高，可引起心房传导速度减慢、房室传导阻滞以及抑制心肌收缩力和心输出量下降。

禁忌症　1. 对利多卡因及其他局部麻醉药过敏、阿－斯氏综合征（急性心源性脑缺血综合征）、预激综合征、严重心传导阻滞（包括窦房、房室及心室内传导阻滞）、卟啉症、未经控制的癫痫患者禁用。2. 本品扩散力强，一般不用于蛛网膜下腔阻滞。慎用于浸润麻醉。3. 肝肾功能障碍、肝血流量减低、充血性心力衰竭、严重心肌受损、低血容量及休克等患者慎用。原有室内传导阻滞者也应慎用。

注意事项　1. 由于个体间耐受差异大，应先给小量试探，无特殊情况才给常用量或足量。2. 本品毒性较普鲁卡因为大，且易于扩散，故用于局部麻醉的剂量应较后者小1/3～1/2，同时应按规定稀释，严格掌握浓度和用药总量，超量可引起惊厥及心跳骤停。3. 加用肾上腺素时，高血压患者慎用。4. 本品血管外注射时毒性约为普鲁卡因的1～1.5倍；静脉注射时毒性约为普鲁卡因的两倍，其体内代谢较普鲁卡因慢，连续滴注其速度应递减，因有蓄积作用，易引起中毒而发生惊厥。5. 用药期间应注意检查血压、血清电解质、血药浓度监测及监测心电图，并备有抢救设备；心电图P－R间期延长或QRS波增宽，出现其他心律失常或原有心律失常加重者应立即停药。

药物相互作用　1. 与西咪替丁以及β受体阻断剂如普萘洛尔、美托洛尔、纳多洛尔合用，利多卡因经肝脏代谢受抑制，利多卡因血浓度增加，可发生心脏和神经系统不良反应，应调整利多卡因剂量，并应心电图监护及监测利多卡因血药浓度。2. 巴比妥类药物可促进利多卡因代谢，两药合用可引起心动过缓、窦性停搏。3. 与普鲁卡因胺合用，可产生一过性谵妄及幻觉，但不影响本品血药浓度。4. 异丙基肾上腺素因增加肝血流量，可使本品的总清除率升高；去甲肾上腺素因减少肝血流量，可使本品总清除率下降。5. 与下列药品有配伍禁忌：苯巴比妥，硫喷妥钠，硝普钠，甘露醇，两性霉素B，氨苄西林，磺胺嘧啶。

盐酸布比卡因注射液　1. 少数患者可出现头痛、恶心、呕吐、尿潴留及心率减慢等。如果出现严重副反应，可静脉注射麻黄碱或阿托品。2. 过量或误入血管可产生严重的毒性反应，一旦发生心肌毒性几无复苏希望。

注意事项　1. 本品毒性较利多卡因大4倍，心脏毒性尤应注意，其引起循环衰竭和惊厥比值较小（CC/CNS = 3.7 ± 0.5），心脏毒性症状出现较早，往往循环衰竭与惊厥同时发生，一旦心脏停搏，复苏甚为困难。2. 局部浸润麻醉儿童用0.1%浓度。

盐酸利多卡因胶浆　1. 本品偶可引起高敏反应和过敏反应；2. 对呼吸道高敏病人，可引起支气管痉挛；3. 本品剂量过大、吸收太快可导致中毒反应，表现为耳鸣、激动、烦燥等中枢神经兴奋症状，并可迅速发展为抽搐、昏迷、血压下降等；4. 血药浓度过高，可引起心房传导速度减慢、房室传导阻滞、室颤和心搏骤停。

注意事项　1. 肝肾功能障碍、肝血流量减低、充血性心力衰竭、严重心肌受损、低血容量及休克等患者慎用。2. 对其他局麻药过敏者，可能对本品也过敏，但利多卡因与普鲁卡因胺、奎尼丁间尚无交叉过敏反应的报道。3. 本品严格掌握浓度和用药总量，超量可引起惊厥及心跳骤停。

注射用盐酸丁卡因　1. 毒性反应：本品药效强度为普鲁卡因的10倍，毒性也比普鲁卡因高10倍，毒性反应发生率也比普鲁卡因高，常由于剂量大、吸收快或操作不当引起，如误注入血管使血药浓度过高等。用药过量的中毒症状表现为：头昏、目眩、继之寒颤、震颤、恐慌、最后可致惊厥和昏迷，并出现呼吸衰竭和血压下降，须及时抢救。2. 变态反应：对过敏患者可引起猝死，即使表面麻醉时也需注意。3. 可产生皮疹或荨麻疹，颜面、口或（和）舌咽区水肿等。

注意事项　1. 本品为酯类局麻药，与普鲁卡因可能有交叉过敏反应，故对普鲁卡因或具有对氨基苯甲酸结构的药物过敏者慎用。2. 与其他局麻药合用时，本品应减量。3. 大剂量可致心脏传导系统和中枢神经系统出现抑制。4. 本品可与肾上腺素合用，一般浓度为 1∶200000，即 20ml 药液中加 0.1% 肾上腺素 0.1ml。其作用使血管收缩、血流量减少、药物吸收减慢、作用持续时间延长等。但这种合用不适用于心脏病、高血压、甲亢、外周血管病等患者。5. 药液不得注入血管内，注射时需反复抽吸，不可有回血。6. 注射部位不能遇碘，以防引起本品沉淀。7. 对年老体弱、营养不良、饥饿状态易出现毒性反应，应减量。8. 肝功能不全、血浆胆碱酯酶活动减弱时应减量。9. 皮肤或黏膜表面损伤、感染严重的部位需慎用。10. 椎管内麻醉时尤其须调节阻滞平面，并随时观察血压和脉搏的变化。11. 神经传导阻滞、硬膜外阻滞以及蛛网膜下腔阻滞，由于使用不当致死已屡见。为了防止中毒、死亡，在用药期间即使表面黏膜麻醉也应监测呼吸与循环系统的功能状态，包括心血管情况、中枢神经活动兴奋或抑制、胎儿心率。同时对呼吸和循环等方面的意外，应做到有预见，觉察及时，防治和抢救得法，时间上没有延误。12. 本品的毒性与给药途径、给药速度、药液浓度、注射部位、是否加入肾上腺素等有关，必须严格操作和管理，控制单位时间内的用量，按本说明书的介绍给药。13. 给予最大用量后应休息 3 小时以上方准行动。14. 注射器械不可用碱性物质如肥皂、煤酚皂溶液等洗涤消毒。15. 禁用于浸润局麻、静脉注射和静脉滴注。

三、肌松剂及麻醉辅助药

丹曲林钠胶囊 可能出现肌无力、嗜睡、头晕目眩、疲劳不适、腹泻，罕见的有心动过速、血压不稳、胸腔积液、心包炎、血尿、排尿障碍等，必要时需停药。长期使用可能引起肝肾功能损害。

氨酚待因片（I） 1. 服用常用剂量时，偶有头晕、出汗、恶心、嗜睡等反应，停药后可自行消失。2. 本品引起依赖性的倾向较其他吗啡类药为弱，但反复给药可产生耐受性，久用有成瘾性。

禁忌症　1. 对本品过敏者，呼吸抑制及有呼吸道梗阻性疾病，尤其是哮喘发作的患者应禁用。2. 多痰患者禁用，以防因抑制咳嗽反射，使大量痰液阻塞呼吸道，继发感染而加重病情。

注意事项　1. 本品为国家特殊管理的第二类精神药品，必须严格遵守国家对精神药品的管理条例，按规定开写精神药品处方和供应、管理本类药品，防止滥用。2. 不明原因的急腹症、腹泻，应用本品后可能掩盖真相造成误诊，故应慎重。3. 下列情况慎用，乙醇中毒、肝病或病毒性肝炎、肾功能不全、支气管哮喘、胆结石、颅脑外伤或颅内病变、前列腺肥大等。4. 长期大量应用本品时，特别是肝功能异常者，应定期测定肝功能及血象。5. 连续使用一般不超过二周，如有必要较长期连续用药时，应遵医嘱。6. 参阅对乙酰氨基酚与可待因项下的注意事项。

苯噻啶片　服药后 1～2 周可出现嗜睡、乏力、体重增加，偶有恶心、头晕、口干、面红、肌肉痛等现象，继续服用后症状可减轻或消失。

吗啡阿托品注射液　连用 3～5 天即产生耐药性，1 周以上可成瘾，需慎用。但对于晚期中重度癌痛病人，如果治疗适当，少见依赖及成瘾现象。吗啡引起的主要不良反应有恶心、呕吐、呼吸抑制、嗜睡、眩晕、便秘等。阿托品引起的主要不良反应有口干、少汗、心率加速等。偶见瘙痒、荨麻疹、皮肤水肿等过敏反应。

禁忌症　呼吸抑制已显示紫绀、颅内压增高和颅脑损伤、支气管哮喘、肺源性心脏病代偿失调、甲状腺功能减退、皮质功能不全、青光眼、前列腺肥大者、排尿困难及严重肝功能不全、休克尚未纠正控制前、炎性肠梗等病人禁用。

注意事项　1. 本品为国家特殊管理的麻醉药品，务必严格遵守国家对麻醉药品的管理条例，医院和病室的贮药处均须加锁，处方颜色应与其他处方区别开。各级负责保管人员均应遵守交接班制度，不可稍有疏忽。使用该药，医生处方量每次不应超过3日常用量。处方留存两年备查。2. 根据WTO《癌症疼痛三阶梯止痛治疗指导原则》中关于癌症疼痛治疗用药个体化的规定，对癌症病人镇痛使用吗啡应由医师根据病情需要和耐受情况决定剂量。3. 未明确诊断的疼痛，尽可能不用本品，以免掩盖病情，贻误诊断。4. 可干扰对脑脊液压升高的病因诊断，这是因为本品使二氧化碳滞留，脑血管扩张的结果。5. 能促使胆道括约肌收缩，引起胆管系的内压上升；可使血浆淀粉酶和脂肪酶均升高。6. 对血清碱性磷酸酶、丙氨酸氨基转移酶、门冬氨酸氨基转移酶、胆红素、乳酸脱氢酶等测定有一定影响，故应在本品停药24小时以上方可进行以上项目测定，以防可能出现假阳性。7. 药液不得与氨茶碱、巴比妥类药、钠盐等碱性液、溴或碘化合物、钙盐、碳酸氢盐、氧化剂（如高锰酸钾）、植物收敛剂、氢氯噻嗪、肝素钠、苯妥英钠、呋喃妥因、新生霉素、甲氧西林、氯丙嗪、异丙嗪、哌替啶、磺胺嘧啶、磺胺甲异噁唑以及铁、铝、镁、银、锌化合物等接触或混合，以免发生混浊甚至出现沉淀。

盐酸二氢埃托啡舌下片 本品用于各种疼痛病例时，在治疗剂量下一般无明显不良反应，少数病人可出现头晕、恶心、呕吐、乏力、出汗，卧床病人比活动病人反应轻。这些反应可不经任何处理而自愈。偶见呼吸抑制。未见吗啡样致便秘作用。偶见呼吸减慢至每分钟10次左右，用呼吸兴奋药尼可刹米可纠正，也可用吸氧纠正。

禁忌症 本品禁用于脑外伤神志不清或肺功能不全者。肝、肾功能不全者慎用或酌减用量。非剧烈疼痛病例如牙痛、头痛、风湿痛、痔疮痛或局部组织小创伤痛等不宜使用。

注意事项 1. 本品为国家特殊管理的麻醉药品，务必严格遵守国家对麻醉药品的管理条例，医院和病室的贮药处均须加锁，处方颜色应与其他药处方区别开。各级负责保管人员均应遵守交接班制度，不可稍有疏忽。2. 可成瘾，较吗啡轻。3. 本品只可舌下含化，不可将药片吞服，否则影响止痛效果。4. 国家卫生部规定本品不得用作海洛因成瘾脱毒治疗的替代药！5. 一般剂量时对循环系统功能影响很小，用量过大时可有短暂血压下降。

注射用科博肽　1. 个别人有口干、头晕、恶心症状，一般不需特殊处理。2. 个别人初用时疼痛可能短时加重，继续用药即可显效。

苯磺阿曲库铵注射液　1. 大剂量快速静脉注射，可引起低血压和心动过速，以及支气管痉挛。2. 某些过敏体质的病人可能有组胺释放，引起一过性皮肤潮红。

注意事项　1. 本品只可静脉注射，肌肉注射可引起肌肉组织坏死。2. 一次剂量不宜太大，因可致肌张力增高。3. 用于危重病人抢救，保持轻度肌松，配合呼吸机治疗，但持续时间不宜超过 1 周。4. 患神经肌肉疾病、严重电解质紊乱者慎用。5. 本品须冷藏，以免发生 Hofman 降解。

氯化琥珀胆碱注射液　1. 高血钾症：本品引起肌纤维去极化时使细胞内 K^+ 迅速流至细胞外。正常人血钾上升 0.2 ~ 0.5mmol/L；严重烧伤、软组织损伤、腹腔内感染、破伤风、截瘫及偏瘫等，在本品作用下引起异常的大量 K^+ 外流致高血钾症，产生严重室性心律失常甚至心搏停止。2. 心脏作用：本品的拟乙酰胆碱作用可引起心动过缓、结性心律失常和心搏骤停，尤其是重复大剂量给药最易发生。3. 眼内压升高：本品对眼外肌引起痉挛性收缩以致眼压升高。4. 胃内压升高：最高可达 $40cmH_2O$，并可引起饱胃病人胃内容反流误吸。5. 恶性高热：多见于本品与氟烷合用的病人；也多发生于小儿。6. 术后肌痛：给药后卧床休息者肌痛轻而少，1 ~ 2 天内即起床活动者肌痛剧烈而多。7. 可能导致肌张力增强：以胸大肌最为明显，其次是腹肌，严重时波及肱二头肌和股四头肌等。这时不仅机体总的氧耗量加大，足以引起胃内压甚至颅内压升高。

禁忌症　1. 脑出血、青光眼、视网膜剥离、白内障摘除术、低血浆胆碱酯酶、严重创伤大面积烧伤、上运动神经元损伤的病人及高钾血症患者禁用。2. 使用抗胆碱酯酶药者慎用。

注意事项　1. 不具备控制或辅助呼吸条件时，严禁使用。2. 忌在病人清醒下给药。3. 严重肝功能不全、营养不良、晚期癌症、严重贫血、年老体弱、严重电解质紊乱等患者慎用。4. 接触有机农药患者，已证明无血浆胆碱酯酶减少或抑制者，方能使用至足量。5. 为了解除本品肌松作用引起的短暂纤维颤动，可预先静脉注射小剂量非去极化肌松药（维库溴铵 0.5mg）。6. 预先给予阿托品可防止本品对心脏的作用。7. 出现长时间呼吸停止，必须用人工呼吸，亦可输血，注射干血浆或其他拟胆碱酯酶药，但不可用新斯的明。

药物相互作用　1. 本品在碱性溶液中分解，故不宜与硫喷妥钠混合注射。2. 下列药物可降低假性胆碱酯酶活性，而增强本品的作用。(1) 抗胆碱酯酶药。(2) 环磷酰胺、氮芥、塞替哌等抗肿瘤药。(3) 普鲁卡因等局麻药。(4) 单胺氧化酶抑制药、雌激素等。3. 与下列药物合用也须谨慎，如吩噻嗪类、普鲁卡因胺、奎尼丁、卡那霉素、多粘菌素 B、新霉素等有去极化型肌松作用，能增强本品作用。

泮库溴铵注射液　1. 可产生心血管作用，如心率略增快，平均动脉血压和心输出量略增加。2. 极少数患者可出现过敏反应和组胺释放。3. 在麻醉过程中有时出现流涎，特别是术前未使用抗胆碱能药物时。4. 可使正常及升高之眼压明显下降（±20%）达数分钟之久，也会产生缩瞳。

禁忌症　1. 对本品及溴离子过敏史者、严重肝肾功能不全和重症肌无力患者禁用；2. 高血压、心动过速及心肌缺血时应避免使用。

注意事项　1. 本品必须在有经验的医师监护下使用；2. 本品可引起呼吸肌松弛，应给病人使用机械呼吸，直至自主呼吸恢复为止；3. 本品使用过程中过敏反应的发生率不高，但应密切注意，并采用相应的防范准备和措施；4. 妊娠毒血症患者用硫酸镁治疗时，可加强神经肌肉阻断作用，此时使用该药，用量要减少；5. 梗阻性黄疸病人、神经肌肉性疾病（肌病、严重肥胖、脊髓灰质炎史者等）患者应慎用；6. 具有高血压倾向者如嗜铬细胞瘤患者或肾脏疾病引起的高血压患者应慎用；7. 电解质紊乱（低血钾、高血镁、低血钙等）、pH 值改变以及脱水时慎用，上述情况的出现要求在必要时预先加以纠正；8. 采取低温技术实施手术时，神经肌肉阻断作用下降。相反，当恢复正常体温时，神经肌肉阻断作用恢复正常。9. 本品不能与其他药物或溶液混合使用。10. 泮库溴铵注射液打开后应及时使用，使用后之剩余药液应该丢弃。

孕妇及哺乳期妇女用药　孕妇分娩时慎用，孕妇及哺乳期妇女使用安全性尚未确立，医师应权衡对妊娠患者的利弊，决定是否应用。

依托咪酯注射液　1. 本品可阻碍肾上腺皮质产生可的松和其他皮质激素，引起暂时的肾上腺功能不全而呈现水盐失衡、低血压甚至休克。术后或危重病人由于应用此药，已有需要补充肾皮质激素的报道；2. 本品用后常见恶心、呕吐、呃逆；3. 本品可使肌肉发生阵挛，肌颤发生率约为 6% 左右，不自主的肌肉活动发生率可达 32%（22.7%~63%）；4. 注射部位疼痛可达 20%（1.2%~42%），但若在肘部较大静脉内注射或用乳剂则发生率较低。

（袁令芹　李维红）

第二十二章 妇产科用药的不良反应

雌三醇栓 用药初期，偶有病人出现轻微乳房胀、下腹胀或阴道灼热等症状，随着时间的延长，这些反应自行消失，一般不需处理。

禁忌症 乳腺癌或生殖道恶性肿瘤；雌激素依赖性肿瘤，如子宫内膜癌；不明原因的阴道流血；血栓性静脉炎；血栓栓塞性疾病。

注意事项 1. 应在医生指导下用药，长期使用需定期检查。2. 患有以下疾病者须慎用：心脏病、肝脏病、肾脏病、高血压、糖尿病、癫痫、偏头痛（含既往史）、子宫内膜异位症、乳房纤维囊肿、卟啉病、高脂血症、及曾有孕期瘙痒、疱疹病史或服用雌激素时曾发生过耳硬化症者。3. 如有宫颈糜烂，应作宫颈细胞涂片，防癌检查。

复方莪术油栓 仅个别患者有恶心及局部烧灼感，停药即消失。

注意事项 1. 本品为外用药，禁止入口。2. 遇夏日高温，药栓若有变软现象，请在低温条件下放置一会儿，将方便您的使用。

复方甲硝唑气雾剂 少见局部不良反应。因本品可自皮肤吸收，长期大量使用后可能产生与全身用药相同的不良反应，如：恶心、食欲减退、呕吐、腹部不适、口腔金属味等胃肠道反应；可逆性粒细胞减少；头痛、眩晕、癫痫发作和周围神经病变等中枢神经系统症状及发热、阴道念珠菌感染、膀胱炎、尿液颜色发黑等其他反应。

禁忌症　对本品或吡咯类药物及苯扎溴铵过敏患者以及有活动性中枢神经疾病和血液病患者禁用。

注意事项　1. 外阴溃疡患者慎用。2. 使用中若出现过敏症状或中枢神经系统不良反应，应立即停药。3. 肝、肾功能减退者应慎用。4. 治疗滴虫性阴道炎时，需同时治疗其性伴侣。5. 用药期间不应饮用含酒精的饮料。6. 避免本品接触眼睛。

孕妇及哺乳期妇女用药　动物实验发现，甲硝唑腹腔给药后，对胎儿有毒性。而目前对孕妇和哺乳期妇女尚缺乏足够和严密的对照研究，因此，孕妇禁用，哺乳期妇女应用本品时应暂停哺乳。

药物相互作用　1. 本品大量使用经黏膜吸收后，也可产生与甲硝唑全身用药相似的药物相互作用，如抑制华法林和其他口服抗凝药的代谢使凝血酶原时间延长、干扰双硫仑代谢及血清氨基转移酶和乳酸脱氢酶测定结果。与肝微粒体酶诱导剂或抑制剂合用，可加快或减慢本品在肝内的代谢等。2. 禁止与肥皂及盐类消毒药合用。与铝、过氧化氢、白陶土、含水羊毛脂和某些磺胺药等也有配伍禁忌。

复方甲硝唑栓　局部不良反应少见。因本品可自黏膜吸收，长期大量使用后也可产生与全身用药相同的不良反应：1. 可引起癫痫发作和周围神经病变，后者主要表现为肢端麻木和感觉异常。某些病例长期用药时可产生持续周围神经病变。2. 其他常见的不良反应有：（1）胃肠道反应，如恶心、食欲减退、呕吐、腹泻、腹部不适、味觉改变、口干、口腔金属味等。（2）可逆性粒细胞减少。（3）过敏反应、皮疹、荨麻疹、瘙痒等。（4）中枢神经系统症状，如头痛、眩晕、晕厥、感觉异常、肢体麻木、共济失调和精神错乱等。（5）其他有血清氨基转移酶升高、发热、膀胱炎、排尿困难、尿液颜色发黑等，均属可逆性，停药后自行恢复。

乳酸依沙吖啶注射液　1. 中毒时表现为少尿、无尿及黄疸，肝肾功能严重损害；2. 约有3%~4%孕妇发热达38℃以上；3. 出血，利凡诺引产容易发生胎盘滞留或部分胎盘、胎膜残留而引起大量出血；4. 软产道损伤发生率为0.5%~3%，常见为宫颈撕裂或宫颈管前壁或后壁穿孔；5. 极个别孕妇有过敏反应。

注意事项　1. 有肝肾功能不全者严禁使用本品。2. 羊膜腔内注药不良反应轻，但必须在妊娠16周以后。经腹壁能注入羊膜腔内者才能使用此种给药途径。3. 妊娠小于16周，常用宫腔内注药，将导管经阴道放入宫腔内羊膜腔外，经导管将药物注入，这种途径不良反应较大，感染发生率也较高，故现已少用。4. 本品的安全剂量为50~100mg，极量120mg，中毒剂量为500mg，一般用量为100mg以内。5. 用本品引产同时，慎用其他引产药（如催产素静脉滴注），以免导致软产道损伤。6. 如出现体温39℃以上，白细胞计数超过2万/mm^3时，应给以抗生素。

双唑泰泡腾片　1. 局部反应：过敏反应、皮疹、皮肤瘙痒、接触性皮炎、水疱、烧灼感、充血、血栓性静脉炎等。2. 全身反应：可引起癫痫发作和周围神经病变，后者主要表现为肢端麻木和感觉异常，某些病例长程用药时可产生持续周围神经病变。其他不良反应有可逆性粒细胞减少，中枢神经系统症状如头痛、眩晕、晕厥、共济失调和精神错乱等。

注意事项　1. 有活动性中枢神经疾病患者禁用。2. 甲硝唑动物试验或体外测定发现有致癌、致突变作用，但人体中尚未证实。甲硝唑为硝咪唑类药物，血液恶液质者应慎用。

双唑泰软膏　偶见皮疹、阴道烧灼感、瘙痒或其他黏膜刺激症状。因本品可自黏膜吸收，长期大量使用后也可产生与全身用药相同的不良反应：1. 可引起癫痫发作和周围神经病变，后者主要表现为肢端麻木和感觉异常。某些病例长期用药时可产生持续周围神经病变。2. 其他常见的不良反应有：（1）胃肠道反应，如恶心、食欲减退、呕吐、腹泻、腹部不适、味觉改变、口干、口腔金属味等。(2) 可逆性粒细胞减少。(3) 过敏反应，皮疹、荨麻疹、瘙痒等。(4) 中枢神经系统症状，如头痛、眩晕、晕厥、感觉异常、肢体麻木、共济失调和精神错乱等。(5) 其他有血清氨基转移酶升高、发热、膀胱炎、排尿困难、尿液颜色发黑等，均属可逆性，停药后自行恢复。

注意事项　1. 月经期间不能使用。2. 使用中若出现过敏症状或中枢神经系统不良反应，应立即停药。3. 肝、肾功能减退者应慎用。4. 治疗阴道滴虫病时，需同时治疗其性伴侣。5. 用药期间不应饮用含酒精的饮料。6. 避免本品接触眼睛。

药物相互作用　1. 氯己定与肥皂、碘化钾等有配伍禁忌。与硼砂、碳酸氢盐、碳酸盐、氧化物、枸橼酸盐、磷酸盐和硫酸盐也有配伍禁忌。2. 本品与土霉素合用时，后者可干扰甲硝唑清除阴道滴虫的作用。3. 长期大量使用经黏膜吸收后，也可产生与全身用药相似的药物相互作用，如抑制华法林和其他口服抗凝药的代谢、干扰双硫仑代谢及血清氨基转移酶和乳酸脱氢酶测定结果。与肝微粒体酶诱导剂或抑制剂合用，可加快或减慢本品在肝内的代谢等。

注射用缩宫素　偶有恶心、呕吐、心率加快或心律失常。大剂量应用时可引起高血压或水潴留。

禁忌症　骨盆过窄、产道受阻、明显头盆不称及胎位异常、有剖腹产史、子宫肌瘤剔除术史者及脐带先露或脱垂、前置胎盘、胎儿窘迫、宫缩过强、子宫收缩乏力长期用药无效、产前出血（包括胎盘早剥)、多胎妊娠、子宫过大（包括羊水过多)、严重的妊娠高血压综合征。

注意事项　1. 下列情况应慎用：心脏病、临界性头盆不称、曾有宫腔内感染史、宫颈曾经手术治疗、宫颈癌、早产、胎头未衔接、孕妇年龄已超过 35 岁者，用药时应警惕胎儿异常及子宫破裂的可能。2. 骶管阻滞时用缩宫素，可发生严重的高血压，甚至脑血管破裂。3. 用药前及用药时需检查及监护：（1）子宫收缩的频率、持续时间及强度；（2）孕妇脉搏及血压；（3）胎儿心率；（4）静止期间子宫肌张力；（5）胎儿成熟度；（6）骨盆大小及胎先露下降情况；（7）出入液体量的平衡（尤其是长时间使用者）。

（杨秀芝　史秀芬）

第二十三章　眼科用药的不良反应

阿昔洛韦滴眼液　滴眼可引起轻度疼痛和烧灼感，但易被患者耐受。

吡诺克辛钠滴眼液　极少数患者可有轻微眼部刺痛。

注意事项　1. 使用前须将药片投入溶剂中，待药物完全溶解后，方可使用。2. 片剂溶入溶剂后，应连续使用，在20天内用完。3. 滴眼时避免眼药瓶滴口与眼接触，防止滴眼液污染。4. 本品宜避光、密闭保存。

苄达赖氨酸滴眼液　一过性灼烧感、流泪等反应，但能随着用药时间延长而适应。极少数可有吞咽困难、恶心、呕吐、腹泻、流泪、接触性皮炎等。

注意事项　部分病例出现一过性刺激感，如灼热感、刺痛等，但不影响使用。据报道，一过性刺激的发生率和强度与眼部的其他感染或炎症有关，建议眼部有感染或炎症的白内障患者在使用本品时，最好同时治疗上述眼疾。实验证明本品经冰箱冷藏（4°C 左右）后可以降低刺激性的发生率和强度。发现药水污染或混浊请弃去不用。

玻璃酸钠注射液　个别患者可出现一过性眼压升高现象，对症治疗，即可很快恢复。

注意事项　1. 本品使用前，必须先和室温平衡。2. 不要向眼内注入过量的玻璃酸钠。3. 对无晶状体的糖尿病病人，施行手术时，禁止使用大量玻璃酸钠。4. 手术结束时，可采用注洗法或抽吸法清除残留玻璃酸钠。5. 本品勿于含苯扎氯铵药物接触以免产生混浊。

醋甲唑胺片 1. 有报道醋甲唑胺可引起严重的血液学不良反应，包括再生障碍性贫血和粒细胞缺乏症。2. 有报道服醋甲唑胺可引起肾结石，但非常罕见。3. 其他有恶心、厌食、感觉异常、不适、疲劳及皮肤糜烂等不良反应。

禁忌症 1. 肝、肾功能不全致低钠血症、低钾血症、高氯性酸中毒，肾上腺衰竭及肾上腺皮质机能减退（阿狄森病）和有肝昏迷倾向患者禁用。2. 有磺胺过敏史的患者禁用。

注意事项 1. 慎用于有代谢性酸中毒及低血钾危险的患者。2. 闭角型青光眼不应用醋甲唑胺代替手术治疗，否则可引起永久性粘连性房角关闭。3. 本品不能长期用于控制眼压。

孕妇及哺乳期妇女用药 1. 本品可引起啮齿类动物畸形，孕妇应避免服用。2. 尚不清楚本品是否分泌至乳液中，哺乳期妇女若需用本品治疗，应停止哺乳。

药物相互作用 1. 碳酸酐酶抑制剂与高剂量阿司匹林合用可引起严重的代谢紊乱。因此，本品与水杨酸制剂合用要慎重。2. 低剂量醋甲唑胺本身不引起低血钾，但碳酸酐酶抑制剂可增加其他药物的排钾作用。3. 与促肾上腺皮质激素、糖皮质激素联合使用，可以导致严重的低血钾，在联合用药时应注意监护血清钾的浓度及心脏功能。亦应估计到长期同时使用有增加低血钙的危险，可以造成骨质疏松，因为这些药增加钙的排泄。

醋酸可的松滴眼液 长期频繁用药可引起青光眼、白内障。

禁忌症 单纯疱疹性或溃疡性角膜炎禁用。

醋酸泼尼松龙滴眼液 1. 在一些继发眼部真菌和病毒感染的角膜及巩膜变薄的患者长期使用时，还可导致眼球穿孔。2. 有单纯疱疹病毒性角膜炎病史患者、急性化脓性感染患者慎用。3. 长期应用本品可能导致非敏感菌过度生长。长期或大剂量眼部使用本品可导致后囊膜下白内障。4. 本品可引起眼内压升高，从而导致视神经的损害和视野的缺损，因此建议使用该药期间应常测眼内压。

禁忌症　1. 未行抗感染治疗的急性化脓性眼部感染。2. 急性单纯疱疹病毒性角膜炎、角膜及结膜的病毒感染、眼结核、眼部真菌感染。3. 有牛痘、水痘等感染性疾病。4. 对本品成份过敏者。

注意事项　1. 长期用药后若出现眼部慢性炎症的表现，应考虑角膜真菌感染的可能。2. 如果发生双重感染，应立即停药并进行适当的治疗。3. 使用前摇匀。

地匹福林滴眼液　地匹福林浓度仅为肾上腺素的1/10~1/20,因此不良反应的发生率要比肾上腺素低得多。溶液滴眼对血压和心率影响较小，但能引起散瞳（未经手术的闭角型青光眼禁用）和无晶体性黄斑病变。局部滴眼后有轻度烧灼和刺痛感，其他有滤泡性结膜炎、结膜血管收缩后反跳性充血、视物模糊、额痛及畏光和角结膜色素沉着等，停药后消失。全身不良反应一般不发生，偶有枕部疼痛、心律失常、心率增快、血压增高、脸色苍白、发抖和出汗等。

碘苷滴眼液　可有畏光、局部充血、水肿、痒或疼痛等不良反应，也可发生过敏反应、眼睑水肿。长期滴用，可引起接触性皮炎、点状角膜病变、滤泡性结膜炎、泪点闭塞等。

注意事项　1. 本品对单纯疱疹病毒Ⅱ型感染无效。2. 可与睫状肌麻痹剂、抗生素及肾上腺皮质激素合用。激素能促使病毒感染扩散，故禁用于浅层角膜炎，但可用于实质性角膜炎、角膜水肿或虹膜炎。3. 本品可以阻止角膜组织 DNA 的合成，故长期使用能损伤角膜上皮，影响溃疡的修复，使用时一般不宜超过3周，痊愈后继续使用一般不宜超过3~5日。频繁滴眼可致角膜上皮点状剥脱，且不能避免复发。

氟米龙滴眼液　该药可能引起眼压升高，甚至青光眼，可致视神经损害，后囊膜下白内障、继发性眼部感染、眼球穿孔及延缓伤口愈合。

禁忌症　禁用于急性单纯疱疹病毒性角膜炎、眼组织的真菌感染、牛痘、水痘及大多数其他病毒性角膜、结膜感染、眼结核以及对该药成分过敏者。

注意事项　1. 有单纯疱疹病毒感染病史者慎用。2. 长期使用时，个别敏感病人可能导致眼压升高，甚至诱发青光眼而损害视神经，影响视力和视野，也可能致后囊膜下白内障形成，以及继发眼组织真菌和病毒感染。3. 已知多种眼部疾病及局部长期使用本品可能致角膜和巩膜变薄，因此，在角膜和巩膜组织较薄的病人中用药可能引起眼球穿孔。4. 未行抗菌治疗的眼部急性化脓性感染，用药后可能掩盖病情或使病情恶化。

复方山莨菪碱滴眼液　口干、面红。少见的有心率加快、排尿困难等反应。少数患者可发生唾液腺肿胀，偶有过敏反应，甚至过敏性休克。滴眼后有轻微散瞳作用。

复方妥布霉素滴眼液　1. 少数病人（低于4%）偶有发痒、红肿、结膜充血现象发生。2. 使用糖皮质激素与抗生素混合制剂有可能发生二重感染，尤其长期使用糖皮质激素，可导致眼压升高，角膜可发生真菌感染。

禁忌症　1. 树枝状角膜炎，牛痘、水痘及其他病毒引起的角膜炎、结膜炎，眼部分枝杆菌感染，眼部真菌感染。2. 对本品任何成分过敏者及角膜上异物未完全去除者。

注意事项　1. 长期使用眼用糖皮质激素可能会发生以下现象：眼压增高、视神经受损、再度感染与角膜穿孔。2. 长期使用可能导致角膜真菌感染或产生耐药菌种，如果发生二重感染，应给予适当治疗。3. 与其他氨基苷类可能会发生交叉过敏；如发生过敏应中断使用并进行适当治疗；4. 本品仅供滴眼应用。

复方樟柳碱注射液　少数患者注射后轻度口干，15至20分钟消失。

禁忌症 脑出血及眼出血急性期禁用。有普鲁卡因过敏史者禁用。

注意事项 1. 用过扩血管药和激素治疗无效者，可适当增加疗程。2. 青光眼和心房纤颤患者慎用。

葛根素滴眼液 1. 局部不良反应：偶有一过性异物感或刺激感。2. 全身不良反应有：头痛、胃肠症状、哮喘等，极少见。

红霉素眼膏 可出现眼部刺激、发红及其他过敏反应。

黄氧化汞眼膏 对眼有轻微刺激作用，可发生过敏反应，应予注意。

注意事项 1. 应用本品时不要同时服用碘剂或溴剂，否则有可能在眼内形成碘化汞或溴化汞，对眼有刺激和腐蚀作用。2. 不能与盐酸乙基吗啡（狄奥宁）同时应用，以避免刺激作用。3. 黄氧化汞遇光易分解，色渐变深，遇氯化物则生成氯化汞。与铜、铁等金属接触，则析出游离汞，故忌与铜、铁等金属器皿接触。

药物相互作用 碘化钾遇黄氧化汞，即生成碘化钾汞复盐（K_2HgI_4）。碱金属氯化物溶液与黄氧化汞生成氯化汞。树胶、蔗糖或豚脂等物遇黄氧化汞，可使其还原。

磺胺醋酰钠滴眼液 主要为局部过敏性反应，如睑、球结膜红肿，眼睑皮肤红肿、痒、皮疹等。

注意事项 1. 滴眼时瓶口勿接触眼睛。2. 使用后应将瓶盖拧紧，以免污染药品。3. 当药品性状发生改变时禁止使用。4. 在使用过程中，如发现眼睛发红、疼痛等应立即停药，并及时就诊。5. 请将此药品放在儿童不能接触的地方。

利巴韦林滴眼液 偶见局部轻微刺激。

注意事项 1. 本品不宜用于其他病毒性眼病。2. 若长期大量使用本品可能会产生与全身用药相同的不良反应如肝功能、血象的不良反应。3. 有严重贫血、肝功能异常者慎用。

马来酸噻吗洛尔滴眼液 1. 最常见的不良反应是眼烧灼感及刺痛。2. 心血管系统：心动过缓、心律失常。3. 神经系统：头晕、加重重症肌无力的症状、感觉异常、嗜睡、失眠、恶梦、抑郁、精神错乱、幻觉。4. 呼吸系统：支气管痉挛、呼吸衰竭、呼吸困难、鼻腔充血、咳嗽、上呼吸道感染。5. 内分泌系统：掩盖糖尿病患者应用胰岛素或降糖药后的低血糖症状。

禁忌症 1. 支气管哮喘者或有支气管哮喘史者，严重慢性阻塞性肺部疾病。2. 窦性心动过缓，第二或第三度房室传导阻滞，明显心衰，心源性休克。3. 对本品过敏者。

注意事项 1. 当出现呼吸急促、脉搏明显减慢、过敏等症状时，请立即停止使用本品。2. 使用中若出现脑供血不足症状时应立即停药。3. 心功能损害者，使用本品时应避免服用钙离子拮抗剂。4. 对无心衰史的患者，如出现心衰症状应立即停药。5. 正在服用儿茶酚胺耗竭药（如利血平）者，使用本品时应严密观察。6. 冠状动脉疾患、糖尿病、甲状腺机能亢进和重症肌无力患者，用本品滴眼时需遵医嘱。7. 本品慎用于自发性低血糖患者及接受胰岛素或口服降糖药治疗的患者，因β受体阻滞剂可掩盖低血糖症状。8. 本品不易单独用于治疗闭角型青光眼。9. 与其他滴眼液联合使用时，请间隔10分钟以上。10. 定期复查眼压，根据眼压变化调整用药方案。11. 用前应摇匀，避免容器滴口接触眼睛，防止滴眼液污染。

药物相互作用 1. 与肾上腺素合用可引起瞳孔扩大。2. 不主张两种局部β受体阻断剂同时应用。3. 本品与钙通道拮抗剂合用应慎重，因可引起房室传导阻滞、左心室衰竭及低血压。对心功能受损的患者，应避免两种药合并使用。4. 正在服用儿茶酚胺耗竭药（如利血平）者，使用本品时应严密观察，因可引起低血压和明显的心动过缓。5. 本品与洋地黄类和钙通道拮抗剂合用可进一步延长房室传导时间。6. 本品与奎宁丁合用能引

起心率减慢等全身 β 受体阻断的副作用。可能的原因是奎宁丁可抑制 P450 酶和 CYPZD 6 对噻吗洛尔的代谢作用。

萘扑维滴眼液　局部反应：瞳孔散大，加重充血、刺激、眼部不适、视物模糊，点状角膜炎、流泪、眼内压升高。全身症状：晕眩、头痛、恶心、发汗、焦躁、嗜睡、虚弱、血压升高、心律不齐、高血糖。

禁忌症　1. 闭角型青光眼。2. 对本品任何成分过敏者禁用。

注意事项　1. 高血压、心血管异常、糖尿病、甲状腺功能亢进、感染或外伤病人应慎用本品。2. 保存于小儿手拿不到的位置。

水杨酸毒扁豆碱注射液　主要表现为胆碱能神经过度兴奋的症状，流涎、恶心、呕吐、腹痛、腹泻等，可用阿托品对抗。

禁忌症　癫痫、心绞痛、支气管哮喘、机械性肠梗阻及尿路梗阻病人禁用。

注意事项　1. 本品如变红色或发生沉淀后，不易再用。2. 由于本注射液不良反应严重，目前已不用于治疗青光眼。

硝酸毛果芸香碱滴眼液　眼刺痛、烧灼感、结膜充血引起睫状体痉挛、浅表角膜炎、颞侧或眼周头痛、诱发近视。眼部反应通常发生在治疗初期，并在治疗过程中消失。老年人和晶状体混浊的病人在照明不足的情况下会有视力减退。有使用缩瞳剂后视网膜脱离的罕见报告。长期使用本品可出现晶状体混浊。局部用药后出现全身副性反应的情况罕见，但偶见特别敏感的患者，局部常规用药后出现流涎、出汗、胃肠道反应和支气管痉挛。

禁忌症　禁用于任何不应缩瞳的眼病患者，如虹膜睫状体炎、瞳孔阻滞性青光眼等；禁用于对本品任何成分过敏者。哮喘、急性角膜炎慎用。

注意事项　1. 瞳孔缩小常引起暗适应困难，应告知需在夜间开车或从事照明不好的危险职业的患者特别小心。2. 定期检查眼压。如出现视力改变，需查视力、视野、眼压描记及房角等，根据病情变化改变用药及治疗方案。3. 为避免吸收过多引起全身不良反应，滴眼后需用手指压迫泪囊部1～2分钟。4. 如意外服用，需给予催吐或洗胃；如过多吸收出现全身中毒反应，应使用阿托品类抗胆碱药进行对抗治疗。

药物相互作用　1. 本品与β受体阻断剂、碳酸酐酶抑制剂、α和β肾上腺素能受体激动剂或高渗脱水剂联合使用有协同作用。2. 本品与拉坦前列素合用可降低葡萄膜巩膜途径房水流出的量，减低降眼压作用。3. 与局部抗胆碱药物合用将干扰本品的降眼压作用。与适量的全身抗胆碱药物合用，因全身用药到达眼部的浓度很低，通常不影响本品的降眼压作用。

盐酸左布诺洛尔滴眼液　1/3的患者出现暂时性眼烧灼及眼刺痛。5%的患者出现结膜炎。一些患者出现心率减慢及血压下降。1. 其他少见眼部不良反应有：心率变化、呼吸困难、虹膜睫状体炎、头痛、头晕、一过性共济失调、嗜睡、瘙痒及荨麻疹。2. 应用本品还有以下非常罕见不良反应：（1）全身症状：无力、胸痛。（2）心血管系统：心动过缓、心律失常、低血压、晕厥、心传导阻滞、脑血管意外、脑缺血、心衰、心绞痛、心悸、心搏停止。（3）消化系统：恶心、腹泻。（4）神经系统：抑郁、精神错乱、加重重症肌无力的症状、感觉异常。（5）皮肤：过敏反应，包括局部和全身疹、脱发、Steven－Johnson综合征。（6）呼吸系统：支气管痉挛、呼吸衰竭、呼吸困难、鼻腔充血。（7）内分泌系统：掩盖糖尿病患者应用胰岛素或降糖药后的低血糖症状。（8）泌尿生殖器系统：阳痿。

注意事项　1. 本品慎用于已知是全身肾上腺素能β受体阻断剂禁忌症的患者，包括异常心动过缓，第一度以上房室传导阻滞。先天性心衰应适当控制后，才能使用本品。2. 对有明显心脏疾病患者应用本品应监测脉搏。3. 本品慎用于对其他肾上腺素能β受体阻断剂过敏者。4. 已有肺功能低下的患者慎用。5. 本品慎用于自发性低血糖患者及接受胰岛素或降糖药治疗的患者，因β受体阻滞剂可掩盖低血糖症状。6. 本品不易单独用于治疗闭角型青光眼。7. 与其他滴眼液联合使用时，请间隔10分钟以上。8. 本品含氯化苯烷铵，戴软性角膜接触镜者不宜使用。9. 使用中若出现脑供血不足症状时应立即停药。10. 重症肌无力患者，用本品滴眼时需遵医嘱。11. 定期复查眼压，根据眼压变化调整用药方案。12. 用前应摇匀，避免容器滴口接触眼睛，防止滴眼液污染。

药物相互作用　1. 与肾上腺素合用可引起瞳孔扩大。2. 正在服用儿茶酚胺耗竭药（如利血平）者，使用本品时应严密观察，因可引起低血压和明显的心动过缓，后者可引起头晕、晕厥或直立性低血压。3. 不主张两种局部β受体阻断剂同时应用。4. 本品与钙通道拮抗剂合用应慎重，因可引起房室传导阻滞、左心室衰竭及低血压。对心功能受损的患者，应避免两种药合并使用。5. 本品与洋地黄类和钙通道拮抗剂合用可进一步延长房室传导时间。6. 吩噻嗪类药物可增加β受体阻断剂的降血压作用，因可使相互的代谢途径受到抑制。

乙酰唑胺片　一般用药后常见的不良反应有：1. 四肢麻木及刺痛感；2. 全身不适症候群：疲劳、体重减轻、困倦抑郁、嗜睡、性欲减低等；3. 胃肠道反应：金属样味觉、恶心、食欲不振、消化不良、腹泻；4. 肾脏反应：多尿、夜尿、肾及泌尿道结石等。5. 可出现暂时性近视，也可发生磺胺样皮疹、剥脱性皮炎。少见的副作用：1. 电解质紊乱。代谢性酸中毒、低钾血症，补充碳酸氢钠及钾盐有可能减轻症状；2. 听力减退。3. 最严重的不良反应是造血系统障碍。急性溶血性贫血、粒细胞减少症、血小板减少症、再生障碍性贫血和肾功能衰竭。长期用药可加重低钾血症、低钠血症、电解质紊乱及代谢性酸中毒等症状。由于血钾下降可减弱本品的降眼压作用。对肾结石病人，本品可诱发或加重病情，如出现肾绞痛和血尿应立即停药。

注意事项 1. 询问病人有否磺胺过敏史，不能耐受磺胺类药物或其他磺胺衍生物利尿药的患者，也不能耐受本品。2. 与食物同服可减少胃肠道反应。3. 下列情况应慎用：（1）因本品可增高血糖及尿糖浓度，故糖尿病患者应慎用；（2）酸中毒及肝、肾功能不全者慎用。4. 对诊断的干扰：（1）尿17－羟类固醇测定，因干扰 Glenn－Nelson 法的吸收，可产生假阳性结果；（2）尿蛋白测定，由于尿碱化，可造成如溴酚蓝试验等一些假阳性结果；（3）血氨浓度、血清胆红素、尿胆素元浓度都可以增高；（4）血糖浓度、尿糖浓度均可增高，非糖尿病者不受影响；（5）血浆氯化物的浓度可以增高，血清钾的浓度可以降低。5. 随访检查：急性青光眼及青光眼急性发作时，每日应测眼压，慢性期应定期测量眼压，并定期检查视力、视野。眼压控制后应根据青光眼类型、前房角改变及眼压描记情况，调整用药剂量及选择适宜的抗青光眼手术。需延期施行抗青光眼手术的病人，较长期使用本品，除应加服钾盐外，在治疗前还需24小时有眼压、视力、视野、血压、血象及尿常规等记录，以便在治疗过程中评价疗效及发现可能产生的不良反应，根据病情调整药量。6. 某些不能耐受乙酰唑胺不良反应或久服无效者，可改用其他碳酸酐酶抑制剂，如双氯非那胺。

（刘晓晗　孟繁富）

第二十四章　耳鼻喉科用药的不良反应

丙酸倍氯米松鼻喷雾剂　1. 少数患者可出现鼻、咽部干燥或烧灼感、喷嚏或轻微鼻出血等不良反应。2. 极个别患者发生的鼻中隔穿孔、眼压升高或青光眼可能与使用丙酸倍氯米松鼻喷雾剂有关。

注意事项　1. 鼻腔和鼻旁窦伴有细菌感染时，应给予适当的抗菌治疗。2. 对于采用口服类固醇治疗的患者，如肾上腺功能已有损害时，若改用本剂，要注意脑下垂体－肾上腺系统的完全复原。3. 对于过量使用本品的患者、对本品高敏性患者及近期口服类固醇的患者，可能会产生全身性反应。4. 虽然本剂可控制季节性鼻炎的大多数症状，但当受到夏季异常的变应原诱发时，用本剂的同时应采用其他治疗，尤其是对眼部症状。

薄荷喉片　少见，偶可发生哮喘、荨麻疹和血管性水肿等变态反应。

药物相互作用　本品与铁盐和重金属配伍禁忌。

滴鼻用安乃近溶液片　1. 常规剂量无不良反应发生。2. 长期应用可致粒细胞减少。

复方氯己定含漱液　1. 葡萄糖酸氯己定可使口腔表面着色，早者在使用后 1 周左右发生。使用 6 个月后约 50% 的患者牙齿染色，约 10% 的患者重度着色，较多牙斑块沉积者着色更显著。假牙因表面或边缘粗糙可发生永久性着色。2. 可发生味觉改变，继续治疗可恢复。3. 10～18 岁小儿和青少年可发生口腔无痛性浅表脱屑。4. 少见局部刺激和过敏反应。5. 甲硝唑常可引起味觉改变、口干、口腔金属味等。

禁忌症 齿周炎患者、门齿填补者及对本品成分过敏者禁用。

注意事项 1. 本品不能吞服。2. 应避免本品接触眼睛和其他敏感组织。

孕妇及哺乳期妇女用药 本品中的甲硝唑口服后吸收良好，可透过胎盘迅速进入胎儿循环，在乳汁中浓度与血浓度相似。动物试验显示甲硝唑有致癌、致突变作用，并且腹腔给药对胎仔具有毒性，故孕妇及哺乳期妇女慎用本品，且应特别注意不要误吞本品。

氢溴酸右美沙芬滴鼻液 偶有鼻腔刺激症状及头晕、轻度嗜睡、口干、便秘、恶心等。

禁忌症 妊娠三个月内的孕妇及有精神病史者禁用。

注意事项 痰多病人慎用，鼻炎患者慎用或遵医嘱。

西地碘片 长期应用碘和碘化合物可发生精神抑郁、神经过敏、失眠、阳痿和黏液性水肿。碘中毒或过敏的表现为头痛、唾液腺肿痛、结膜炎、喉头炎、气管炎、发热、乏力，可发生碘疹，呈轻度红斑、痤疮样疹、荨麻疹、化脓性或出血性疹。

注意事项 正在测试甲状腺功能的病人，则应考虑可能吸收的影响，暂不用。

盐酸塞洛唑啉滴鼻剂 偶见鼻腔内有一过性的轻微烧灼感、干燥感、头痛、头晕和心率加快等反应。

注意事项 1. 下列情况慎用：(1) 心血管疾病患者。(2) 闭角性青光眼患者。(3) 糖尿病患者。(4) 高血压患者。(5) 嗜铬细胞瘤患者。(6) 前列腺肥大者。(7) 药物性鼻炎。(8) 甲状腺疾病。2. 使用本品的患者应观察其鼻充血减轻的情况。3. 对长期鼻内使用本品的患者，应观察有无反跳性鼻充血或药物性鼻炎。

药物相互作用 本品和单胺氧化酶抑制药（如异卡波肼、丙卡巴肼）合用，可引起严重的头痛、高血压危象。其他潜在的反应还包括恶心、呕吐、心律不齐、胸痛、颅内出血、循环衰竭、高热和死亡。

氧氟沙星滴耳液　偶有中耳痛及瘙痒感。

禁忌症　对本品及氟喹诺酮类药过敏的患者禁用。

注意事项　1. 只用于点耳。2. 本品一般适用于中耳炎局限在中耳黏膜部位的局部治疗。若炎症已漫及鼓室周围时，除局部治疗外，应同时服用口服制剂。3. 使用本品时若药温过低，可能会引起眩晕。因此，使用温度应接近体温。4. 出现过敏症状时应立即停药。5. 使用本品的疗程以4周为限。若继续给药时，应慎用。

药物相互作用　长期大量使用经局部吸收后，可产生与全身用药相同的药物相互作用，如可使环孢素、丙磺舒等药物血药浓度升高，干扰咖啡因的代谢等。

鱼肝油酸钠注射液　偶有引起皮疹等不良反应，也可引起注射区疼痛、肿胀不适。

禁忌症　1. 有深部静脉血栓形成者禁用。2. 急性感染、慢性全身性疾病、心脏功能失调的患者禁用。

注意事项　1. 偶有严重过敏反应，注射前应先作过敏试验。过敏体质者慎用。2. 本品在气候较冷时，如有微小固体物质形成，可微微加热，使之溶解。

（赵　岚　赵继国）

第二十五章　皮肤科用药的不良反应

倍他米松软膏　长期使用可引起局部皮肤萎缩、毛细血管扩张、色素沉着、毛囊炎、口周皮炎以及继发感染。

禁忌症　1. 禁用于感染性皮肤病，如脓疱病、体癣、股癣等。2. 对本品过敏者禁用。

注意事项　1. 不宜长期使用，并避免全身大面积使用。2. 用药一周后症状未缓解，应向医师咨询。3. 涂布部位如有灼烧感、瘙痒、红肿等，应停止用药，洗净。必要时向医师咨询。4. 当药品性状发生改变时，禁止使用。

丙酸倍氯米松软膏　1. 易引起红斑、灼热、丘疹、痂皮等。2. 长期用药可出现皮肤萎缩、毛细血管扩张、多毛、毛囊炎等。

禁忌症　1. 对细菌、真菌、病毒感染，可使感染恶化。2. 对本品和其他皮质激素有过敏史患者禁用。

注意事项　1. 本品不宜长期大面积应用，亦不宜采用封包治疗，大面积使用不能超过 2 周。2. 治疗顽固、斑块状银屑病。若用药面积仅占体表面积的 5%～10% 可连续应用 4 周，每周用量均不能超过 50g。3. 伴有皮肤感染，必须同时使用抗感染药物。4. 不可用于眼部。5. 用药一周后症状未缓解，应向医师咨询。药品性状发生改变时，禁止使用。

丙酸氯倍他索软膏　可在用药部位产生红斑、灼热、瘙痒等刺激症状，毛囊炎，皮肤萎缩变薄，毛细血管扩张。还可引起皮肤干燥、多毛、萎缩纹、增加感染的易感性等。长期用药可能引起皮质功能亢进症，表现为多毛、痤疮、满月脸、骨质疏松等症状。偶可引起变态反应性接触性皮炎。

禁忌症　对本药及基质成分过敏者和对其他皮质类固醇过敏者禁用。

注意事项　1. 本品属于强效皮质类固醇外用制剂，若长期、大面积应用或采用封包治疗，由于全身性吸收作用，可造成可逆性下丘脑－垂体－肾上腺轴的抑制，部分患者可出现库欣综合征、高血糖及尿糖等表现，因此本药不能长期大面积应用，亦不宜采用封包治疗。2. 大面积使用不能超过 2 周；治疗顽固、斑块状银屑病，若用药面积仅占体表的 5%～10%，可以连续应用 4 周。每周用量均不能超过 50g。3. 不能应用于面部、腋部及腹股沟等皮肤折皱部位，因为即便短期应用也可造成皮肤萎缩、毛细血管扩张等不良反应。4. 如伴有皮肤感染，必须同时使用抗感染药物。如同时使用后，感染的症状没有及时改善，应停用本药直至感染得到控制。5. 不可用于眼部。

醋酸地塞米松软膏　长期大量使用可继发细菌、真菌感染，局部可发生痤疮、酒渣样皮炎、皮肤萎缩及毛细血管扩张，并可有瘙痒、色素沉着、颜面红斑、创伤愈合障碍等反应。

醋酸氟氢可的松软膏　长期应用可引起皮肤萎缩、毛细血管扩张、痤疮、口周皮炎、毛囊炎、增加对感染的易感性；偶可引起变态反应性接触性皮炎。

禁忌症　对本品过敏患者、真菌或病毒皮肤感染患者禁用。如脓疱病、体癣、股癣等。

注意事项　1. 不宜长期使用，并避免全身大面积使用。2. 用药一周后症状未缓解，应向医师咨询。3. 涂布部位如有灼烧感、瘙痒、红肿等，应停止用药，洗净。必要时向医师咨询。4. 当药品性状发生改变时，禁止使用。

醋酸氢化可的松软膏　长期使用可引起局部皮肤萎缩、毛细血管扩张、色素沉着、毛囊炎、口周皮炎以及继发感染。

禁忌症　1. 禁用于感染性皮肤病，如脓疱病、体癣、股癣等。2. 对本品过敏者禁用。

注意事项 1. 不宜长期使用，并避免全身大面积使用。2. 用药一周后症状未缓解，应向医师咨询。3. 涂布部位如有灼烧感、瘙痒、红肿等，应停止用药，洗净。必要时向医师咨询。4. 当药品性状发生改变时，禁止使用。

醋酸曲安奈德尿素软膏 长期使用可引起局部皮肤萎缩、毛细血管扩张、色素沉着以及继发感染。

禁忌症 禁用于感染性皮肤病如脓疱病、体癣、股癣等。对本品过敏者禁用。

注意事项 不宜长期使用，并避免全身大面积使用。用药1周后症状未缓解，应向医师咨询。涂布部位如有灼烧感、瘙痒、红肿等，应停止用药，洗净。必要时向医师咨询。当药品性状发生改变时禁止使用。请将此药品放在儿童不能接触的地方。

地蒽酚软膏 主要的不良反应是对皮肤有刺激作用，引起发红、灼热、瘙痒等症状。指甲可染为红褐色，并使衣物黄染。

禁忌症 对地蒽酚类化合物过敏者禁用，对进展期脓疱性银屑病禁用

注意事项 用于皮肤敏感性的个体差异，因此必须密切监测刺激性并小心提高治疗进程。涂药时要戴塑料手套，以防皮肤刺激。少数患者对地蒽酚高度敏感，甚至在浓度低至0.0005%时也会引起接触性皮炎。故宜小面积开始。避免与眼睛接触，接触眼睛后能发生严重结膜炎、角膜炎或角膜浑浊。该药会污染衣物。治疗结束后，地蒽酚所造成的皮肤染色，可外用水杨酸软膏在2~3周内去除。应放在儿童不宜够着的地方。

药物相互作用 与皮质类固醇激素联合应用，可减轻地蒽酚的刺激性，并缩短皮损的清除期，但由于皮质类固醇较高的复发率及可引起脓疱型银屑病反跳，所以地蒽酚与皮质类固醇激素的联合应用还值得斟酌。与尿素联合应用，尿素能增加药物透

皮，因此可降低地蒽酚的使用浓度，从而减轻对皮肤的炎症刺激。水杨酸可防止地蒽酚被氧化为蒽酮而具有保护地蒽酚的作用。碱性的胺能通过促进地蒽酚氧化而使其失活。短程接触治疗后，再涂以脂溶性胺可抑制存留在角质层中的地蒽酚所引起的炎症反应。

药物过量　用药期间要密切观察邻近正常皮肤有无发生红斑，如出现红斑，提示药物浓度、涂药次数和药物保留时间需缩减。全身吸收会出现中毒症状，包括呕吐、腹泻或肾脏刺激，大量的地蒽酚也可使肝、肠及神经系统中毒，因此，本品严禁口服，不能用穿透性强的基质，禁用于破损皮肤。

多塞平乳膏　1. 全身的不良反应一般为嗜睡，还可有口干、头痛、眩晕、疲倦、情绪改变、味觉改变、恶心、焦虑和发热等。2. 局部的不良反应有一过性刺痛感和/或烧灼感、瘙痒、红斑、皮肤发干等。

禁忌症　1. 因为本品具有抗胆碱作用，而且外用后可在血中检出本品，因此对于未治疗的窄角性青光眼或有尿潴留倾向者、心功能不全、严重肝、肾损伤者以及有癫痫病史者禁用。2. 既往有严重药物过敏史者禁用。

注意事项　1. 本品不能用于眼部及黏膜部位；2. 由于外用后仍可吸收入血，20% 的患者外用后可有嗜睡，特别外用超过 10% 体表面积时，应提醒患者不要驾驶车辆或操作危险的机器。本品连续使用不得超过 8 天。3. 用药时应避免饮酒，因酒能加剧此药的作用。4. 使用本品前至少两周应停用单胺氧化酶（MAO）抑制剂类药物。

药物相互作用　与单胺氧化酶抑制剂、三环类抗抑郁药、西咪替丁、乙醇等均有不同程度的相互作用。

药物过量　1. 轻度过量可有嗜睡、幻视、口干；2. 重度过量可有呼吸抑制、低血压、昏迷、惊厥、心律不齐、心动过速、尿潴留、胃肠运动减慢、高血压、反射亢进等。3. 对此应进行及时对症处理，但由于本品组织及蛋白结合能力较高，用透析和利尿剂处理作用不大。

氟尿嘧啶软膏 恶心、食欲减退或呕吐，一般剂量多不严重，偶见口腔黏膜炎或溃疡、腹部不适或腹泻。周围血白细胞减少常见（大多在疗程开始后 2～3 周内达最低点，约在 3～4 周后恢复正常），血小板减少罕见。极少见咳嗽、气急或小脑共济失调等；长期应用可导致神经系统毒性；偶见用药后心肌缺血，可出现心绞痛和心电图的变化。如发生经证实的心血管反应（心律失常、心绞痛、ST 段改变）则氟尿嘧啶不能再用，因有猝死危险。

禁忌症 人类有极少数由于在妊娠初期三个月内应用本品而致先天性畸形者，并可能对胎儿产生远期影响。故在妇女妊娠初期三个月内禁用本药。由于本品潜在的致突变、致畸及致癌性和可能在婴儿中出现的毒副反应，因此在应用本品期间不允许哺乳。当伴发水痘或带状疱疹时禁用本品。氟尿嘧啶禁忌用于衰弱病人。

注意事项 本品在动物实验中有致畸和致癌性，但在人类，其致突变、致畸和致癌性均明显低于氮芥类或其他细胞毒性药物，长期应用本品导致第二个原发恶性肿瘤的危险性比氮芥等烷化剂为小。除单用本品较小剂量作放射增敏剂外，一般不宜和放射治疗同用。当伴发水痘或带状疱疹时禁用本品。有下列情况者慎用本品：1. 肝功能明显异常；2. 周围血白细胞计数低于 3 500/mm^3，血小板低于 5 万/mm^3 者；3. 感染、出血（包括皮下和胃肠道）或发热超过 38℃者；4. 明显胃肠道梗阻；5. 失水或（和）酸碱、电解质平衡失调者。开始治疗前及疗程中应定期检查周围血象。老年患者慎用氟尿嘧啶，年龄在 70 岁以上及女性患者，曾报告对氟尿嘧啶为基础的化疗有个别的严重毒性危险因素。密切监测和保护脏器功能是必要的。

药物相互作用 曾报告多种药物可在生物化学上影响氟尿嘧啶的抗癌作用或毒性，常见的药物包括甲氨蝶呤、甲硝唑及四氢叶酸。与甲氨蝶呤合用，应先给甲氨蝶呤 4～6 小时后再给予氟尿嘧啶，否则会减效。先给予四氢叶酸，再用氟尿嘧啶可增加其疗效。本品能生成神经毒性代谢产物——氟代柠檬酸而致脑瘫，故不能作鞘内注射。别嘌呤醇可以减低氟尿嘧啶所引起的骨髓抑制。

给药说明 口服虽能吸收，但血药浓度达峰值时间较长，而体液分布和浓度不恒定，其生物利用度不如静脉给药。用本品时不宜饮酒或同用阿司匹林类药物，以减少消化道出血的可能。

复方醋酸曲安奈德溶液 不得用于渗出、糜烂性皮肤病，皲裂和外生殖器部位皮肤应用时有轻度刺激，长期使用可能造成局部皮肤萎缩、毛细血管扩张、酒渣样皮炎、口周皮炎、痤疮样疹等副作用。

禁忌症 对醋酸曲安奈德、水杨酸有接触过敏者禁用。不能用于有渗出、糜烂、皲裂的创面。

注意事项 1. 因皮肤刺激而不能耐受时，或发生过敏反应时应停药；2. 病变部位合并细菌和真菌感染时应合用足量有效的抗细菌和抗真菌药。3. 避免与眼接触。4. 在室温较低时可能有浊度产生，但对疗效无影响。

复方地塞米松软膏 长期大量使用可继发细菌、真菌感染，局部可发生痤疮、酒渣样皮炎、皮肤萎缩及毛细血管扩张，并可有瘙痒、色素沉着、颜面红斑、创伤愈合障碍等反应。

禁忌症 真菌性或病毒性皮肤病禁用，对本药及其他皮质类固醇过敏者禁用。

注意事项 1. 孕妇、哺乳期妇女及小儿慎用。2. 破损皮肤及黏膜部位不宜使用。3. 避免大面积应用。4. 并发细菌及病毒感染时，应与抗菌药物合用。

复方克霉唑软膏 皮肤外用后偶可发生皮疹、水泡、烧灼感、瘙痒、充血或其他皮肤刺激征象。

注意事项 1. 避免接触眼睛。2. 外用本品偶可致皮肤局部过敏，一旦发生，应立即停用。3. 用本品治疗皮肤念珠菌病时，避免将敷料紧压在药品上或封包，以避免酵母菌生长。

孕妇及哺乳期妇女用药 妊娠中、后期应用未发现对胎儿有不良影响。然而，妊娠早期缺乏合适的与良好对照的研究。但在小鼠和大鼠研究中，大剂量时具有胚胎毒性，但未发现有畸变。孕妇应权衡利弊后决定是否应用。本品缺乏是否经乳汁分泌的资料。但由于许多药物经乳汁分泌，哺乳期妇女应慎用。

药物相互作用 本品与制霉菌素、两性霉素 B 及氟胞嘧啶合用时对白色念珠菌无协同作用。

复方酮康唑软膏 1. 常见红斑、灼热、瘙痒、刺痛或其他刺激症状、毛囊炎、皮肤萎缩变薄、毛细血管扩张等。2. 可见皮肤干燥、多毛、萎缩纹、对感染的易感性增加等。3. 长期用药可能引起皮质功能亢进症，表现为多毛、痤疮、满月脸、骨质疏松等症状。4. 偶可引起变态反应性接触性皮炎。

禁忌症 对本品组成成分、其他吡咯类、氨基苷类及皮质激素类药物过敏者禁用。

注意事项 1. 避免接触眼睛。2. 股癣患者，勿穿紧贴内裤或化纤内裤，宜穿棉织宽松内裤。3. 足癣患者，浴后将皮肤擦干（特别趾间皮肤）。宜穿棉纱袜，每天更换。鞋应透气。4. 为减少感染复发，对念珠菌病、体癣、股癣和花斑癣，治疗至少需 2～4 周，脂溢性皮炎至少需 4 周或至临床治愈。5. 本品含有强效丙酸氯倍他索，若长期、大面积应用或采用封包治疗，由于其全身性吸收作用，可造成可逆性下丘脑－垂体－肾上腺轴的抑制，部分患者可出现库欣综合征、高血糖及尿糖等表现，因此本品不能长期、大面积应用，亦不宜采用封包治疗。6. 本品应用于面部、腋部及腹股沟等皮肤折皱部位时，应在医师指导下使用。7. 如伴有皮肤感染，必须同时使用抗感染药物。如同时使用后，感染的症状没有及时改善，应停用本品直至感染得到控制。

复方新霉素软膏　个别患者可能引起皮肤过敏，并可导致今后口服或局部应用新霉素时产生过敏反应。

禁忌症　对新霉素或其他氨基苷类抗生素过敏或对杆菌肽过敏的患者禁用。

注意事项　烧伤面、肉芽组织或表皮剥脱的巨大创面应用本品时很容易吸收，尤其当患者有肾功能减退或全身应用其他肾毒性或耳毒性药物时，应注意有产生毒性的可能，如血尿、排尿次数减少、尿量减少或增多等肾毒性症状或耳鸣、听力减退等耳毒性症状。

哈西奈德溶液　少数患者涂药部位的皮肤发生烧灼感、刺痛、暂时性瘙痒，长期应用可发生皮肤毛细血管扩张（尤其面部）、皮肤萎缩、萎缩纹（青少年易发生）、皮肤萎缩后继发紫癜、瘀斑、皮肤脆弱、多毛症、毛囊炎、粟丘疹、皮肤脱色、延缓溃疡愈合，封包法在皮肤皱褶部位容易继发真菌感染。经皮肤吸收多时，可发生全身性不良反应。

禁忌症　对该药过敏者：由细菌、真菌、病毒和寄生虫引起的原发性皮肤病变；溃疡性病变；痤疮、酒渣鼻；眼睑部用药（有引起青光眼的危险）；渗出性皮肤病。面部不宜应用。

注意事项　大面积大量用药或封包方式可使经皮吸收多，可发生全身反应，尤其是低龄儿童和婴幼儿，出现可逆行库欣氏综合征及生长迟缓，突然停药可出现急性肾上腺皮质功能不全。出现局部不耐受现象，应停药并寻找原因。警惕留在皮肤皱褶部位和尿布中的药物可吸收入体内。

红霉素过氧苯甲酰凝胶 可有局部轻度痒感或灼热感，也可发生轻度红斑、脱皮和皮肤干燥。偶有接触性皮炎发生。

注意事项 1. 皮肤急性炎症、破损者不宜使用。2. 皮肤高度敏感者慎用。3. 避免接触眼睛、口唇与其他部位黏膜。不慎接触后应立即清洗。4. 本品能漂白头发，故不要用在毛发部位。接触衣物后，也可因氧化作用而脱色。5. 若用药后局部出现明显刺激症状，应暂停用药。反应消退后减少用药量或用药次数，大多能继续用药。

红霉素软膏 最常见的不良反应是局部烧灼感，也可有干燥、发痒、红斑，偶见荨麻疹样反应。

环吡酮胺软膏 偶见局部发红、瘙痒，一般停药后可自行消失，如症状加重应向医师咨询。

注意事项 1. 对本品过敏者禁用。2. 避免接触眼睛，不得内服。3. 涂药部位如有灼烧感、瘙痒、红肿等，应停止用药，洗净。必要时向医师咨询。4. 如药品性状发生改变应停止使用。5. 请将此药品放在儿童不能接触的地方。

膦甲酸钠乳膏 个别患者可有局部红肿等刺激反应。长期大量使用经局部吸收后，也可产生与全身用药相同的不良反应如：肾功能损害，头痛、震颤等中枢神经系统症状，贫血、粒细胞减少等血液系统疾病及恶心、呕吐、食欲减退、腹痛、发热、肝功能异常等其他反应。

注意事项 1. 本品严格限用于免疫功能损害患者耐阿昔洛韦的单纯疱疹病毒性皮肤、黏膜感染。2. 破损皮肤涂敷本品或涂敷面积较大时，应适当减少剂量。3. 用药后如局部刺激症状严重，应立即停药。4. 肝肾功能不全者慎用。

孕妇及哺乳期妇女用药 动物生殖实验虽未发现使用本品对胎仔的影响，但因无确凿的人类临床试验资料，并且本品是否随乳汁排泄也缺乏资料，因此孕妇不宜使用本品。哺乳期妇女使

用本品期间应停止哺乳。

儿童用药　儿童使用本品的安全性和有效性尚不清楚。动物实验证实本品可沉积在牙齿和骨骼中，在人体的骨骼中也有沉积，故儿童一般不宜使用本品。有应用指征时需仔细权衡利弊后方可应用。

老年患者用药　对于65岁以上的人群尚无使用本品后的安全性和有效性资料。由于老年人的肾小球滤过率下降，因此老年患者应慎用。

药物相互作用　长期大量使用经皮肤吸收后，可产生与全身用药相同的药物相互作用，如与肾毒性药合用时可增加肾毒性等。

诺氟沙星脚气水　主要为过敏反应，有皮疹、皮肤瘙痒，偶可发生渗出性多形红斑及血管神经性水肿。一过性疼痛较少见。

硼酸洗液　外用一般毒性不大。用于大面积损害，吸收后可发生急性中毒，早期症状为呕吐、腹泻、皮疹、中枢神经系统先兴奋后抑制，可有脑膜刺激症状和肾损伤，严重者发生循环衰竭或（和）休克，于3~5天死亡。致死量成人约为15~20g，小儿为3~6g。由于本品排泄缓慢，反复应用可产生蓄积，导致慢性中毒，表现为厌食、乏力、精神错乱、皮炎、秃发和月经紊乱。

注意事项　一般外用毒性不大，但不能口服，不宜作药品、食品防腐剂。不宜用于大面积创伤及连续灌洗。不宜做药品、食品防腐剂。

药物过量　大面积外用吸收过量可发生急性中毒，可有呕吐、腹泻、皮疹、中枢神经系统先兴奋后抑制，可发生脑膜刺激症状和肾损伤。严重者可发生循环障碍和（或）休克，可于3~5天内死亡。成人致死量约为硼酸15~20g，小儿为3~6g。慢性中毒表现为厌食、乏力、精神错乱、皮炎、秃发和月经紊乱。

水杨酸软膏 本品可引起接触性皮炎。大面积使用吸收后可出现水杨酸全身中毒症状，如头晕、神志模糊、呼吸急促、持续性耳鸣、剧烈或持续头痛。

注意事项 有糖尿病、四肢周围血管疾患者使用高浓度软膏应慎重。避免在生殖器部位、黏膜、眼睛和非病区（如疣周围）皮肤应用。炎症和感染的皮损部勿使用。勿与其他外用痤疮制剂或含有剥脱作用的药物合用。本品可经皮肤吸收，不宜长期使用，不宜作大面积应用，并应注意水杨酸盐的毒性表现如胃肠道不适、头昏、耳鸣和心理障碍。水杨酸遇铁呈紫色、遇铜呈绿色。多种金属离子能促使水杨酸氧化为醌式结构的有色物质，故本品在配制及贮存时，禁与金属器皿接触。

药物相互作用 本品与皮质类固醇合用可增加后者对皮肤的穿透力，从而增加疗效。本品与地蒽酚合用可增加后者的稳定性，防止地蒽酚氧化。本品与外用痤疮制剂或含有脱皮药物制剂如过氧化苯甲酰、雷琐辛或维A酸类等合用可引起或加重皮肤刺激作用。

药物过量 如每日应用水杨酸软膏封包，治疗5天，虽然约60%的水杨酸被吸收，但血清中水杨酸盐的水平不超过50μg/ml，亦未显示毒性。但长期的大面积应用有增加水杨酸盐毒性的危险，当血清水平达到300～400μg/ml时，会出现全身的毒性反应。

酮康他索乳膏 1. 常见红斑、灼热、瘙痒、刺痛或其他刺激症状、毛囊炎、皮肤萎缩变薄、毛细血管扩张等。2. 可见皮肤干燥、多毛、萎缩纹、对感染的易感性增加等。3. 长期用药可能引起皮质功能亢进症，表现为多毛、痤疮、满月脸、骨质疏松等症状。4. 偶可引起变态反应性接触性皮炎。

注意事项 1. 避免接触眼睛。2. 股癣患者，勿穿紧贴内裤或化纤内裤，宜穿棉织宽松内裤。3. 足癣患者，浴后将皮肤擦干（特别是趾间皮肤）。宜穿棉纱袜，每天更换。鞋应透气。4. 为减少感染复发，对念珠菌病、体癣、股癣和花斑癣，治疗至少需2~4周，脂溢性皮炎至少需4周或至临床治愈。5. 由于本品含有的丙酸氯倍他索属强效皮质激素类药，若长期、大面积应用或采用封包治疗，由于全身性吸收作用，可造成可逆性下丘脑－垂体－肾上腺轴的抑制，部分患者可出现库欣综合征、高血糖及尿糖等表现，因此本品不能长期、大面积应用，亦不宜采用封包治疗。6. 大面积使用本品不能超过2周；治疗顽固、斑块状银屑病，若用药面积仅占体表的5%~10%，可以连续应用4周。每周用量均不能超过50g。7. 本品不能应用于面部、腋部及腹股沟等皮肤折皱部位，因为即便短期应用也可造成皮肤萎缩、毛细血管扩张等不良反应。8. 如伴有皮肤感染，必须同时使用抗感染药物。如同时使用后，感染的症状没有及时改善，应停用本品直至感染得到控制。9. 丙酸氯倍他索导致的全身不良反应约为氟轻松的3倍，无水钠潴留作用，有一定的促进钠、钾排泄的作用。

维A酸片　1. 唇炎、黏膜干燥、结膜炎、甲沟炎、脱发。2. 高血脂，多发生于治疗后2~3个月。3. 引起胚胎发育畸形。4. 肝功能受损。5. 其他：可出现头痛、头晕（50岁以下者较老年人多）、骨增厚、口干、脱屑以及对光过敏、皮肤色素变化等。

注意事项　口服本品出现不良反应时，应控制剂量或与谷维素、$VitB_1$、$VitB_6$等同服，可使头疼等症状减轻或消失。在治疗严重皮肤病时，可与皮质激素、抗生素等合并使用，以增加疗效。

维A酸软膏　外用本品可能会引起皮肤刺激症状，如灼感、红斑及脱屑，可能使皮损更明显，但同时表明药物正在起作用，不是病情的加重。皮肤多半可适应及耐受，刺激现象可逐步消失。若刺激现象持续或加重，可在医师指导下间歇用药，或暂停用药。

注意事项 1. 本品应远离眼部。2. 不宜使用于皮肤折皱部位。3. 用药期间勿用其他可导致皮肤刺激及破损的药物、化妆品或清洁剂，以免加重皮肤反应，导致药物吸收增加及引起系统不良反应。4. 日光可加重维 A 酸对皮肤的刺激并导致维 A 酸分解，动物实验提示维 A 酸可增强紫外线致癌能力，因此本品最宜在晚间及睡前应用，治疗过程应避免日晒或采用遮光措施。5. 本品不宜大面积应用，日用量不应超过 20g。

维胺酯胶丸 1. 本药的副作用与维生素 A 过量的临床表现相似，常见的副作用包括皮肤干燥、脱屑、瘙痒、皮疹、脆性增加、掌跖脱皮、瘀斑、继发感染等；口腔黏膜干燥、疼痛、结合膜炎、严重者角膜混烛、视力障碍、视乳头水肿，头痛、头晕、精神症状、抑郁、良性脑压增高。2. 骨质疏松、肌肉无力、疼痛、胃肠道症状、鼻衄等；3. 妊娠服药可导致自发性流产及胎儿发育畸形；4. 实验室检查可引起血沉快、肝酶升高、血脂升高、血糖升高、血小板下降等。5. 上述副作用与异维 A 酸引起的副作用相似，但相对较轻，且大多为可逆性，停药后可逐渐得到恢复。副作用的轻重与本药的剂量大小、疗程长短及个体耐受有关。6. 轻度不良反应可不必停药或减量使用，重度不良反应应立即停药，并去医院由医师作相应处理。

注意事项 1. 女性患者服药期间及停药后半年内应采取严格避孕措施；2. 肝肾功能严重不全者慎用；3. 重症糖尿病、脂质代谢障碍者禁用；4. 禁与维生素 A 同服；5. 酗酒者慎用；6. 避免强烈日光或紫外光过度照射。

药物相互作用 1. 异维 A 酸与四环素类抗生素合用时，可导致“假性脑瘤”引起脑压增高、头痛和视力障碍；2. 与维生素 A 合用时，可产生维生素 A 过量的相似症状；3. 与甲氨蝶呤合用时可使甲氨蝶呤的血药浓度增加而加重肝脏的毒性，维胺脂与异维 A 酸结构近似，亦应避免与上述药物同时使用。

盐酸特比萘芬乳膏　偶在用药部位出现发红、发痒或蛰刺感，但很少因此停药。注意：这些症状必须要与那些极少发生但必须停药的过敏反应相区别。

注意事项　1. 仅供外用，避免误入眼内。应放在儿童不能拿到的地方。2. 通常临床症状于用药数天后即可缓解，若要预防复发，应规律地使用本品一段时间，若两周后无效则要复查诊断结果。

孕妇及哺乳期妇女用药　动物研究显示本品对胎仔无任何不良影响，但在孕妇中尚未经过对照试验验证，所以孕妇不推荐使用，除非利远大于弊。特比萘芬可从乳汁中排出，虽然量很少，但使用本品的妇女应停止给婴儿哺乳。

异维 A 酸胶丸　1. 本药的副作用与维生素 A 过量的临床表现相似，常见的副作用包括口唇及皮肤干燥、唇炎、脱屑、瘙痒、疼痛、皮疹、皮肤脆性增加、掌跖脱皮、瘀斑，还可出现继发感染等；2. 结合膜炎、严重者角膜混浊、视力障碍、视乳头水肿、头痛、头晕、精神症状、抑郁、良性脑压增高；3. 毛发疏松、指甲变软；4. 骨质疏松、肌肉无力、疼痛、胃肠道症状、鼻衄等；5. 妊娠服药可导致自发性流产及胎儿发育畸形；6. 实验室检查可引起血沉快、肝酶升高、血脂升高、血糖升高、血小板下降等。上述副作用大多为可逆性，停药后可逐渐得到恢复。副作用的轻重与本药的剂量大小、疗程长短及个体耐受性有关。轻度不良反应可不必停药；重度不良反应应立即停药，并去医院由医师作相应处理。上述不良反应大多为可逆性，停药后可逐渐得到恢复。

禁忌症　孕妇、哺乳期妇女、肝肾功能不全、维生素 A 过量及高血脂症患者禁用。

注意事项　1. 本药避免与维生素 A 及四环素等同时服用；

2. 育龄期妇女服药前、停药后应作妊娠试验，用药期间及停药后三月内不得献血；3. 避免太阳光及UV射线过度照射；4. 糖尿病、肥胖症、酗酒及高脂血症、脂质代谢紊乱者慎用；5. 治疗初期痤疮症状或许有短暂性加重现象，若无其他异常情况，可在严密观察下继续用药，不宜同时服用其他角质分离剂或表皮剥脱性抗痤疮药；6. 必要时可用温和的外用药作辅助性治疗。

药物相互作用　1. 异维A酸与四环素类抗生素合用，可导致假“脑瘤”产生而引起良性脑压升高，临床表现为伴有头痛的高血压、眩晕和视觉障碍。2. 异维A酸与维生素A同时使用，可产生与维生素A超剂量时相似的症状。3. 异维A酸与卡马西平同时应用，可导致卡马西平的血药浓度下降。与华法林同时使用，可增强华法林的治疗效果，和甲胺喋呤（MTX）同时使用，可因MTX的血药浓度增加而增加对肝脏的损害。

樟脑酯　可引起接触性皮炎。误服樟脑油或樟脑搽剂可引起恶心、呕吐、腹绞痛、头痛、头晕、发热感、谵妄、肌肉颤搐、癫痫样抽搐、中枢神经系统抑制和昏迷，亦可有呼吸困难、尿闭，偶见呼吸衰竭至死亡。小儿服1g可致死。

注意事项　1. 本品可通过胎盘；2. 婴儿鼻孔应用20%软膏能即刻发生虚脱；3. 本品有挥发作用，药物使用后宜将瓶塞塞紧；避免接触眼睛和其他黏膜。面部损害部位避免应用。

（徐　辉　李曼丽）

第二十六章　口腔科用药的不良反应

西地碘片　1. 偶见皮疹、皮肤瘙痒等过敏反应。2. 长期含服可导致舌苔染色，停药后可消退。

禁忌症　孕妇及哺乳期妇女禁用。

注意事项　1. 对本品过敏者或对其他碘制剂过敏者禁用。2. 连续使用3~5日症状未见缓解应停药就医。3. 有甲状腺疾患者慎用。4. 当本品性状发生改变时禁用。5. 如使用过量或发生严重不良反应时应立即就医。6. 儿童必须在成人监护下使用。7. 请将此药品放在儿童不能接触的地方。

人工牛黄甲硝唑胶囊

1. 本品最严重不良反应为高剂量时可引起癫痫发作和周围神经病变，后者主要表现为肢端麻木和感觉异常，某些病例长期用药时可产生持续性周围神经病变。

2. 其他常见的不良反应有：

（1）胃肠道反应，如恶心、食欲减退、呕吐、腹泻、腹部不适、味觉改变、口干、口腔金属味等。

（2）可逆性粒细胞减少。

（3）过敏反应，皮疹、荨麻疹、瘙痒等。

（4）中枢神经系统症状，如头痛、眩晕、晕厥、感觉异常、肢体麻木、共济失调和精神错乱等。

（5）其他有发热、阴道念球菌感染、膀胱炎、排尿困难、尿液颜色发黑等，均属可逆性，停药后自行恢复。

禁忌症　1. 对甲硝唑或吡咯类药物过敏患者禁用。2. 有活动性中枢神经系统疾病和血液病患者禁用。3. 孕妇禁用。4. 饮酒者禁用。

注意事项

1. 致癌、致突变作用：动物试验或体外测定发现本品具致癌、致突变作用，但人体中尚未证实。

2. 使用中发生中枢神经系统不良反应，应及时停药。

3. 本品可干扰丙氨酸氨基转移酶，乳酸脱氢酶、三酰甘油、己糖激酶等的检验结果，使其测定值降至零。

4. 用药期间不应饮用含酒精的饮料，因可引起体内乙醛蓄积，干扰酒精的氧化过程，导致双硫仑样反应，患者可出现腹部痉挛、恶心、呕吐、头痛、面部潮红等。

5. 肝功能减退者本品代谢减慢，药物及其代谢物易在体内蓄积，应减量使用，并作血药浓度监测。

6. 本品可自胃液持续清除，某些放置胃管作吸引减压者，可引起血药浓度下降。血液透析时，本品及代谢物迅速被清除，故应用本品不需减量。

7. 念球菌感染者应用本品，其症状会加重。可同时给抗真菌治疗。

8. 厌氧菌感染并肾功能衰竭患者，给药间隔时间应由 8 小时延长至 12 小时。

9. 治疗阴道滴虫病时，需同时治疗其性伴侣。

10. 重复一个疗程前，应做白细胞计数。

孕妇及哺乳期妇女用药　甲硝唑可透过胎盘，迅速进入胎儿循环。动物试验发现口服给药对胎仔无毒性，甲硝唑对胎儿的影响尚无足够和严密的对照观察，因此孕妇禁用。甲硝唑在乳汁中浓度与血中相似，动物试验显示本品对幼仔具致癌作用，故哺乳期妇女不宜使用。若必须用药，应中断授乳，并在疗程结束 24~48 小时后方可重新授乳。

儿童用药　儿童应慎用并减量使用。

老年患者用药　老年人由于肝功能减退，应用本品时药代动力学有所改变，需监测血药浓度。

药物相互作用

1. 甲硝唑能抑制华法林和其他口服抗凝药的代谢，加强它们的作用，引起凝血酶原时间延长。

2. 与苯妥英钠、苯巴比妥等诱导肝微粒体酶的药物合用，可加强本品代谢，使血药浓度下降，而苯妥英钠排泄减慢。

3. 与西咪替丁等抑制肝微粒体酶活性的药物合用，可减慢本品在肝内的代谢及其排泄。延长本品的血消除半衰期（$t_{1/2\beta}$），应根据血药浓度测定的结果调整剂量。

4. 本品可干扰双硫仑代谢，两者合用时患者饮酒后可出现精神症状，故2周内应用双硫仑者不宜再用本品。

5. 本品可干扰血清氨基转移酶和乳酸脱氢酶的测定结果，可使胆固醇、三酰甘油水平下降。

药物过量　甲硝唑最严重的不良反应为高剂量时可引起癫痫发作和周围神经病变。后者主要表现为肢端麻木和感觉异常。某些病例长期用药时可产生持续周围神经病变。

欧化甲硝唑芬布芬胶囊

1. 本品最严重不良反应为高剂量时可引起癫痫发作和周围神经病变，后者主要表现为肢端麻木和感觉异常。某些病例长期用药时可产生持续周围神经病变。

2. 其他常见的不良反应：

（1）胃肠道反应，如胃痛、胃烧灼感、恶心、食欲减退、呕吐、腹泻、腹部不适、味觉改变、口干、口腔金属味等，少数出现严重不良反应包括胃溃疡、出血、甚至穿孔。

（2）可逆性粒细胞减少。

（3）过敏反应，皮疹、麻疹、瘙痒等。

（4）中枢神经系统症状，如头痛、眩晕、晕厥、感觉异常、肢体麻木、共济失调和精神错乱等。

（5）其他有发热、阴道念珠菌感染、膀胱炎、排尿困难、尿液颜色发黑等，均属可逆性，停药后自行恢复。

（6）白细胞数轻度下降、血清氨基转移酶微升等较少见。

禁忌症 1. 对本品或吡咯类药物有过敏史者禁用。2. 阿司匹林引起哮喘者禁用。3. 有活动性中枢神经疾病患者禁用。4. 血液病、消化道溃疡患者禁用。5. 严重肝、肾功能损害患者禁用。6. 孕妇及哺乳期妇女禁用。7. 儿童禁用。

注意事项 1. 致癌、致突变作用，动物试验或体外测定发现本品具致癌、致突变作用，但人体中尚未证实。2. 使用中发生中枢神经系统不良反应，应及时停药。3. 本品可干扰丙氨酸氨基转移酶、乳酸脱氢酶、三酰甘油、己糖激酶等的检验结果，使其测定值降至零。4. 用药期间不应饮用含酒精的饮料。因可引起体内乙醛蓄积，干扰酒精的氧化过程，导致双硫仑样反应，患者可出现腹部痉挛、恶心、呕吐、头痛、面部潮红等。5. 肝功能减退者本品代谢减慢，药物及其代谢物易在体内蓄积，应减量使用，并作血药浓度监测。6. 本品可自胃液持续清除，某些放置胃管作吸引减压者，可引起血药浓度下降。血液透析时，本品及代谢物迅速被清除，故应用本品不需减量。7. 厌氧菌感染合并肾功能衰竭患者，给药间隔时间应由 8 小时延长至 12 小时。8. 重复一个疗程前，应做白细胞计数。9. 同其他非甾体抗炎药有交叉过敏反应。10. 念珠菌感染者应用本品，其症状会加重，需同时给抗真菌治疗。

孕妇及哺乳期妇女用药 孕妇及哺乳期妇女禁用。本品可透过胎盘。迅速进入胎儿循环。动物试验发现腹腔给药对胎仔具毒性，而口服给药无毒性。本品对胎儿的影响尚无足够和严密的对照观察，因此孕妇禁用。

甲硝唑在乳汁中浓度与血中相仿。动物试验显示甲硝唑对幼鼠具致癌作用，因此哺乳期妇女不宜使用。若必须用药，应暂停哺乳、并在疗程结束24~48小时后方可重新哺乳。

儿童用药　儿童禁用。

老年患者用药　老年患者因肝、肾功能减退，应用本品时需监测血药浓度并注意肾脏毒性。

药物相互作用　1. 本品能抑制华法林和其他口服抗凝药的代谢，加强它们的作用，引起凝血酶原时间延长。2. 与苯妥英钠、苯巴比妥等诱导肝微粒体酶的药物合用，可加强本品代谢，使血药浓度下降，而苯妥英钠排泄减慢。3. 与西咪替丁等抑制肝微粒体酶活性的药物合用，可减慢本品在肝内的代谢及其排泄。延长本品的血消除半衰期（$t_{1/2\beta}$），应根据血药浓度测定的结果调整剂量。4. 本品干扰双硫仑代谢，两者合用时患者饮酒后可出现精神症状，故两周内应用双硫仑者不宜再用本品。5. 本品干扰血清氨基转移酶和乳酸脱氢酶的测定结果，可使胆固醇、三酰甘油水平下降。

甲硝唑胶浆含漱液（天力宁）

1. 偶见过敏反应。
2. 长期使用可发生味觉改变。

注意事项　1. 对本品过敏者禁用。2. 本品必须经稀释后含漱，不得咽下。3. 含漱3日后，症状未见缓解，请向医师咨询。4. 当药品性状发生改变时禁止使用。5. 儿童必须在成人监护下使用。6. 请将此药品放在儿童不能接触的地方。

药物相互作用　如正在使用其他药品，使用本品前请咨询医师或药师。

麦斯特甲硝唑口腔粘贴片

偶见过敏反应，长期使用可引起味觉改变。

注意事项　1. 对本品过敏者、妊娠3个月内及哺乳期妇女禁用。2. 用药期间不应饮用酒或含酒精的饮料。3. 使用3日后，症状未见缓解应咨询医师。4. 当药品性状发生改变时禁止使用。5. 儿童必须在成人监护下使用。6. 请将本品放在儿童不能接触的地方。

甲硝唑口颊片

偶见口干、黏膜刺激等过敏反应，长期使用可引起味觉改变，停药后可消失。

禁忌症　1. 妊娠头3个月及哺乳期妇女禁用。2. 有活动性中枢神经系统疾患者禁用。

注意事项　1. 对本品过敏者禁用。2. 用药期间不应饮酒或含酒精的饮料。3. 使用3日后，症状未见缓解应咨询医师或药师。4. 当本品性状发生改变时禁用。5. 如使用过量或发生严重不良反应时应立即就医。6. 儿童必须在成人监护下使用。7. 请将此药品放在儿童不能接触的地方。

药物相互作用　1. 使用本品时，不能同时使用其他口腔用药。2. 如正在服用其他药品，使用本品前请咨询医师或药师。

（鲁　侠　吴　慧）